NUTRIÇÃO em PEDIATRIA
Oral, Enteral e Parenteral

SÉRIE PEDIATRIA

NUTRIÇÃO em PEDIATRIA – Oral, Enteral e Parenteral
Roberto José Negrão Nogueira
Alexandre Esteves de Souza Lima
Camila Carbone Prado
Antônio Fernando Ribeiro
Sarvier, 1ª edição, 2011

Projeto Gráfico
CLR Balieiro Editores

Revisão
Maria Ofélia da Costa

Impressão e Acabamento
Bartira Gráfica e Editora

Direitos Reservados
Nenhuma parte pode ser duplicada ou
reproduzida sem expressa autorização do Editor.

sarvier

Sarvier Editora de Livros Médicos Ltda.
Rua dos Chanés 320 – Indianópolis
04087-031 – São Paulo – Brasil
Telefax (11) 5093-6966
sarvier@uol.com.br
www.sarvier.com.br

Dados Internacionais de Catalogação na Publicação (CIP)
(Câmara Brasileira do Livro, SP, Brasil)

Nutrição em pediatria : oral, enteral e parenteral /
Roberto José Negrão Nogueira...[et al.]. --
São Paulo : SARVIER, 2010. -- (Série pediatria)

Outros autores: Alexandre Esteves de Souza Lima,
Camila Carbone Prado, Antônio Fernando Ribeiro
Bibliografia.
ISBN 978-85-7378-217-2

1. Crianças - Nutrição 2. Dietoterapia
3. Necessidades nutricionais 4. Prática pediátrica
5. Recém-nascidos - Nutrição I. Nogueira, Roberto
José Negrão. II. Lima, Alexandre Esteves de Souza.
III. Prado, Camila Carbone. IV. Ribeiro, Antônio
Fernando. V. Série.

	CDD-618.9200654
10-12031	NLM-WS 115

Índices para catálogo sistemático:
1. Necessidades nutricionais : Pediatria   618.9200654
2. Nutrição pediátrica   618.9200654
3. Terapia nutricional : Pediatria   618.9200654

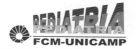

SÉRIE PEDIATRIA

NUTRIÇÃO em PEDIATRIA
Oral, Enteral e Parenteral

Roberto José Negrão Nogueira

Mestre e Doutor em Saúde da Criança e do Adolescente (UNICAMP). Médico Pediatra pela SBP e AMB. Nutrólogo pela ABRAN e AMB. Especialista em Nutrição Parenteral e Enteral pela SBNPE e AMB. Especialista em Terapia Intensiva Pediátrica pela AMIB e AMB. Médico Assistente da UTI Pediátrica do Hospital de Clínicas da UNICAMP. Coordenador Clínico da EMTN (Equipe Multiprofissional de Terapia Nutricional) do Hospital de Clínicas da UNICAMP. Coordenador Clínico da EMTN do Hospital Centro Médico de Campinas.

Alexandre Esteves de Souza Lima

Mestre em Saúde da Criança e do Adolescente pela UNICAMP. Médico Pediatra pela SBP. Nutrólogo pela ABRAN. Especialista em Nutrição Parenteral e Enteral pela SBNPE. Especialista em Terapia Intensiva Pediátrica pela AMIB. Médico Assistente da UTI Pediátrica e da Equipe Multiprofissional de Terapia Nutricional (EMTN) do Hospital de Clínicas da UNICAMP. Médico da UTI Pediátrica e da EMTN do Hospital Centro Médico de Campinas. Coordenador Clínico da EMTN e Médico da Enfermaria de Pediatria do Hospital Municipal Dr. Mário Gatti de Campinas.

Camila Carbone Prado

Médica Pediatra e Gastroenterologista Pediátrica. Especialista em Pediatria pela SBP. Especialista em Nutrição Parenteral e Enteral pela SBNPE e AMB. Médica Assistente do Centro de Controle de Intoxicações de Campinas, da Prefeitura Municipal de Campinas e do Complexo Hospitalar Ouro Verde.

Antônio Fernando Ribeiro

Professor Doutor do Departamento de Pediatria FCM – UNICAMP. Coordenador da Disciplina de Gastroenterologia Pediátrica e Nutrição do Departamento de Pediatria da FCM-UNICAMP.

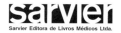

Títulos da SÉRIE PEDIATRIA

TERAPIA INTENSIVA EM PEDIATRIA
Carlos Eduardo Lopes
Marcelo Barciela Brandão
Ricardo Vilela

Aos meus pais Sebastião (in memorium) e Elza,
meu filho Luís Henrique e aos meus irmãos
queridos.

Dedico esta obra à pessoa que me apoia sempre
e tem meu amor incondicional: Vera.

Roberto José Negrão Nogueira

Aos meus pais José Carlos (in memorium)
e Ana Maria, à minha eterna companheira
Simone e aos meus filhos Gabriel e Diogo.

Alexandre Esteves de Souza Lima

Agradeço aos meus pais, Regina e Arivaldo, que
sempre iluminaram os meus caminhos.

Dedico esta obra ao Fabio, meu grande amor,
amigo e companheiro.

Camila Carbone Prado

Aos meus pais pelo princípio, e pelos princípios.
Aos meus irmãos pela amizade. Aos meus filhos,
Danilo, Diogo e Fernanda, pela continuidade.

Antônio Fernando Ribeiro

Prefácio

É com grande prazer que prefacio o livro "Nutrição Pediátrica: Oral, Enteral e Parenteral" dos editores Roberto José Negrão Nogueira, Alexandre Esteves de Souza Lima, Camila Carbone Prado e Antonio Fernando Ribeiro. O estudo da nutrição ganhou um impulso na última década em todas as áreas da medicina. Particularmente, em pediatria, houve um avanço no conhecimento da fisiopatologia dos distúrbios nutricionais nas doenças crônicas. Nessas situações, além de se atuar no tratamento da doença de base, há necessidade de manter o paciente em estado nutricional adequado à custa de adequação da dieta ou nutrição enteral ou nutrição parenteral. Esse conhecimento, aliado ao entendimento da nutrição normal, é fundamental para a formação de um profissional de saúde que atua nessa área.

Infelizmente, há uma lacuna desse tema na literatura especializada nacional. Adicionalmente, há uma formação deficiente de profissionais da área de saúde que atuam em nutrição clínica.

Assim, este livro chega em boa hora e é dividido em 4 partes: Considerações gerais, Nutrição oral, Nutrição enteral e Nutrição parenteral.

Quero parabenizar os autores que não mediram esforços em registrar o conhecimento teórico e prático adquirido no decorrer de anos no atendimento de crianças que necessitaram de avaliação nutricional e/ou suporte nutricional.

Prof. Dr. Gabriel Hessel
Chefe do Departamento de Pediatria

Conteúdo

PARTE I

Geral

ROBERTO JOSÉ NEGRÃO NOGUEIRA
ANTÔNIO FERNANDO RIBEIRO

1. Nutrição – História, Fisiologia e Bioquímica 3

PARTE II

Nutrição Oral

CAMILA CARBONE PRADO

1. Aleitamento Materno 29
2. Aleitamento Artificial.. 36
3. Alimentação Complementar 41
4. Alimentação no Segundo Ano de Vida 51
5. Alimentação da Criança Pré-Escolar........................... 54
6. Alimentação do Escolar.. 60
7. Alimentação do Adolescente.. 64
8. Anexos... 69

PARTE III

Nutrição Enteral

ALEXANDRE ESTEVES DE SOUZA LIMA

1. Princípios da Nutrição Enteral..................................... 87
2. Componentes das Fórmulas e Dietas Enterais............ 100
3. Tipo de Fórmula/Dieta Enteral 125

4. Acesso Enteral 136
5. Administração da Nutrição Enteral 146
6. Nutrição Enteral Específica 151
7. Nutrição Enteral Precoce 161
8. Nutrição Enteral Domiciliar 163
9. Complicações da Nutrição Enteral 165
10. Administração de Medicamentos 178
11. Prescrição da Nutrição Enteral 182
12. Nutrição Enteral *versus* Nutrição Parenteral 185

PARTE IV

Nutrição Parenteral

ROBERTO JOSÉ NEGRÃO NOGUEIRA

1. Introdução, Histórico e Pontos Relevantes
   Pertinentes à Nutrição Parenteral 191
2. Energia e Carboidratos 209
3. Aminoácidos 216
4. Lipídios 227
5. Fluidos e Minerais 236
6. Vitaminas 253
7. Oligoelementos 263
8. Acesso Venoso 270
9. Monitorização Clínica e Laboratorial da
   Nutrição Parenteral 283
10. Nutrição Parenteral Domiciliar 285
11. Nutrição Parenteral Cíclica 291
12. Complicações da Nutrição Parenteral 294

ÍNDICE REMISSIVO 309

PARTE I

GERAL

ROBERTO JOSÉ NEGRÃO NOGUEIRA
ANTÔNIO FERNANDO RIBEIRO

CAPÍTULO 1

Nutrição – História, Fisiologia e Bioquímica

HISTÓRICO

Dos banquetes à imunonutrição

Alimentar-se é uma preocupação de todos os seres vivos e faz parte da história da humanidade. Desde a Antiguidade existiam, no Império Romano e na China, locais, na estrada, onde as pessoas descansavam e comiam para se restaurar. Entende-se a palavra restaurar como o ato de restabelecer as forças perdidas. Adaptada a conceitos bioquímicos e biofísicos, base da nutrição, pode-se considerar que as forças perdidas são, na verdade, a energia usada para a manutenção da homeostase. Assim, a palavra restaurante carrega consigo um sentido mais profundo. Restaurante tem origem no latim *restaurats* e designava local na França, próximo ao Louvre, fundado por Boulanger em 1765, que servia caldos que uniam derivados de carne de aves e bois, com raízes, cebolas e especiarias em geral. Esses eram chamados de caldos restauradores, pois a eles eram atribuídas qualidades que geravam energia e vitalidade. A expansão dos restaurantes mostrou-se vertiginosa a partir de então, de modo que, nos meados do século XIX, já havia 3.000 deles na Europa.

Alimentar-se é, também, um ato social da maior relevância. Os almoços e os jantares de negócio, as festas de casamento com farta comida e bebida, os churrascos na casa de amigos, as ceias e banquetes de fim de ano atestam essa importância. Os banquetes são registrados desde as primeiras civilizações na Suméria, na Mesopotâmia e na Assíria. Estes estavam ligados a festividades, expressando fraternidade e, muitas vezes, alianças políticas.

A alimentação aplicada à saúde espelha-se em conceitos mais amplos que o binômio saúde-doença. Alimentar-se adequadamente é pensar de modo saudável, dormir bem, praticar atividade física regularmente, enfim ter uma vida equilibrada.

Nas obras de Galeno (século II depois de Cristo), observam-se explícitas recomendações para o ato de alimentar-se: "Os velhos não devem comer muito queijo, ovos cozidos, moluscos, carne de porco...". Muito mais do que um regime alimentar, conceitos importantes para a preservação da saúde, sem o conhecimento de lipidogramas e afins, eram sabiamente expostos. Se não fosse possível preservar a saúde e a doença emergisse, a alimentação deveria ser própria para a situação. Há numerosos relatos da Antiguidade de dietas para situações como febre, diferentes formas de loucura, doenças renais e convalescenças após cirurgia.

Todavia, muitas vezes, o ser humano padece de acometimento físico ou psicológico que o impede de realizar alimentação adequada pela cavidade oral, necessitando fazê-lo por meio de sondas. O uso desse dispositivo para a administração de dieta é descrito há milhares de anos. Alguns autores acreditam que os primeiros relatos datam do Egito, por via retal, e outros, da época do esplendor do Império Romano. Não obstantemente, o primeiro uso comprovado desse tipo de dispositivo foi em 1617. Este era feito de prata e, acredita-se, que tenha sido usado por um monge chamado Aquapendente, em uma alimentação nasogástrica.

O tratamento de desnutridos utilizando a nutrição entérica (NE) inicia-se de modo efetivo a partir do século XIX. Em 1882, Rankin usa um tubo por via oral e, também, nasal para a alimentação de paciente, quando este se apresentava impossibilitado de alimentar-se voluntariamente. Em 1921, foram relatados os primeiros usos de sondas de Levine. Estas, constituídas de material rígido de policloreto de vinila (PVC), eram um avanço significativo para a época, mas com o uso prolongado incomodam sobremaneira o paciente e apresentam risco de lesão nasal e esofágica. As sondas de silicona e de poliuretano, mais maleáveis e biocompatíveis, começam a ser usadas a partir da década de 1960. Claramente, há diminuição na frequência dos efeitos colaterais e, desse modo, representam um marco para a administração mais segura e confortável da NE.

Não só os meios mais seguros para a administração, mas também as formulações dietéticas apresentaram avanço. De fato, a modificação de

1 NUTRIÇÃO – HISTÓRIA, FISIOLOGIA E BIOQUÍMICA 5

leites faz parte da prática pediátrica a partir de 1865 com Ballot e teve seu marco quando Moll, em 1922, elaborou o leite cálcico, com pouca lactose e, portanto, útil em pacientes com deficiência de lactase. Novos conhecimentos foram agregados e formulações desenvolvidas até os tempos atuais. Apesar dos avanços, havia casos de impossibilidade total ou parcial da utilização do trato gastrintestinal (TGI) impedindo o uso mesmo de dietas elaboradas. Desse modo, a via parenteral seria a única viável. Em 1968, Dudrick norteia os princípios modernos da nutrição parenteral (NP), que se desenvolve a partir desta data de maneira vertiginosa.

A NP é fundamental se há impossibilidade da utilização do trato digestório. De fato, desde o surgimento da unidade de terapia intensiva (UTI) de adultos no Brasil, na década de 1950, a preocupação foi o tratamento de pacientes em pós-operatório e com doenças cardíacas graves. Estes primeiros, devido à obrigatoriedade de jejum prolongado, têm grande dificuldade em receber oferta nutricional adequada e precisam frequentemente de NP.

É justamente em paciente grave que foi registrado o primeiro uso de NP em crianças no Brasil. Tratava-se de um caso de doença de von Gierke, atendido na Universidade de São Paulo (USP) em 1973. A partir de então, a NP passa a ser usada com relevante melhora na mortalidade em cirurgias de atresia de esôfago. Apesar do entusiasmo inicial com a NP, percebeu-se, ao longo de seu uso, que os efeitos colaterais não eram poucos e nem tampouco simples. Paralelamente, as soluções para o uso entérico continuaram a se desenvolver. Essas soluções oferecem opções para distúrbios de absorção, doenças hepáticas, doenças renais, erros inatos do metabolismo, entre outras situações especiais, possibilitando diminuir sobremaneira as indicações de NP, mesmo nos pacientes em UTI.

Em UTI, é observado avanço no manuseio do paciente em várias áreas. Novos e mais sofisticados aparelhos para a monitorização e aplicação de ventilação mecânica e cuidados hemodinâmicos se desenvolvem.

O suporte nutricional também faz parte dessas inovações. Assiste-se, atualmente, um avanço do suporte nutricional como opção não só para repor as necessidades nutricionais, mas como parte da estratégia para a modulação da resposta inflamatória.

Do mesmo modo, deve-se saber que, apesar de já existirem indícios fortes sobre os benefícios dos componentes nutricionais imunomoduladores, também há efeitos deletérios. Pôde-se concluir que há muito para se pesquisar e aprender nesse campo antes de recomendar-se sua utilização rotineira em UTI.

NUTRIÇÃO NA INFÂNCIA: CONSIDERAÇÕES GERAIS

Nutrir e reproduzir são as duas condições fundamentais para a sobrevivência de uma espécie. O conhecimento do homem adquirido ao longo dos séculos na busca, cultivo, conservação e modificações de seus alimentos possibilitou a preservação da espécie nas mais diferentes regiões e condições. A nutrição adequada é condição fundamental para favorecer melhores condições de saúde e para que o crescimento e desenvolvimento do ser humano atijam seu potencial genético.

Tudo isto torna o tema nutrição um constante desafio para a busca de conhecimentos que permitam aprimorar cada vez mais este recurso essencial a nossa sobrevivência, que é a nutrição.

As vantagens nutricionais, imunológicas e o contato íntimo e prolongado entre mãe e filho com maior oportunidade de aprendizado e desenvolvimento cognitivo contribuíram para melhor evolução e maior adaptação da nossa espécie ao longo de milhares de anos.

O aleitamento materno foi a opção única para a nutrição das crianças nos primeiros meses de vida até o século XIX, quando da industrialização (incluindo a indústria alimentícia), rápido desenvolvimento urbano e inserção progressiva da mulher no mercado de trabalho contribuiram para o desmame precoce e mudanças nos hábitos alimentares dos lactentes com adaptações dietéticas muitas vezes inadequadas à nutrição infantil.

O conhecimento científico progressivo dos mecanismos da lactação, da composição do leite materno, da fisiologia infantil, das necessidades nutricionais da criança, o conhecimento de melhores condições de preservação dos valores nutricionais dos alimentos, da segurança microbiológica, uso de técnicas de conservação adequadas possibilitaram nutrir de forma cada vez melhor as crianças que, por várias razões, não tenham acesso ao aleitamento natural.

FISIOLOGIA DA NUTRIÇÃO

A adequação nutricional é importante desde o início da vida intrauterina para a estruturação e função de órgãos e sistemas, fundamental para atender às demandas do marcante crescimento das últimas semanas da gestação e também essencial para os recém-nascidos a termo adequados

1 NUTRIÇÃO – HISTÓRIA, FISIOLOGIA E BIOQUÍMICA

para a idade gestacional. Atenção e rigor ainda maiores são necessários com os pré-termo e pequenos ou grandes para a idade gestacional ou aqueles que apresentem distúrbios associados a causas maternas (hipertensão, diabetes, infecções e distúrbios nutricionais acentuados), ou as características do recém-nascido (prematuros extremos, infecções graves, malformações, ventilação mecânica, gemelaridade).

Uma constante e apurada avaliação nutricional desde a vida intrauterina é fundamental para uma orientação nutricional mais adequada às condições fisiológicas da criança que evolui e se modifica muito, principalmente no primeiro ano de vida, e as inadequações dietéticas nesse período terão consequências para a vida toda.

A nutrição da criança pode ser influenciada desde as condições nutricionais maternas que atualmente são fundamentadas em conhecimentos da nutrigenômica que entendemos como modificações gênicas relativas à nutrição materna que podem influenciar gerações futuras, interferindo no binômio saúde doença.

Estudos têm demonstrado que a nutrição da criança influencia a suscetibilidade do adulto para doenças como câncer, obesidade, *diabetes mellitus* e doenças cardiovasculares. Essa relação adaptativa entre a nutrição nos primeiros anos de vida e o aparecimento ou não de doenças crônicas ao longo da vida adulta recebeu a denominação de "programação metabólica" (*programming*), que está relacionada com as interações genicas e ambientais.

A adequação da nutrição infantil deve considerar não só as necessidades nutricionais da criança, mas também o desenvolvimento morfológico e funcional de todos os sistemas e órgãos envolvidos com a nutrição, que se inicia na vida intrauterina, mas, ao nascimento, não está completo (Quadro I-1).

No recém-nascido a termo, os processos de secreção, digestão, absorção e motilidade (excreção) estão parcialmente desenvolvidos, suficientemente adequados para processar o leite materno, e estes processos vão amadurecer morfológica e funcionalmente até sua plenitude de forma progressiva e na dependência de muitos fatores, entre eles as características da própria dieta.

Para a digestão dos hidratos de carbono, as concentrações de lactase e demais dissacaridases na mucosa entérica de um recém-nascido a termo são adequadas para a digestão dos dissacárides. As concentrações das amilases salivares e pancreáticas são baixas ao nascimento, aumentando progressivamente e atingindo níveis adequados para a introdução de hidratos de carbonos complexos a partir de 6 meses de vida (Figs. I-1 a I-3).

8 PARTE I GERAL

Quadro I-1 – Desenvolvimento do sistema digestório.

1º Trimestre: formação do intestino primitivo (4ª semana)
Intestino anterior = esôfago + estômago + 1ª porção do duodeno
Intestino médio = 2ª porção do duodeno até o cólon transverso
Intestino posterior = cólon transverso até o canal anal
• Proliferação celular
• Crescimento
• Morfogênese
2º trimestre
• Diferenciação celular
• Aparecimento das enzimas
3º trimestre
• Maturação
• Evolução do desenvolvimento funcional

Anatômico	Tempo de gestação (semanas)
Esôfago – desenvolvimento de glândulas superficiais e células escamosas	20
Estômago – glândulas gástricas e definição do fundo gástrico	14
Pâncreas – diferenciação de tecido exócrino e endócrino	14
Fígado – formação de lóbulos	11
Intestino delgado – desenvolvimento de cripta e vilosidades	14
Cólons – lúmen e desaparecem vilos	20

Funcional	Tempo de gestação (semanas)
Dipeptidases	10
Lactase	10
Peristalse	11
Transporte ativo de aminoácidos	14
Deglutição	15
Motilidade gástrica e secreção	20
Grânulos de zimogênio	20
Secreção biliar	22
Transporte de glicose	18
Absorção de ácidos graxos	24
Enterocinase	26
Atividade de lactase	26-34 (30%)
Sucção	33-36

1 NUTRIÇÃO – HISTÓRIA, FISIOLOGIA E BIOQUÍMICA

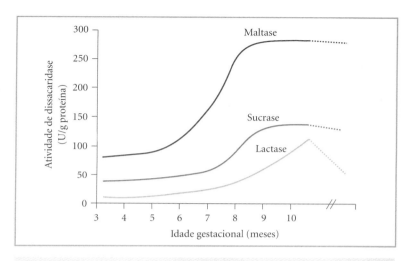

Figura I-1 – Atividade das dissacaridases. Modificado de Lebenthal, 1989.

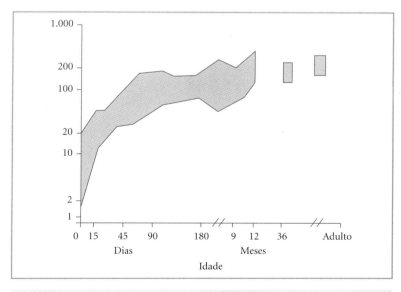

Figura I-2 – Concentração de amilase na saliva. Modificado de Collares, 1979.

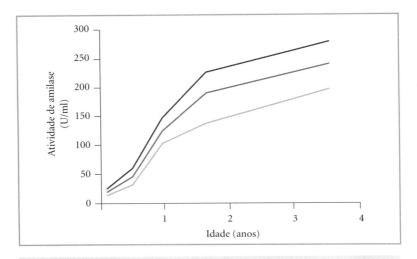

Figura I-3 – Atividade das amilases. Modificado de Lebenthal, 1989.

Para a digestão das proteínas, o recém-nascido a termo apresenta baixa atividade da secreção gástrica de pepsina, baixa secreção de cátions hidrogênio (H^+) e baixa secreção de proteases pancreáticas, o que, associado à elevada permeabilidade da mucosa intestinal, favorece melhor absorção das macromoléculas integrantes do colostro, porém aumenta o risco de reações imunoalérgicas pela absorção de proteínas heterólogas eventualmente oferecidas a recém-nascidos que necessitem de aleitamento artificial (Fig. I-4).

Para a digestão dos lipídios, o recém-nascido a termo não apresenta déficits enzimáticos, pelo contrário, além dos níveis crescentes de lipases pancreáticas nos primeiros meses de vida, há lipases extras, lingual e gástrica que são transitórias. A secreção dos sais biliares evolui de forma progressiva, alcançando níveis do adulto por volta do sexto mês de vida (Fig. I-5).

Os mecanismos de transporte de água e eletrólitos pela mucosa colônica também não estão plenamente desenvolvidos ao nascimento de recém-nascido a termo, mas, a exemplo da imaturidade da função renal, a compensação se dá ainda no primeiro semestre de vida, com atenção para dietas com elevado teor de proteínas ou de elevada osmolalidade (ver Partes Nutrição Oral e Nutrição Enteral).

1 NUTRIÇÃO – HISTÓRIA, FISIOLOGIA E BIOQUÍMICA

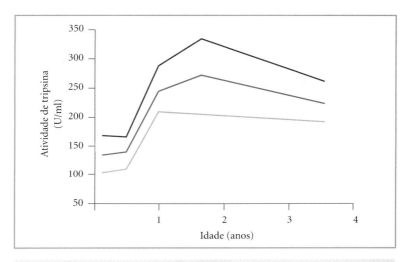

Figura I-4 – Atividade das proteases. Modificado de Lebenthal, 1989.

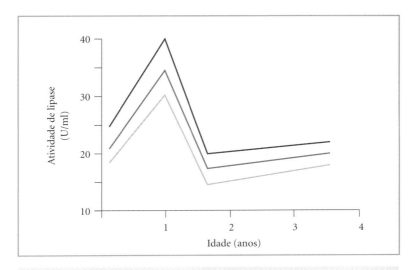

Figura I-5 – Atividade das lipases. Modificado de Lebenthal, 1989.

METABOLISMO, NUTRIÇÃO E APROVEITAMENTO DOS ALIMENTOS

Metabolismo é o somatório das reações químicas necessárias para o funcionamento celular. Diante do aumento da taxa metabólica, diz-se que há hipermetabolismo. Em situações de síntese de proteínas e neoformação tecidual ocorre o estado anabólico. O oposto é o catabolismo, com quebra das proteínas e degradação tecidual. Habitualmente, duas condições geram o catabolismo. A primeira relaciona-se à diminuição da ingestão ou à aquisição de nutrientes necessários, denominada situação de jejum ou inanição. A segunda refere-se a processos de lesão aguda ou traumática, na qual a necessidade aumentada de nutrientes e a perda dos estoques de proteína corporal são características. A compreensão do papel da nutrição nestas situações é fundamental para o tratamento dos pacientes.

A nutrição pode ser definida como o conjunto de processos pelos quais o organismo utiliza os alimentos que ele recebe. É representada pela ingestão, absorção, assimilação e excreção. Todo esse processo tem uma demanda energética própria que exige consumo diário do nosso organismo e que varia de acordo com a idade, o gênero, a taxa de crescimento, as proporções corporais, a atividade física, os fatores genéticos e as condições ambientais. Esses fatores e a doença envolvida determinarão as necessidades de proteínas e de energia do organismo naquele momento específico.

Quando nos alimentamos, a maior parte dos nutrientes consumidos é transformada em energia. O excesso de nutrientes será estocado sob a forma de gordura ou para a síntese de proteína, para restaurar e manter a massa corporal magra (MCM). Assim, a composição corporal é o resultado do somatório da massa de gordura e da massa livre de gordura. Cada molécula tem seu papel na manutenção da homeostase e, portanto, qualquer perda proteica é deletéria.

A maior parte das proteínas da MCM provém do tecido muscular esquelético, sendo que o restante pode ser encontrado na pele, no sistema imunológico e na estrutura dos órgãos viscerais. Dessa forma, a perda de proteínas reduz as possibilidades de formação adequada dessas estruturas, comprometendo a sobrevivência do organismo.

Os três macronutrientes estão diretamente envolvidos no processo de disponibilidade energética e síntese proteica. Os lipídios e os carboidratos são constituídos apenas de hidrogênio, carbono e oxigênio, sendo, portanto, elementos terciários e intercambiáveis. Por outro lado, a proteína

1 NUTRIÇÃO – HISTÓRIA, FISIOLOGIA E BIOQUÍMICA

é um elemento quartenário de estrutura mais complexa, possuindo nitrogênio na sua estrutura. É justamente essa complexidade que explica sua função estrutural e o consumo maior de energia para sua metabolização, correspondendo a um aumento de até 30% acima do metabolismo basal contra 4 a 5% dos lipídios e dos carboidratos.

Assim, o metabolismo basal está relacionado diretamente à massa celular ativa, o que corresponde a aproximadamente 50 a 55kcal/kg/24h nos primeiros 6 meses de vida.

O consumo energético acima do metabolismo basal é denominado ação dinâmico-específica dos alimentos, que é o valor exigido pela metabolização dos três macronutrientes e com consumo calculado em aproximadamente 4 a 8kcal/24h. A perda excretória refere-se àqueles alimentos que, não aproveitados, são perdidos nas fezes. Essas perdas podem ser grandes para os lipídios, particularmente em situações em que há má absorção de gorduras. De modo geral, pode-se dizer que oscilam entre 4 e 10kcal/kg/24h.

A atividade física é o quarto fator importante a ser computado. Varia com a idade e as características individuais e, embora nos primeiros 6 meses seja menor que no segundo semestre de vida, estima-se que o consumo diário gire em torno de 15 a 30kcal/kg/24h. Todavia, deve-se lembrar que a criança cresce e, sobretudo, apresenta um grande consumo energético para tal. Calcula-se que as necessidades chegam a 10 a 20kcal/kg/24h nos primeiros 6 meses de vida. Assim, de modo resumido, pode-se dizer que para o cálculo das necessidades energéticas do organismo devem-se considerar os seguintes aspectos: metabolismo basal, ação dinâmico-específica dos alimentos, perda excretória, atividade física e, na criança e adolescente, crescimento e desenvolvimento. Desse modo, pode-se calcular que as necessidades globais situam-se nos primeiros 6 meses de vida entre 80 e 120kcal/kg/24h.

As proteínas são metabolizadas em aminoácidos e peptídios. Em situações de anabolismo, a maior parte dos bioprodutos proteicos é utilizada para a síntese de proteínas e não para a produção de energia. Há, no entanto, duas situações especiais, que são o jejum e os estados hipercatabólicos.

No jejum, o organismo utiliza mecanismos para preservar a MCM por meio de adaptação hormonal com conservação de energia e o uso de depósitos de lipídios como fonte de energia e assim minimização da perda de proteínas. Os depósitos de carboidratos do organismo duram entre 18 e 20 horas em um adulto e são consideravelmente menores na criança. No recém-nascido, atingem seu nadir com 2 horas de vida.

Na fase inicial de jejum, há queda de insulina e aumento do glucagon. Assim, a energia fornecida advém principalmente da glicose derivada da gliconeogênese, porém a lipólise fornece ácidos graxos livres que, ao serem oxidados, geram corpos cetônicos e energia. Na fase tardia que, de modo geral, ocorre após alguns dias, boa parte dos órgãos usam corpos cetônicos (ácidos acetoacético, propiônico e butírico). O destino destes é a produção de energia, e a gliconeogênese reduz-se à metade da produzida na fase inicial. O cérebro, as hemácias e o tecido nervoso ainda dependem parcialmente da glicose para a obtenção de energia. A conservação de energia é uma das respostas adaptativas básicas à redução de calorias, assim quando a oferta de alimentos é pequena a atividade metabólica diminui para poupar combustível.

O ajuste nas necessidades de energia como resposta às alterações da ingestão de calorias é regulado pela atuação de vários hormônios, principalmente a noradrenalina e os hormônios tireoidianos. A noradrenalina é produzida pelo sistema nervoso simpático e pelas glândulas suprarrenais. A tiroxina (T_4) é o hormônio produzido pela glândula tireoide e modificado, na periferia, transformando-se no hormônio ativo que é o tri-iodotironina (T_3). Tanto a noradrenalina quanto o T_3 participam da diminuição da atividade metabólica, quando a ingestão de calorias diminui.

Desse modo, o principal evento no jejum refere-se à preservação de proteínas que pode ser observada pela diminuição da excreção urinária de nitrogênio.

No estado hipermetabólico, há hipoperfusão e aumento da demanda energética com uso menos eficiente dos nutrientes, o que resulta na transformação do piruvato em lactato e este em glicose (ciclo de Cori), obtendo-se somente pequena porção de energia. O bioproduto dessa reação é o calor. Assim, pode-se entender que a produção energética passa a ser menos eficaz com a produção de duas moléculas de ATP (glicose a partir do lactato reciclado), sem que haja a transformação mais eficiente, a qual ocorre no ciclo de fosforilação oxidativa com piruvato para acetil-CoA e produção de 36 moléculas de ATP (ciclo de Krebs).

De modo resumido, pode-se dizer que a resposta hipermetabólica tem como eventos primordiais o aumento do consumo de oxigênio, da taxa metabólica, da temperatura, do catabolismo proteico com perda da MCM e distribuição anormal do fluxo de sangue, desencadeando e agravando a isquemia tecidual. Todos esses fenômenos são desencadeados por uma ação hormonal intensa, com mudanças significativas no organismo (Quadro I-2).

1 NUTRIÇÃO – HISTÓRIA, FISIOLOGIA E BIOQUÍMICA

Quadro I-2 – Alterações hormonais no estresse e suas principais consequências para o metabolismo dos aminoácidos, gorduras e carboidratos.

Substância	Nível hormonal	Produção de glicose	Proteólise	Síntese proteínas
Catecolaminas	Aumentada +++	Aumentada +++	Aumentada ++	Diminuída +
Cortisol	Aumentada ++	Aumentada ++	Aumentada +++	Diminuída ++
Glucagon	Aumentada ++	Aumentada ++	Aumentada +	Diminuída +
Insulina	Aumentada +	Diminuída +	Diminuída +	Aumentada ++
Hormônio de crescimento	Diminuída +	Aumentada +	Diminuída ++	Aumentada ++
Testosterona	Diminuída ++	Não muda	Diminuída +	Aumentada +

Pode-se dizer que as alterações hormonais ocasionam:
- Aumento da taxa metabólica e da conversão de aminoácidos para glicose pela gliconeogênese hepática
- Quebra da musculatura esquelética com o uso de aminoácido como fonte de energia
- Perda da cetose, indicando que nessa situação a gordura não é a maior fonte de reserva energética
- Manutenção da resposta catabólica a despeito da ingestão de nutrientes
- Catabolismo mediado pela resposta inflamatória
- Caquexia muscular devido ao traumatismo ou à doença causal

Modificado de Delgado, 2000.
Leve: +; Moderado: ++; Intenso: +++.

Massa corporal magra

A massa do organismo adulto e da criança maior divide-se, basicamente, em 25% de gordura e 75% de MCM. Dessa MCM, 20% é representado pelas proteínas, 70% pela água e 10% pelos minerais. A quantidade de MCM é determinada pela atuação dos hormônios anabólicos. A manutenção dos estoques proteicos essenciais e a adequação de energia para preservação destes ocorrem dentro de uma variabilidade geneticamente determinada.

Em situações de estresse, a atuação dos hormônios anabólicos faz-se presente, embora não seja suficiente para reequilibrar a situação catabólica instalada. Quando a preservação da MCM falha em prevenir a perda

16

PARTE I GERAL

dos estoques de proteínas, há grande morbidade e mortalidade. A perda da MCM é de tal importância que há relação direta entre sua depleção e a mortalidade (Tabela I-1).

Tabela I-1 – Alterações associadas e mortalidade predita de acordo com a percentagem de massa corporal magra perdida.

Massa magra perdida (%)	Alterações associadas	Mortalidade predita
10	Alteração na defesa imunológica e, portanto, no aumento da possibilidade de infecção	Aproximadamente 10%
20	Diminuição da cicatrização de feridas, fraqueza generalizada e aumento substancial na possibilidade de infecção	Aproximadamente 30%
30	Impede a cicatrização e altera as funções simples da musculatura esquelética como o ato de sentar	Mortalidade em torno de 50%
40	Todos acima	Óbito em 100% dos casos

Modificado de Demling e Desanti L, 2003.

A proteína corporal está contida na MCM, sendo a maior parte sob a forma de musculatura esquelética. Metade ou um pouco mais que isso da MCM é representada pelos músculos, sendo que os outros 40 a 50% são tendões e ossos. A proteína tem função estrutural crítica no músculo, nas vísceras, nas células vermelhas e no tecido conjuntivo.

A formação de enzimas e a manutenção das funções imunológicas necessitam da presença de massa adequada de proteínas. A perda proteica e não a de gorduras é que produz as importantes complicações da desnutrição, como a reparação tecidual inadequada, visto que a pele e o subcutâneo são compostos prioritariamente de tecido colágeno proteico.

As proteínas são formadas a partir da junção de aminoácidos que podem ser divididos em três grupos: essenciais, condicionalmente essenciais e não essenciais (Quadro I-3).

O primeiro grupo refere-se àqueles que o organismo não consegue metabolizar e, portanto, necessita adquiri-los pela ingestão. São considerados condicionalmente essenciais aqueles que em determinadas situações se tornam insuficientes para a demanda proteica do organismo, como no estresse ou em determinadas faixas de idade. No estresse, há deficiência

1 NUTRIÇÃO – HISTÓRIA, FISIOLOGIA E BIOQUÍMICA

Quadro I-3 – Classificação dos aminoácidos conforme a capacidade de síntese pelo organismo humano. Capacidade total (não essenciais), capacidade parcial (condicionalmente essenciais) e sem capacidade (essenciais).

Essenciais	Condicionalmente essenciais	Não essenciais
Valina	Glutamina	Ácido glutâmico
Leucina	Arginina	Alanina
Isoleucina	Tirosina	Serina
Fenilalanina	Cisteína	Ácido aspártico
Metionina	Taurina	Asparagina
Histidina	Glicina	
Lisina	Prolina	
Treonina		
Triptofano		

Adaptado de Darcie, 2003.

de glutamina e arginina, tornando-os essenciais. No período neonatal há necessidade de receber tirosina e cisteína, tendo em vista a atividade diminuída da fenilalanina hidroxilase e cistationase, que pode acarretar em deficiência de tirosina (derivada da fenilalanina), cisteína (derivada da metionina) e taurina (derivada da cisteína).

Além dessas particularidades decorrentes de deficiências enzimáticas, na infância a requisição de aminoácidos é proporcionalmente maior que nos adultos. A quantidade de proteínas necessária é maior no recém-nascido e vai declinando progressivamente com o passar da idade. Em situações de doença grave, as necessidades de proteínas serão o resultado da combinação de três fatores: necessidade de manutenção, crescimento e estresse. Desse modo, o que diferencia a criança do adulto é a necessidade de proteínas adicionais para o crescimento e, sobretudo, os estoques são muito diferentes. Enquanto nos adultos as proteínas constituem 20% do peso, no lactente isto é representado por apenas 2%, sendo que a maior parte da incorporação nitrogenada ocorre no primeiro ano, o que explica o maior consumo proteico nesse período da vida.

Os estados de estresse agravam essa situação e medidas devem ser tomadas para que se possa obter algum controle. Em estudo em unidade de terapia intensiva (UTI) pediátrica, incluindo 33 crianças com média de idade 5 anos, observou-se que os pacientes são hipermetabólicos e apresentam balanço nitrogenado negativo. A gordura foi a principal fonte de utilização de energia, sendo que uma oferta maior de carboidratos foi associada com lipogênese e diminuição da oxidação de gorduras. O balanço nitrogenado negativo esteve relacionado a altas taxas de oxidação de proteínas. Quando foi possível assegurar alta quantidade de proteínas ao paciente, obteve-se balanço nitrogenado positivo.

O consumo de aminoácidos essenciais para a gliconeogênese é um fato que contribui para piorar a situação de um paciente em estresse. Diante de uma resposta inflamatória sistêmica, o catabolismo proteico na musculatura esquelética aumenta e os AACR (aminoácidos de cadeia ramificada) são usados como fonte para a síntese de alanina e glutamina, os quais são substratos para a gliconeogênese. Assim, há consumo de aminoácidos essenciais. Esse efluxo de aminoácidos inclui a liberação de fenilalanina e triptofano pela musculatura esquelética, porque eles não são metabolizados nessa situação devido à acidemia comumente instalada.

Estima-se que a perda proteica devido ao estresse atinja níveis de 0,6 a 1,2g/kg/dia em adultos e valores maiores em crianças. De fato, a restituição dos estoques de proteínas é parte importante do tratamento do paciente criticamente enfermo.

Estudo brasileiro avaliou as reservas proteicas em uma população de 17 crianças sob NP, e observou-se que os níveis de albumina não variaram significativamente, porém houve melhora em relação às proteínas de meia-vida mais curta, como é o caso da pré-albumina (meia-vida de dois dias) e da proteína ligada ao retinol (meia-vida de um dia). A explicação para a não variação dos níveis de albumina provavelmente reside no fato de essa ter meia-vida longa (15 a 20 dias). Nesse mesmo estudo, houve uma relação linear entre a proteína ligada ao retinol e insulina; pré--albumina e cortisol; e proteína ligada ao retinol e pré-albumina, indicando alta especificidade desses índices.

Algumas estratégias têm sido preconizadas para atenuar essa perda proteica. Após a adaptação a uma dieta normocalórica e com baixas quantidades de proteínas, cães receberam dexametasona por via intramuscular durante uma semana. A avaliação da quantidade de leucina e de glutamina foram realizadas ao final, e uma biópsia de duodeno foi obtida para a determinação da taxa de síntese de proteínas. A adição de glutamina resultou em aumento de aproximadamente 56% da glutamina plasmática e também foi associada à redução de 26% na oxidação de leucina, com melhora do balanço global da leucina que por ser um aminoácido essencial espelha a preservação do estoque proteico.

A glutamina parece diminuir a mortalidade na sepse e o tempo de internação hospitalar em transplante de medula, politraumatismo e cirurgia. A arginina já foi chamada de "o aminoácido do traumatismo".

1 NUTRIÇÃO – HISTÓRIA, FISIOLOGIA E BIOQUÍMICA

Sem a disponibilidade de dosagem rotineira de proteínas de meia-vida curta e de realização de balanço nitrogenado frequente, fica estabelecida a dúvida de qual a quantidade de proteínas para prevenir perdas nitrogenadas excessivas, que o paciente grave deve receber. Acredita-se que, para adultos em estresse, a quantidade deva ser de 1 a 1,5g/kg/dia. Em estudo com 19 crianças de 2 a 14 anos, sob ventilação mecânica, a necessidade proteica obtida, por meio do balanço nitrogenado, foi, em média, 2,8g/kg/dia. Além disto, Coss-Bu et al. observaram, nesse estudo, que as necessidades proteicas e energéticas, essa última mensurada por calorimetria indireta, mantinham correlação linear. Desse modo, a determinação da quantidade necessária de proteínas pode ser obtida a partir da extrapolação da quantidade de calorias necessárias obedecendo-se, no entanto, às quantias percentuais mínimas e máximas já estabelecidas para as várias faixas de idade.

IMPORTÂNCIA DA DESNUTRIÇÃO

A desnutrição é uma alteração da composição corporal em que as deficiências de macro e micronutrientes resultam em diminuição da massa celular, disfunção orgânica e alteração de dados bioquímicos. É denominada primária quando ocorre devido a alterações na quantidade e qualidade dos alimentos e secundária se há aumento das necessidades nutricionais ou modificações na utilização e excreção dos nutrientes.

A antropometria, por ser inócua, de baixo custo e fácil obtenção, é o método mais utilizado para o diagnóstico de desnutrição, embora não sirva para diagnosticar problemas comuns a esta condição, como as disvitaminoses e a anemia. Para o diagnóstico antropométrico, é importante que haja um padrão universal. Dessa forma, a Organização Mundial da Saúde (OMS) adotou, desde 1978, as curvas do *National Center for Health Statistics* (NCHS), visto que há evidências de que os padrões de crescimento no mundo são praticamente uniformes até os 5 anos de idade.

Embora se saiba que é desejável a mensuração da estatura, além do peso, para o diagnóstico de desnutrição, é possível estimar o déficit de altura a partir do déficit de peso, pois há forte correlação entre os dois índices.

Um método que usa exclusivamente o peso, conhecido desde 1956 e ainda preconizado, é a classificação de Gomez. Esta foi inicialmente usada para a determinação da morbimortalidade. Em crianças de até 2 anos de idade, a classificação de Gomez para a identificação das crianças desnutridas é considerada melhor que a proposta em 1973 por Waterlow.

20

PARTE I GERAL

Um inconveniente desse método é o fato de que crianças até o primeiro ano de vida têm maior probabilidade de ser classificadas como desnutridas, mesmo sendo normais. Assim, para maior exatidão, o uso de peso para idade deve ser convertido em Z escore e a desnutrição classificada quando este for menor que 2 desvios-padrão (DP), segundo os dados do NCHS 2000. De fato, em crianças até 60 meses, comparou-se o percentil 10 para P/I, com Z escore acima ou abaixo de 2DP, e concluiu-se que é um método sensível para triagem.

Por ser uma doença metabólica complexa, o diagnóstico completo de desnutrição requer dados de história, exame físico e análise bioquímica. O principal achado físico é a perda de peso corporal. A diminuição da gordura subcutânea, especialmente observada nas extremidades, e da musculatura global, que é notada com facilidade na área do quadríceps, são observados precocemente. Outro dado facilmente visualizado é a presença de edema periférico, mormente quando não há doença subjacente que possa explicá-lo. Entre outros achados, encontram-se glossite, perda de cabelo e fâneros, diminuição da capacidade de cicatrização de feridas, úlceras de decúbito, apatia e infecções recorrentes.

A desnutrição atinge considerável parcela de pacientes, os quais são internados devido a essa doença. Adicionalmente, é muitas vezes subdiagnosticada, como constatado em várias partes do mundo. Estudo britânico em 500 pacientes adultos mostrou que apenas 34% destes apresentavam índice de massa corporal (IMC) e a anotação restante sobre a condição nutricional dos 200 pacientes que apresentavam IMC < 20 só estava disponível em 96 casos.

No Brasil, estudo multicêntrico envolvendo hospitais com no mínimo 200 leitos, incluindo 4.000 pacientes com idade a partir de 18 anos, constatou-se taxa de desnutrição de 48,1%, com 12,6% de desnutridos graves. Considerou-se a avaliação global subjetiva para o diagnóstico de desnutrição, que reporta, entre outros dados, as mudanças de peso nos últimos seis meses e nas últimas duas semanas. Em 1.108 pacientes avaliados, houve aumento do número de desnutridos durante a internação: 44,5% dos indivíduos entre 3 e 7 dias, 51,2% entre 8 e 15 dias e 61% se mais que 15 dias. As condições mais frequentemente envolvidas com desnutrição verificadas foram doenças autoimunes (70,1%), distúrbios hematológicos (69,8%), condições respiratórias (67,4%), distúrbios gastrintestinais (61,5%), metabólicos (59,6%), neurológicos (48,1%), geniturinários (47%), cardiovasculares (36,4%), traumatismos (27,7%) e problemas musculoesqueléticos (22,9%). Assim, podem-se observar fatores secundários agravando o estado nutricional durante a internação.

1 NUTRIÇÃO – HISTÓRIA, FISIOLOGIA E BIOQUÍMICA

A desnutrição secundária pode ser causada por eventos catabólicos agudos e doenças que acarretem aumento do consumo de nutrientes pelo organismo. De fato, várias condições encontradas nos pacientes internados estão associadas com o desenvolvimento da desnutrição, tais como as doenças crônicas (hepatopatias, nefropatias, erros inatos do metabolismo), aumento das perdas de nutrientes (fístulas, feridas cirúrgicas) e alteração da absorção intestinal de nutrientes (síndrome de má absorção intestinal, síndrome do intestino curto, colestase). Os eventos catabólicos agudos implicados podem ser os desencadeados por doenças graves (insuficiência respiratória, pancreatite aguda, sepse) e traumatismos (politraumatismo, traumatismo cranioencefálico). Assim, no momento da internação, o paciente pode apresentar desnutrição prévia associada a um ou mais dos fatores, o que agravará seu estado nutricional. Instala-se desnutrição progressiva que conduz à diminuição de atividade global do organismo e do apetite, o que pode agravar a condição nutricional do paciente e prejudicar as funções vitais do organismo.

De fato, as consequências da desnutrição pré-operatória em pacientes internados foram inicialmente observadas por Studlley na década de 1930. Este autor observou que havia uma relação direta entre o baixo peso no período pré-operatório e a taxa de mortalidade, independentemente de outros possíveis fatores de agravo como a idade, a alteração da função cardiorrespiratória e mesmo o tipo de cirurgia. Outro estudo em adultos também constatou que a má nutrição pode ser desenvolvida durante o curso da internação, sendo mais grave em pacientes que já eram previamente desnutridos.

De modo geral, as complicações em pacientes internados ocorrem mais frequentemente no paciente desnutrido, com taxa de complicações de 9% nos desnutridos moderados e de 42% nos desnutridos graves.

As crianças hospitalizadas também estão sob alto risco de desnutrição, como constatado em estudo realizado na França. Neste, foram avaliadas 296 crianças, nas primeiras 48 horas da admissão, quanto a dados antopométricos, alimentação, diagnóstico clínico e sintomas que podem interferir com a alimentação normal, tais como dor, dispneia e depressão. A ingestão foi reduzida para valores menores que 50% do adequado para a idade e a perda de peso ocorreu em 65%. A dor e as condições associadas a cardiopatias, doenças entéricas, sepse grave, pneumopatias e doenças hematológicas foram relacionadas à maior perda de peso neste grupo de pacientes. Desse modo, os autores propõem normas de conduta de acordo com essa avaliação, incluindo desde a observação da ingestão alimentar diária até a necessidade de NE ou NP.

O agravo na situação nutricional do paciente durante o transcorrer da internação deve-se a maior consumo de energia, jejum prolongado e alterações mecânicas do trato gastrintestinal que impedem a alimentação adequada. Tais fatores resultam em oferta nutricional energética e proteica insuficiente.

O paciente grave pode ser afetado de modo muito mais intenso. O motivo da internação em UTI, por si, já é um fator de risco para causa ou agravo da desnutrição. Em crianças que necessitam de UTI, o desenvolvimento da desnutrição é ainda mais rápido. No paciente grave, há um conjunto de alterações metabólicas que contribuem para que isso ocorra, como a liberação dos hormônios contrarreguladores, devido à grande quantidade de fatores inflamatórios envolvidos (tais como as prostaglandinas e as calicreínas). Um estudo em crianças mostrou que, no primeiro dia de UTI, havia quantidade expressiva de pacientes com grandes níveis de proteínas de fase aguda e níveis extremamente baixos de fibrinogênio. A rápida depleção de proteínas e gorduras pode ser explicada pela gliconeogênese hepática e renal, lipólise e cetonemia. A inanição, a que muitos desses pacientes são submetidos, acelera a desnutrição energético-proteica.

Com a impossibilidade de utilização satisfatória da acetil-CoA, derivada das gorduras e cetonas, resta a proteólise como fonte primária de energia para muitos tecidos. Isso se agrava em lactentes sob estresse, visto que necessitam que 43% das proteínas estejam sob a forma de aminoácidos essenciais.

Analisando-se exclusivamente crianças internadas em UTI pediátrica, em um estudo com 71 crianças admitidas, Briassoulis et al., em 2001, observaram que, já no primeiro dia de internação, 16,7% das crianças tinham depleção de proteínas e 31% dos estoques de gordura. De todos, 4,2% já apresentavam desnutrição energético-proteica na sua forma crônica e 5,6% aguda e, ainda, 16,9% estavam sob risco de desnutrição, sendo 21,1% com risco para a forma aguda.

Outro questionamento é se o estado nutricional das crianças se agrava durante a internação. Estudo brasileiro em lactentes submetidos à intervenção nutricional por meio de NP mostrou que houve preservação do Z escore peso para idade desses pacientes com este tipo de intervenção, considerando que não variou significantemente durante um período de 10 dias de internação. A variação média de valores foi de $-0,94 \pm 0,89$ na internação para $-1,00 \pm 0,98$ no quinto dia e de $-0,92 \pm 0,97$ no décimo dia de internação em UTI.

A monitorização das taxas de albumina no sangue é, muitas vezes, usada para a avaliação nutricional no paciente internado. Embora a hi-

1 NUTRIÇÃO – HISTÓRIA, FISIOLOGIA E BIOQUÍMICA

poalbuminemia não possa ser diretamente relacionada à desnutrição, pois essa pode estar diminuída devido a outros fatores como insuficiência cardíaca, desidratação e distúrbios renais, esta pode ser considerada fator de mau prognóstico em pacientes no pré-operatório, particularmente quando seus níveis estão inferiores a 3,5g/dl.

De fato, a hipoalbuminemia é muitas vezes um marcador do processo inflamatório no paciente de UTI e, portanto, tem importância para o prognóstico, relacionando-se à morbidade e à mortalidade entre pacientes hospitalizados. Deve-se lembrar que a síntese hepática de albumina é algo entre 120 e 170mg/kg/dia. Entretanto, no paciente grave, há diminuição da produção de albumina pelo aumento da produção de proteínas de fase aguda por intermédio do estímulo das citocinas. Desse modo, na fase aguda, a albumina é um marcador impreciso de desnutrição no paciente em UTI. Além disso, devido a sua meia-vida longa (até 21 dias), esta não serve para atestar a eficácia da intervenção nutricional aguda, realizada na UTI.

A avaliação correta do estado nutricional é especialmente importante se for considerado que os pacientes admitidos em UTI podem ser previamente afetados por várias situações que contribuem para a desnutrição, seja por impedimento da ingestão ou aproveitamento adequado dos nutrientes, seja por motivos relacionados ao hipermetabolismo ou, ainda, devido a atitudes terapêuticas pertinentes ao caso, tais como quimioterapia e radioterapia.

Assim, pode-se dizer que a gravidade da doença já induz a um risco nutricional e, portanto, é necessário fornecer nutrientes para que o paciente esteja apto para seu aproveitamento. O suporte nutricional é, portanto, fundamental na prevenção e tratamento de um paciente de alto risco.

Dentre as consequências da desnutrição para ao paciente grave são descritas: perda de peso e massa muscular, má cicatrização de feridas, alteração da imunidade, diminuição do número de hemácias, alterações do débito cardíaco e aumento da morbidade e mortalidade. Observa-se que crianças desnutridas apresentam maior possibilidade de desenvolver hipermetabolismo, excreção nitrogenada, tendência a distúrbios de controle glicêmico, eletrolíticos e do pH sanguíneo.

O prejuízo da desnutrição energética e proteica tem sido observado em várias situações em UTI. Na doença respiratória, é descrito que a desnutrição grave marcadamente prejudica a dinâmica respiratória, diminuindo a habilidade do sistema respiratório de ajustar-se a maiores demandas de oxigênio e na remoção de CO_2 dos tecidos. Os músculos da parede torácica e do diafragma são componentes da MCM e, portanto, estarão enfraquecidos em situações de catabolismo.

24

A permeabilidade intestinal aumentada indica falência da barreira da mucosa intestinal e na capacidade de exclusão das bactérias e toxinas. A depleção nutricional está associada a aumento da permeabilidade e diminuição no tamanho das vilosidades intestinais, agravando eventual resposta inflamatória sistêmica.

Considerando aspectos relacionados à resposta terapêutica, é sabido que o desnutrido cursa comprovadamente com piores resultados. A biodisponibilidade dos medicamentos associada a alterações do trato gastrintestinal dos desnutridos, tais como diminuição da espessura da mucosa intestinal, atrofia das vilosidades intestinais e também trânsito mais lento, ocasionam, muitas vezes, efeitos colaterais medicamentosos e podem explicar em parte esse fato.

Embora haja alguma contestação para a eficácia das práticas nutricionais empregadas na recuperação dos desnutridos, é inegável a importância da avaliação sistemática do estado nutricional em todos os pacientes internados.

BIBLIOGRAFIA

ASPEN (American Society for Parenteral and Enteral Nutrition). Board of Directors and the clinical guidelines task force. Guidelines for the use of parenteral and enteral nutrition in adult and pediatric patients. JPEN 2002a;26:9SA-17SA.

Balistreri WF. Manifestations of liver disease. In Behrman R.E, Kliegman RM, Jenson HB. Nelson textbook of pediatrics. 16th ed. Philadelphia: WB Saunders Company; 2000. pp. 1198-1201.

Beale RJ, Bryg DJ, Bihari DJ. Immunonutrition in the critically ill: a systematic review of clinical outcome. Crit Care Med 1999;27:2799-2805.

Beisel WR. Metabolic response of the host to infections. In Feigen R. Textbook of pediatrics infectious disease. 4th ed. Philadelphia: Saunders;1998. pp. 54-67.

Berger R, Adams L. Nutritional support in the critical care setting (part 2). Chest 1989; 96:372-380.

Bertolini G, Ripamonti D, Cattaneo A, Apolone G. Pediatric risk of mortality: an assessment of its performance in a sample of 26 Italian intensive care units. Crit Care Med 1999;26:1427-1432.

Biolo G, Toigo G, Ciocchi B et al. Metabolic response to injury and sepsis: changes in protein metabolism. Nutrition 1997;13:52S-57S.

Briassoulis G, Zavras N, Hatzis T. Malnutrition, nutritional indices, and early enteral feeding in critically ill children. Nutrition 2001;17:548-557.

Chan S, Mccowen KC, Blackburn GL. Nutrition management in the ICU. Chest 1999; 115:145S-148S.

Coss-Bu JA, Jefferson LS, Walding D et al. Resting energy expenditure in children in a pediatric intensive care unit: comparison of Harris-Benedict and Talbot predictions with indirect calorimetry values. Am J Clin Nutr 1998;67:74-80.

Coss-Bu JA, Jefferson LS, Walding D et al. Resting energy expenditure and nitrogen balance in critically ill pediatric patients on mechanical ventilation. Nutrition 1998;14: 649-652.

Coss-Bu JA, Klish WJ, Walding D et al. Energy metabolism, nitrogen balance, and

1 NUTRIÇÃO – HISTÓRIA, FISIOLOGIA E BIOQUÍMICA

substrate utilization in critically ill children. Am J Clin Nutr 2001;74:664-669.

Curran SC, Barness LA. Nutritional requirements. In Behrman RE, Kliegman RM, Jenson HB. Nelson textbook of pediatrics. 16th ed. Philadelphia: WB Saunders Company; 2000. pp. 138-141.

Curran SC, Barness LA. Breast feeding. In Behrman RE, Kliegman RM, Jenson HB. Nelson textbook of pediatrics. 16th ed. Philadelphia: WB Saunders Company; 2000. pp. 150-166.

Darcie S. Proteínas. In Feferbaum R, Falcão MC. Nutrição do recém-nascido. São Paulo: Atheneu; 2003. pp. 111-130.

Delgado AF, Kimura HM et al. Nutritional follow-up of critically ill infants receiving short term parenteral nutrition. Rev Hosp Clin Fac Med São Paulo 2000;55:3-8.

Demling RH, Desanti L. Effect of a catabolic state with involuntary weight loss on acute and chronic respiratory disease. In Saint Jacques AJ. Site Editor/Program Director, Medscape. Inc. http://www.medscape.com/viewprogram/1816; 2003. pp. 1-50.

Dempsey DT, Mullen JL, Buzby GP. The link between nutritional status and clinical outcome: can nutritional intervention modify it? Am J Clin Nutr 1988;47(2 Suppl): 352-356.

Detsky AS, Smalley OS, Chang J. The rational clinical examination. Is this patient malnourished? JAMA 1994;271:54-58.

Douek PC, Leone C. Estado nutricional de lactentes: comparação de três classificações antropométricas. J Pediatr (Rio J) 1995;71: 139-144.

Falcão MC, De Haro FMB. Hidratos de carbono. In Feferbaum R, Falcão MC. Nutrição no recém-nascido. Rio de Janeiro: Atheneu; 2003. pp. 131-143.

FELANPE – Federação Latino-Americana de Nutrição Parenteral e Enteral. TNT – terapia nutricional total. São Paulo; 2004.

Giner M, Alessandro L, Meguid M, Gleason J. In 1995 a correlation between malnutrition and poor outcome in critically ill patients still exist. Nutrition 1996;12:23-29.

Heyland DK, Novak F, Drover JW et al. Should immunonutrition become routine in critically ill patients? A systematic review of the evidence. JAMA 2001;286:944-953.

Heyland DK, Schroter-Noppe D, Drover JW et al. Nutrition support in the critical care setting: current practice in Canadian ICUs – opportunities for improvement? JPEN 2003;27:74-83.

Humbert B, Nguyen P, Dumon H et al. Does enteral glutamine modulate whole-body leucine kinectics in hypercatabolic dogs in a fed state? Metabolism 2002;51: 628-635.

Ireton-Jones C, Hasse J. Comprehensive nutritional assessment: the dietitian's contribuition to the team effort. Nutrition 1992;8:75-81.

Joannès F. A função social dos banquetes nas primeiras civilizações. In Flandrin J-L, Montanari M. História da alimentação. 3ª ed. São Paulo: Estação Liberdade; 1998. pp. 54-67.

Kinosian B, Jeejeebhoy KN. What is malnutrition? Does it matter? Nutrition 1995; 11(2 Suppl):196-197.

Landsberg L, Young JB. Fasting, feeding and regulation of the sympathetic nervous system. N Engl J Med 1978;298:1295-1301.

Lebenthal E (ed). Human gastrointestinal development. New York: Raven Press; 1989.

Leite HP, Isatugo MK, Sawaki L, Fisberg M. Anthropometric nutritional assessment of critical ill hospitalized children. Rev Paul Med 1993;111:309-314.

Long CL, Blakemore WS. Energy and protein requirements in the hospitalized patient. JPEN 1979;3:69-71.

Maksoud JG. Nutrição parenteral em crianças: sua implantação no Brasil, evolução e perspectivas. In Telles Jr M, Tannuri U. Suporte nutricional em pediatria. Rio de Janeiro: Atheneu; 1994. pp. 117-130.

Mazzini I. A alimentação e a medicina do mundo antigo. In Flandrin J-L, Montanari M. História da alimentação. 3ª ed. São Paulo: Estação Liberdade; 1998. pp. 254-265.

Meyer NA, Muller MJ, Herdnon DN. Nutrient support of the healing wound. New Horiz 1994;2:202-214.

Minard G, Kudsk KA. Effect of route of feeding on the incidence of septic complications in critically ill patients. Semin Respir Infect 1995;9:228-231.

Mullen JL. Consequence of malnutrition in surgical patient. Surg Clin North Am 1981;61:465-487.

Nogueira-de-Almeida CA, Ricco RG, Nogueira MPC et al. Avaliação do uso do percentil 10 do peso para a idade como ponto de corte para detecção de crianças sob risco nutricional. J Pediatr (Rio J) 1999;73:345-349.

Okada A. Clinical indications of parenteral and enteral nutrition support in pediatric patients. Nutrition 1998;14:116-118.

Pitte JR. O nascimento e as expansões dos restaurantes. In Flandrin J-L, Montanari M. História da alimentação. 3ª ed. São Paulo: Estação Liberdade; 1998. pp. 751-762.

Schneider H, Atkinson SW. Immunonutrition-fact or fad. J Nutr Health Aging 2000; 4:120-123.

Scrimshaw NS. Rhoades lecture. Effect of infection on nutrient requirements. JPEN 1991;15:589-600.

Sermet-Gaudelus I, Poisson-Salomon AS, Colomb V et al. Simple pediatric nutritional risk score to identify children at risk of malnutrition. Am J Clin Nutr 2000;72:64-70.

Sigulem DM, Devincenzi UM, Lessa AC. Diagnóstico do estado nutricional da criança e do adolescente. J Pediatr (Rio J) 2000; 76(3 Suppl):S275-S284.

Singh R, Gopalan S, Sibal A. Immunonutrition. Indian J Pediatr 2002;69:417-419.

Stape A. Suporte nutricional e metabólico. In Matsumoto T, Carvalho WB, Hirschheimer MR. Terapia intensiva pediátrica. 2ª ed. Rio de Janeiro: Atheneu; 1997. pp. 951-982.

Tannuri U. Nutrição enteral e parenteral em pediatria. In Waitzberg DL (ed). Nutrição oral, enteral e parenteral na prática clínica. 3ª ed. Rio de Janeiro: Atheneu; 2000. pp. 1097-1126.

Telles Jr M. Nutrição enteral. In Telles Jr M, Tannuri U. Suporte nutricional em pediatria. Rio de Janeiro: Atheneu; 1994. pp. 163-173.

Telles Jr M, Faria LS, Cabedo MTD, Carvalho MF. Septicemia. In Telles Jr M, Tannuri U. Suporte nutricional em pediatria. Rio de Janeiro: Atheneu; 1994. pp. 255-269.

Terra RM, Plopper C, Waitzberg DL. Resposta sistêmica ao trauma. In Waitzberg DL. Nutrição oral, enteral e parenteral na prática clínica. 3ª ed. Rio de Janeiro: Atheneu; 2000. pp. 201-210.

Victora CG, Gigante DP, Barros AJD et al. Estimativa da prevalência de déficit de altura/idade a partir da prevalência de déficit de peso/idade em crianças brasileiras. Rev Saúde Pública 1998;32:321-327.

Waitzberg DL, Lotierzo PH, Logullo AF et al. Parenteral lipid emulsions and phagocytic systems. Br J Nutr 2002;87(1 Suppl): S49-S57.

Waitzberg DL, Caiaffa WT, Correia MI. Hospital malnutrition: the Brazilian national survey (IBRANUTRI): a study of 4000 patients. Nutrition 2001;17:573-580.

Ward N. Nutrition support to patients undergoing gastrointestinal surgery. Nutr J 2003;2:18.

WHO – World Health Organization. Physical status: the use and interpretation of anthropometry. WHO technical report series 854. Geneva: WHO; 1995. pp. 198-224.

Woiski JR. Necessidades nutritivas. In Woiski JR. Nutrição e dietética em pediatria. 3ª ed. Rio de Janeiro: Atheneu; 1988. pp. 37-40.

Woiski JR. Alimentação no lactente. In Woiski JR. Nutrição e dietética em pediatria. 3ª ed. Rio de Janeiro: Atheneu; 1988. pp. 103-122.

PARTE II

NUTRIÇÃO ORAL

CAMILA CARBONE PRADO

CAPÍTULO 1

Aleitamento Materno

INTRODUÇÃO

A alimentação nos primeiros meses de vida tem importância fundamental no crescimento e desenvolvimento da criança. Trata-se do período da vida com maior demanda energética relativa, e não só a quantidade, mas especialmente a qualidade do alimento oferecido ao recém-nascido devem ser consideradas.

Com os conhecimentos atuais, não há dúvidas que o leite materno é o melhor alimento para o recém-nascido. Não somente pelo seu alto valor nutritivo, mas também por outras vantagens como o menor risco de contaminação do alimento, a proteção contra doenças e a contribuição para a formação do vínculo afetivo entre mãe e recém-nascido.

A Organização Mundial da Saúde (OMS) recomenda que o leite materno seja o único alimento oferecido à criança até os 6 meses de vida, quando, então, devem ser introduzidos outros alimentos ao lactente de forma a compor uma dieta nutricionalmente equilibrada, mas com manutenção do leite materno até os 2 anos de idade ou mais.

As categorias de aleitamento materno sugeridas pela OMS são as seguintes:

- Aleitamento materno exclusivo – quando a criança recebe somente leite materno, diretamente da mama ou extraído, e nenhum outro líquido ou sólido, com exceção de gotas ou xaropes de vitaminas, minerais e/ou medicamentos.

- Aleitamento materno predominante – quando o lactente recebe, além do leite materno, água ou bebidas à base de água, como suco de frutas e chás.
- Aleitamento materno – quando a criança recebe leite materno, diretamente do seio ou extraído, independentemente de estar recebendo qualquer outro alimento ou líquido, incluindo leite não humano.

As crianças alimentadas com leite materno não precisam receber água ou outros líquidos, mesmo em dias quentes e secos, e o uso de bicos como chupetas ou mamadeiras para oferecer qualquer tipo de líquido pode prejudicar o aleitamento e favorecer o desmame precoce. Além de serem importantes focos de contaminação, a sucção em outros bicos apresenta mecanismos diferentes e pode confundir o recém-nascido, levando-o a rejeitar o seio materno, que exige movimentos de boca e língua mais específicos.

A partir de 1990 foi criada a iniciativa Hospital Amigo da Criança como forma de promover o aleitamento materno desde os primeiros momentos de vida do recém-nascido. Nesta iniciativa, toda a equipe é treinada para ajudar a mãe no estabelecimento da amamentação e as rotinas hospitalares são adaptadas de forma a favorecer essa prática. Dez passos foram definidos para promover o sucesso do aleitamento materno:

1. Ter uma norma escrita sobre aleitamento, que deve ser rotineiramente transmitida a toda a equipe de cuidados da saúde.
2. Treinar toda a equipe de saúde, capacitando para implementar essa norma.
3. Informar todas as gestantes sobre as vantagens e o manejo do aleitamento.
4. Ajudar as mães a iniciar o aleitamento na primeira meia hora após o nascimento.
5. Mostrar as mães como amamentar e manter a lactação, mesmo se estiverem separadas de seus filhos.
6. Não oferecer aos recém-nascidos nenhum outro alimento ou bebida além do leite materno, a não ser que tal procedimento seja indicado pelo médico.
7. Praticar o alojamento conjunto – permitir que mães e recém-nascidos permaneçam juntos – 24 horas por dia.
8. Encorajar o aleitamento sob livre demanda.
9. Não dar bicos artificiais ou chupetas a crianças amamentadas ao seio.

1 ALEITAMENTO MATERNO

10. Encorajar o estabelecimento de grupos de apoio ao aleitamento, para onde as mães deverão ser encaminhadas por ocasião da alta do hospital ou ambulatório.

TÉCNICAS DE AMAMENTAÇÃO

A mãe deve ser orientada quanto à técnica de amamentação desde as primeiras mamadas, ainda no ambiente hospitalar, para amenizar dúvidas e dificuldades. Para iniciar a mamada, a criança e a mãe devem estar tranquilas, em ambiente calmo e com roupas confortáveis. O posicionamento deve ser agradável a ambas. A mãe pode estar sentada, encostada ou deitada e a criança precisa ser mantida próxima a seu corpo, com apoio na região glútea e com cabeça, pescoço e corpo alinhados. O posicionamento correto é muito importante para que ocorra uma boa pega e a mãe não sofra lesões no mamilo, o que pode comprometer o sucesso do aleitamento.

A mãe deve segurar a mama com o dedo polegar posicionado acima da aréola e os demais abaixo desta, formando um "C", mas sem pressioná-la, e oferecer mamilo e auréola para a criança abocanhar. Como sinais de boa pega, devemos observar o queixo do recém-nascido encostado na mama, a língua protrusa abaixo da aréola, o lábio inferior voltado para fora e as bochechas arredondadas. A pega correta promove melhor saída do leite porque os seios lactíferos posicionados logo abaixo da aréola funcionam como reservatórios de leite e quando o recém-nascido abocanha toda ela os lábios comprimem os seios lactíferos, fazendo com o leite seja ejetado em sua cavidade oral.

Ao tocar o palato, o mamilo desencadeia o reflexo de sucção no recém-nascido que, junto com movimentos coordenados da face e musculatura maxilar, promove a pressão negativa dentro da cavidade oral que mantém a extração do leite. Ao mamar, a criança precisa coordenar sucção, respiração e deglutição e por isso é necessário que haja integridade e maturidade dos mecanismos neurológicos responsáveis por esses processos.

É importante que não haja rigidez nos horários e no tempo de cada mamada. Nos primeiros meses, a criança tende a mamar com mais frequência, mas, com o passar do tempo, a sucção mais efetiva e o aumento da capacidade gástrica permitem intervalos maiores entre uma mamada e outra. Em geral, após os quatro meses, o número de mamadas diárias diminui, especialmente à custa de intervalos mais longos no período noturno.

32   PARTE II NUTRIÇÃO ORAL

A mãe deve ser orientada de que o parâmetro primordial para avaliar o sucesso da amamentação é o ganho de peso do lactente. Recém-nascidos que ganham peso adequadamente estão recebendo quantidades adequadas de leite mesmo que estejam aparentando saciedade por períodos curtos e desejem mamar com frequência.

O leite materno tem efeito protetor já nos primeiros dias de vida. Para recém-nascidos pré-termo, o leite materno reduz a mortalidade por enterocolite necrosante tanto naqueles que recebem leite materno de forma exclusiva, quanto associado a outras fórmulas. O leite materno contém o fator de crescimento epidérmico que parece ter efeito protetor sobre esta doença.

A proteção contra infecções não se restringe àquelas do trato gastrintestinal, como as diarreias infecciosas, mas também protege de infecções respiratórias e sepse. Dentre os fatores que conferem proteção contra doenças infecciosas presentes no leite humano estão os específicos, representados especialmente pelas imunoglobulinas, e há também fatores inespecíficos como:

- Fator bífido – promove o crescimento de lactobacilos intestinais que provocam a queda do pH intestinal (em torno de 5,0) e dificultam o crescimento de bactérias patogênicas.
- Complemento – importante para a opsonização de micro-organismos e fagocitose.
- Lactoperoxidase – inibe o crescimento de *E. coli* e outras bactérias patogênicas.
- Lactoferrina – quela o ferro e não deixa que esse elemento fique disponível para fungos e bactérias.
- Lisozima – enzima bactericida contra agentes gram-positivos

O recém-nascido tem necessidade calórica de cerca de 125kcal/kg/dia. Essa necessidade vai decrescendo no decorrer dos próximos meses, até ficar em torno de 100kcal/kg/dia aos 6 meses de vida e permanece mais ou menos estável até o final do primeiro ano de vida, entre 95 e 100kcal/kg/dia. O leite materno apresenta uma densidade calórica em torno de 70kcal/100ml, o que permite uma oferta energética adequada, mesmo levando em conta a capacidade gástrica reduzida do recém-nascido.

CARACTERÍSTICAS DO LEITE MATERNO

A composição do leite humano varia fisiologicamente nos primeiros períodos da lactação. Nos primeiros dias após o parto, o leite é chamado

1 ALEITAMENTO MATERNO

de colostro e apresenta conteúdo maior de proteínas e menor concentração de lipídios e carboidratos. Do sexto ao sétimo dia, é produzido o chamado leite de transição, em que há redução da quantidade de proteínas e aumento dos carboidratos e lipídios. A partir do 10º dia, o leite já pode ser chamado de maduro, embora ainda vá sofrer algumas pequenas modificações em sua composição no decorrer da lactação.

O leite humano também sofre variações na sua composição durante a mesma mamada. Em um primeiro momento, o leite passa para o sistema de drenagem através de mecanismo de diálise, carregando baixos teores de gordura e proteína. O chamado leite posterior ocorre após o reflexo de ejeção pela ruptura das paredes dos alvéolos lactíferos e possui concentração de gordura cerca de três vezes superior ao leite inicial e o dobro de proteína. Dessa forma, é importante orientar as mães que uma mama deve ser esvaziada antes que a criança seja colocada para sugar a outra. Assim, a criança receberá o leite anterior, rico em água e responsável por saciar sua sede, e o posterior, com maior oferta calórica e principal responsável pelo ganho de peso.

Os nutrientes contidos no leite humano são especialmente adequados ao metabolismo da criança, tanto no aspecto qualitativo quanto quantitativo. No leite humano, a maior fração proteica é representada pelas proteínas do soro (lactoferrrina, imunoglobulina A, lisozima, alfalactoalbumina e seroalbumina) que conferem um perfil de aminoácidos adequado para as necessidades específicas do lactente jovem, além de apresentarem alta digestibilidade. O leite humano contém também maiores concentrações de aminoácidos essenciais de alto valor biológico (cistina e taurina), que são fundamentais ao desenvolvimento do sistema nervoso central.

No leite de vaca, a fração proteica é representada principalmente pela caseína e a lactoalbumina. A caseína é de difícil digestão, pois precipita-se em coágulos grandes ao contato com o suco gástrico e permite que as enzimas digestivas atuem somente na periferia deste. Também retarda o esvaziamento gástrico, dando impressão de saciedade mais prolongada do que nas crianças alimentadas com leite materno. Já a lactoalbumina é o componente que parece ter papel principal no desenvolvimento de alergias relacionadas ao leite de vaca.

O principal carboidrato no leite humano é a lactose. Ela tem importante papel, junto com o fator bífido, na regulação da flora intestinal. Promove o crescimento de lactobacilos no intestino que, por meio de processos fermentativos, reduzem o pH intestinal e dificultam a proliferação de bactérias patogênicas. Além disso, a lactose favorece a absorção de cálcio aumentando sua biodisponibilidade.

O leite humano contém de 3 a 5% de lipídios, dentre os quais 98% são de triacilglicerídeos, 1% de fosfolipídios e 0,5% de esteróis. Aproximadamente 50% do valor calórico total do leite humano é proveniente da gordura, que é fonte de colesterol, ácidos graxos essenciais e vitaminas lipossolúveis. Os ácidos graxos saturados do leite humano constituem cerca de 41%, sendo predominante o ácido palmítico. Dentre os insaturados, o oleico e o linoleico estão presentes em maior quantidade. Os ácidos graxos essenciais linoleico e alfalinolênico têm grande importância na formação do sistema nervoso central e retina.

Desde que a mãe esteja em bom estado nutricional o leite humano confere oferta de vitaminas adequada para as necessidades do lactente, com exceção das vitaminas D e K. Por isso é recomendado a administração rotineira de vitamina K ao nascimento, na dose de 1mg por via intramuscular, para prevenir doença hemorrágica. Os estoques hepáticos desta vitamina ao nascimento são reduzidos e ocorre um intervalo de tempo até que a flora intestinal do recém-nascido se estabeleça e as bactérias intestinais possam desempenhar seu papel na produção deste micronutriente.

A necessidade de vitamina D no lactente é de 200UI ao dia e o leite materno contém em torno de 25UI em um litro. Quando há exposição regular ao sol (30 minutos por semana, divididos em frações diárias, com a maior parte da pele exposta, sem cobertura de roupas) não há recomendação de suplementar a oferta dessa vitamina, caso contrário, é recomendado a suplementação de 200UI/dia de vitamina D até os 18 meses.

O desmame precoce é ainda hoje um dos principais fatores de risco para carências nutricionais no lactente. O retorno da mãe ao trabalho é importante fator de interferência no aleitamento. Nos últimos anos, a legislação brasileira vem tentando garantir à mulher licença-maternidade de seis meses para, entre outros aspectos, garantir um período mais prolongado de aleitamento materno exclusivo. A Constituição de 1988 assegura licença-maternidade de 120 dias e há um parágrafo que permite, em alguns casos, que o período de afastamento do trabalho seja prolongado por mais duas semanas mediante atestado médico. Alguns seguimentos já adotaram a proposta de extensão da licença-maternidade e já conferem às trabalhadoras 180 dias de afastamento do trabalho.

Como forma de promover a manutenção do aleitamento, mesmo com o retorno da mãe ao trabalho, é preciso orientá-la quanto a possibilidade de ordenha e ao armazenamento de leite materno. O leite deve ser ordenhado após cuidadosa lavagem das mãos e armazenado em frascos de vidro previamente esterilizados e colocados no congelador ou, preferen-

1 ALEITAMENTO MATERNO

cialmente, no *freezer*. O leite congelado pode ser consumido em até 15 dias, já o armazenado no refrigerador tem prazo de validade de 24 horas. O leite humano pasteurizado poderá ser armazenado no *freezer* por seis meses por bancos de leite.

O leite armazenado deve ser descongelado, sem uso de forno de micro--ondas ou fontes de calor e aquecido em banho-maria, com fogo desligado, agitando-se lentamente o frasco para homogeneizar seus componentes. A seguir, deve-se oferecer o leite ao recém-nascido evitando o uso de bicos, que podem desestimular a sucção da mama. Podem ser utilizados copos ou colheres, lembrando que, nos primeiros meses de vida, ele não é capaz de deglutir o leite por meio de goles, mas sorvendo o líquido com movimentos de busca com a língua, que são estimulados quando ocorre contato com a rima bucal.

BIBLIOGRAFIA

Brasil. Ministério da Saúde. Guia alimentar para crianças menores de dois anos/Ministério da Saúde. Secretaria de Atenção à Saúde. Departamento de Atenção à Saúde. Organização Pan-Americana da Saúde. Brasília: Ministério da Saúde; 2005.

Brasil. Ministério da Saúde. Instituto Nacional de Alimentação e Nutrição. Programa Nacional de Incentivo ao Aleitamento Materno. Coordenação Materno-Infantil – promoção do aleitamento materno. Brasília: Ministério da Saúde; 1995.

Drummer-Strawn ML. Infant feeding and transitions during the first year of life. Pediatrics 2008;122:S36-S42.

Esrey AS, Feachem RG. Interventions for the control of diarrhoeal-basis among young children: promotion of food hygiene. Geneva: World Health Organization; 1989.

Fomon, SJ, Ziegler EE. Renal solute load and potencial solute load in infancy. J Pediatr 1999;134:11-14.

Gartner LM, Morton J, Laurence RA et al. Breastfeeding and use of human milk. Pediatrics 2005;115:496-506.

Li R, Serdula MK, Scanlon KS. The validity and reliability of maternal recall of breastfeeding practice. Nutr Rev 2005;63:103-110.

Palma D. Alimentação da criança – o desmame: quando, como e por quê? In Cardoso AL, Lopes, AL, Taddei JAAC. Tópicos atuais em nutrição pediátrica: Série Atualizações Pediátricas. São Paulo: Atheneu; 2006.

Sociedade Brasileira de Pediatria. Departamento de Nutrologia. Manual de orientação: alimentação do lactente, do pré-escolar, do escolar, do adolescente e na escola. Rio de Janeiro: Sociedade Brasileira de Pediatria, Departamento de Nutrologia; 2008.

World Health Organization. The World Health Organization's infant-feeding recommendation. Bull World Health Organization 1995;73:165-174.

CAPÍTULO 2

Aleitamento Artificial

INTRODUÇÃO

O leite materno é considerado o melhor e mais completo alimento para o lactente. Seus benefícios comprovados fazem com que seja o modelo para elaboração de fórmulas alimentares para crianças que não possam ser amamentadas ou que necessitem de alguma complementação. As fórmulas infantis devem ser capazes de suprir todas as necessidades de macro e micronutrientes, podendo ser usadas exclusivamente até os 6 meses de vida nas situações em que o leite materno não é possível.

As necessidades específicas dessa faixa etária devem ser atendidas pela composição das fórmulas e as particularidades na fisiologia do lactente jovem devem ser respeitadas. Um aspecto importante é a capacidade de formar e concentrar urina, que é limitada nos primeiros meses de vida. Assim, não deve haver excesso de nutrientes ou compostos que gerem excretas renais acima do necessário para suprir sua demanda energética e de nutrientes, evitando que ocorra sobrecarga para os rins. É importante lembrar que a necessidade de excretar qualquer soluto adicional reduz a margem de segurança da fórmula, especialmente em condições de estresse como febre, diarreia e perda de peso, em que o lactente deve usar sua capacidade ainda limitada de concentrar a urina.

As fórmulas devem conter entre 60 e 70kcal/100ml, semelhante ao encontrado no leite materno. Fórmulas menos concentradas podem comprometer o ganho ponderal, tendo em vista a capacidade gástrica

2 ALEITAMENTO ARTIFICIAL

limitada do lactente. Densidades maiores estão associadas a ganho de peso acima do desejável, e há estudos demonstrando que tal fato está relacionado a maior risco de obesidade no futuro. Outro problema é que fórmulas muito concentradas têm baixo conteúdo de água e se estiverem sendo usadas como única fonte hídrica pode haver prejuízo na hidratação do lactente. A Academia Americana de Pediatria recomenda que a osmolaridade das fórmulas infantis seja inferior a 460mOsm/kg.

A proteína do leite de vaca é tida como padrão para as fórmulas infantis, dado seu alto valor biológico. Isso possibilita que menores quantidades absolutas de proteína forneçam um painel de aminoácidos capaz de suprir as necessidades do lactente. O uso de outras fontes proteicas animais ou vegetais, que não a soja, é desaconselhado por falta de estudos.

CARACTERÍSTICAS DAS FÓRMULAS INFANTIS

A proteína alimentar deve oferecer os aminoácidos essenciais e semiessenciais em quantidades adequadas para proporcionar um crescimento e desenvolvimento normais e por isso não é apenas a quantidade que deve ser considerada. De maneira geral, as proteínas de origem animal possuem um perfil de aminoácidos e biodisponibilidade mais adequados ao crescimento infantil.

Segundo as recomendações da Sociedade Europeia de Gastroenterologia Pediátrica, Hepatologia e Nutrição (ESPGHAN), as fórmulas infantis à base de proteína do leite de vaca intata devem conter entre 1,8 e 3g/100kcal, idealmente até 2g para 100kcal. Nessas fórmulas as principais proteínas encontradas são a caseína e as encontradas no soro do leite como a lactoalbumina.

Há casos especiais em que é necessário fazer uso de fórmulas com proteína hidrolisada, ou seja, a fração proteica é composta de aminoácidos e peptídios ou, em algumas apresentações, somente aminoácidos. A principal indicação para o uso dessas fórmulas é a alergia à proteína heteróloga presente no leite de vaca, mas elas também têm indicação nos casos de má absorção como na fibrose cística, no intestino curto, na atresia biliar e nas diarreias crônicas de causas variadas.

Para as fórmulas com proteína hidrolisada, a oferta proteica absoluta deve ser maior. Para aquelas que utilizam o leite de vaca como fonte proteica, a recomendação é de que haja um mínimo de 2,25g/100kcal.

Uma alternativa à proteína animal usada desde o início do século XX é a soja. Cerca de 40% do conteúdo da soja é composto por proteínas. Para a elaboração de fórmulas infantis, é necessária a eliminação dos lipídios e carboidratos e a utilização da proteína isolada da soja. A quantidade de proteína na fórmula à base de soja deve ser maior, entre 2,25 e 3g/100kcal, devido a seu menor valor biológico, e a fórmula deve ser enriquecida com metionina, aminoácido naturalmente escasso na soja. As fórmulas à base de proteína isolada de soja acrescidas de metionina podem ser usadas em situações específicas, mas não apresentam vantagem sobre as fórmulas à base de leite de vaca. A proteína isolada de soja contém 1-2% de fitatos que podem prejudicar a absorção de minerais e oligoelementos, especialmente ferro e zinco. Não há evidências que justifiquem seu uso em cólica do lactente, regurgitações ou choro prolongado.

A presença de compostos com atividade estrogênica na soja também alertam para os cuidados com o uso de tais fórmulas, uma vez que ainda não se tem segurança se a longo prazo há repercussão no desenvolvimento sexual e fertilidade em humanos.

As fórmulas à base de proteína isolada de soja são recomendadas nos casos de intolerância persistente e grave a lactose e galactosemia. Podem ser usadas nos casos de alergia ao leite de vaca, como alternativa de menor custo, e nos de reações alérgicas mediadas por IgE em lactentes com mais de 6 meses de vida. Não utilizar em casos de manifestações intestinais como colite hemorrágica, uma vez que sua fração proteica também pode induzir sensibilização.

Nas fórmulas à base de leite de vaca, o carboidrato predominante é a lactose, que tem efeito sobre a flora intestinal, promovendo crescimento de bactérias protetoras, como os lactobacilos, que reduzem o pH intestinal e inibem o crescimento de bactérias patogênicas. Nas fórmulas à base de soja, os carboidratos predominantes são polímeros de glicose. Os carboidratos devem corresponder a mais de 50% da oferta calórica nas fórmulas infantis.

Mesmo nas fórmulas à base de leite de vaca, a gordura original é substituída por gordura vegetal, especialmente na forma de óleos ricos em poli-insaturados. Esse processo melhora a digestibilidade e aumenta a oferta de ácidos graxos essenciais, ômega-3 e 6, que têm importante papel no desenvolvimento do sistema nervoso central e retina e na função imunológica. A ESPGHAN recomenda que as fórmulas contenham entre 300 e 1.200mg de ácido linoleico (ômega-6) e 50mg, cerca de 0,45% da oferta calórica total, de ácido alfalinolênico (ômega-3) para cada 100kcal. A proporção ideal entre ácidos graxos ômega-6 e ômega-3 é de 5:1.

Em relação aos micronutrientes, a referência para as fórmulas infantis continua sendo o leite materno. As fórmulas chamadas de partidas são capazes de suprir todas as necessidades de vitaminas e minerais do lac-

2 ALEITAMENTO ARTIFICIAL

tente até os 6 meses de vida, mesmo quando são usadas como forma de alimentação exclusiva. As fórmulas chamadas de seguimento, que devem ser usadas a partir dos seis meses, são responsáveis por fornecer cerca de 60% das necessidades energéticas e de micronutrientes quando a ingestão diária é de pelo menos 500ml. O restante das necessidades deve ser suprido pela alimentação complementar.

As fórmulas mais antigas precisavam ser enriquecidas com grandes quantidades de ferro, mas as fórmulas atuais têm melhor biodisponibilidade, não justificando valores altos. Entre 0,3 e 1,3mg para cada 100kcal supre as necessidades diárias do lactente. As fórmulas à base de soja precisam conter quantidades maiores, entre 0,45 e 2mg/100kcal, devido à presença de fitoácidos que prejudicam a absorção do ferro.

A quantidade de cálcio recomendada pela ESPGHAN, que deve estar presente nas fórmulas infantis, é de 50-140mg/100kcal. É importante lembrar que a presença de lactose na fórmula é um fator que aumenta a biodisponibilidade do cálcio, facilitando sua absorção. Uma relação entre a quantidade de cálcio e de fósforo na fórmula 1:1 até 2:1 promove melhor mineralização óssea e protege contra osteopenia.

O leite de vaca integral ou com reduções nos níveis de gordura não são recomendados para crianças menores de um ano. A carga de soluto renal no leite de vaca é muito elevada devido a altas quantidades de proteína, sódio, cloro e potássio. Em situações de estresse, em que o organismo deve utilizar mecanismos renais de concentração e excreção de urina, crianças alimentadas com leite de vaca correm risco maior de sofrer desidratação grave.

O perfil de proteínas não é adequado no leite de vaca. Nele há predomínio de caseína, que é uma proteína de difícil digestão. Ela forma coágulos grandes em contato com o suco gástrico, dificultando a ação das enzimas digestivas, que atuam apenas na periferia deste, e retardando o esvaziamento do estômago. O leite de vaca também contém menor teor de lactose e de gorduras e há predomínio de ácidos graxos saturados em detrimento dos ácidos graxos poli-insaturados. Essa característica dos lipídios proporciona carência de ácidos graxos essenciais e contribui para retardar o esvaziamento gátrico.

Além dessas desvantagens, o leite de vaca contém baixos índices de vitaminas C, D e E e quantidades insuficientes de ferro. O alto conteúdo de cálcio e fósforo contribuem para diminuir ainda mais a biodisponibilidade desse mineral. A ingestão de proteína heteróloga pode levar à sensibilização e provocar hemorragias no trato gastrintestinal, tanto macro quanto microscópicas, contribuindo para acentuar a carência de ferro nas crianças alimentadas com leite de vaca.

O leite de cabra também não é recomendado para crianças com menos de 1 ano de idade. Algumas vezes, ele é erroneamente indicado para crianças com alergia à proteína do leite de vaca, mas seu uso não se justifica, uma vez que a fração proteica guarda muitas semelhanças com a do leite de vaca e há grande probabilidade de ocorrer sensibilização cruzada. Além disso, também tem altas cargas de soluto renal e baixa quantidade de ácido fólico.

BIBLIOGRAFIA

American Academy of Pediatrics. Committee on Nutrition. Iron fortification of infant formulas. Pediatric 1999;104:119-123.

Brasil. Ministério da Saúde. Guia alimentar para crianças menores de dois anos/Ministério da Saúde. Secretaria de Atenção à Saúde. Departamento de Atenção à Saúde. Organização Pan-Americana da Saúde. Brasília: Ministério da Saúde; 2005.

Cardoso AL. Novos ingredientes em fórmulas infantis. In: Bardieri D, Palma D. Gastrolenterologia e nutrição: Série Atualizações Pediátricas. São Paulo: Atheneu; 2001.

Codex Alimentarius Comission. Joint FAO/OMS Food Standards Programme. Codex Standard for follow up formulae (CodexStand 156-1987). In Codex Alimentariums, v.4, 2. ed. FAO/WHO: Roma; 1994.

Codex Alimentarius. Codex Standard 72 on Infant Formula. 1987;1-7.Available at: codexalimentarius.net/download/standards/288/cxs_072e.pdf

Fomon SJ, Ziegler EE. Renal solute load and potencial solute load in infancy. J Pediatr 1999;134:11-14.

Koletzko B, Baker S, Cleghorn G et al. Global standard for the composition of infant formula: recommendations of an ESPGHAN Coordinated International Expert Group. J Pediatr Gastroenterol Nutr 2005;41:584-599.

Raiha NCR, Fazzolari-Nesci A, Cajozzo C et al. Whey predominat, whey modified infant formula with protein/energy ration of 1.8g/100kcal: adequade and safe for term infantis from birth to four months. J Pediatr Gastroenterol Nutr 2002;35:275-281.

Sociedade Brasileira de Pediatria. Departamento de Nutrologia. Manual de orientação: alimentação do lactente, do pré-escolar, do escolar e na escola. Rio de Janeiro: Sociedade Brasileira de Pediatria, Departamento de Nutrologia; 2008.

CAPÍTULO 3

Alimentação Complementar

INTRODUÇÃO

Para os primeiros meses de vida não há dúvidas de que o leite materno é a melhor opção para a alimentação da criança. Com o decorrer dos meses, há necessidade de introduzir outros alimentos, especialmente os sólidos, com a finalidade de aumentar a densidade calórica das refeições e suprir determinadas carências nutricionais que podem instalar-se quando as reservas de alguns micronutrientes como o ferro e o zinco, acumuladas ainda no período gestacional, já estão se esgotando. Para isso, é importante atenção especial para os chamados alimentos de transição e para a forma com que esses serão introduzidos na dieta do lactente.

A idade de introdução da alimentação complementar deve considerar diversos fatores, um deles é a maturidade neurológica dos mecanismos de deglutição que permite a transição da sucção e a deglutição exclusivamente de líquidos para mastigação e deglutição de alimentos nas mais variadas consistências. Para isso, é necessário considerar o aprendizado da função mastigatória e a maturidade da coordenação entre respiração e deglutição para evitar risco de aspiração pulmonar.

O amadurecimento das funções digestivas, evacuatórias e do sistema imunológico são importantes para permitir a exposição a outras fontes de nutrientes. O trato gastrintestinal ainda apresenta limitações para digestão de certos nutrientes nos primeiros meses de vida. A digestão de

41

42 PARTE II NUTRIÇÃO ORAL

proteínas é especialmente dependente das enzimas pancreáticas, uma vez que a proteólise gástrica não é efetiva, e ainda assim não ocorre de maneira completa. Alguns carboidratos também têm capacidade limitada de digestão como é o caso do amido, uma vez que a quantidade de amilase salivar e pancreática nesta fase é reduzida, especialmente até os 4 meses de vida. A produção de sais biliares e sua reabsorção para compor o ciclo êntero-hepático também são reduzidas, assim como a quantidade de lipase pancreática. Dessa forma, o aproveitamento dos lipídios da dieta também é prejudicado, limitando a disponibilidade dessa importante fonte calórica. Vale relembrar mais uma vantagem do leite materno, que possui em sua composição lipases que promovem melhor digestão de seu conteúdo lipídico. De maneira geral, micronutrientes, vitaminas e minerais são bem absorvidos pelo trato gastrintestinal do lactente.

Outra preocupação na introdução de novos alimentos diz respeito às alergias alimentares. A imaturidade da mucosa intestinal, própria da idade, permite a absorção de macromoléculas que podem levar ao desenvolvimento de reações de hipersensibilidade, mediadas ou não por IgE.

INÍCIO DA ALIMENTAÇÃO COMPLEMENTAR

A Organização Mundial da Saúde (OMS) e a Sociedade Brasileira de Pediatria (SBP) recomendam o aleitamento materno exclusivo até o sexto mês de vida como forma de garantir um alimento de qualidade nutricional elevada para esta fase do desenvolvimento e evitar a introdução de produtos inadequados, com pobreza de nutrientes essenciais aos lactentes, assim como diminuir a exposição a alimentos que possam sofrer algum tipo de contaminação na sua manipulação e provocar quadros de diarreia, desidratação e desnutrição.

A transição alimentar constitui um período de grande risco para o desenvolvimento de carências alimentares. As necessidades calóricas nesta fase são muito elevadas e cerca de 40% das calorias são destinadas ao crescimento e ao desenvolvimento. É comum neste período a introdução de alimentos com baixa densidade calórica e muita água em sua composição (por exemplo, sucos, chás, sopas ralas) ou com conteúdo nutritivo reduzido, como farinhas.

A capacidade gástrica reduzida é um importante limitante da oferta calórica, por isso a consistência dos alimentos de transição deve receber atenção especial para que tenham densidade calórica adequada. Refeições diluídas não conseguem atingir oferta adequada de calorias para garantir bom ganho ponderal.

Antes dos 4 meses de vida, não há necessidade nem indicação de introduzir alimentos sólidos, tampouco de líquidos complementares (por exemplo, água, chás) para crianças que estejam sendo amamentadas ao seio materno ou recebam fórmulas infantis preparadas com a diluição correta. Nesta fase, o lactente tende a projetar a língua ao ter contato com o alimento, dificultando sua oferta e dando a impressão aos cuidadores que está rejeitando o alimento devido a seu sabor. Trata-se de um reflexo que será perdido conforme ocorre o amadurecimento dos mecanismos de deglutição, o que só acontece após os 4 meses de vida.

A introdução de alimentos sólidos na dieta do lactente é um grande fator de risco para o desmame e também para a introdução de alimentos ricos em gorduras e açúcares (*junk food*) de forma precoce. Esses alimentos estão associados com o desenvolvimento de obesidade e de doenças crônicas não infecciosas no adulto, como a hipertensão arterial e o diabetes.

A obesidade é um problema de saúde pública de distribuição global e que vem instalando-se de forma cada vez mais precoce. A alimentação nos primeiros anos de vida parece ter um papel determinante no desenvolvimento da obesidade infantil e na sua persistência na vida adulta. Não só o alto consumo de carboidratos e gorduras podem ter efeitos negativos, mas também estudos recentes mostraram que o consumo excessivo de proteínas, especialmente de maneira precoce, tem forte relação com o surgimento de obesidade. Hábitos alimentares saudáveis são importantes na prevenção de doenças crônicas e sua instituição nos primeiros meses é um dos principais fatores envolvidos em sua manutenção ao longo da vida.

Na população americana, os alimentos sólidos são introduzidos na dieta do lactente em média entre o quarto e quinto mês de vida, por meio do oferecimento de cereais infantis. Entre o quinto e sexto mês, inicia-se a oferta de frutas e vegetais, sendo que carne, tanto vermelha quanto branca, é introduzida em média a partir do oitavo mês de vida, e esses hábitos vêm sendo muito questionados, especialmente em relação ao atraso na introdução de fontes com alta biodisponibilidade de minerais, como é a carne.

A necessidade de reposição de minerais varia conforme a idade da criança. Os primeiros estoques na vida intrauterina a serem depletados, por volta do sexto mês de vida, são os de ferro e zinco. Dessa forma, a introdução de alimentos sólidos com boa biodisponibilidade destes minerais é de essencial importância para o desenvolvimento adequado do lactente, o que não ocorre com os cereais infantis comumente utilizados. A alimentação precoce com carne vermelha é uma ótima forma de se oferecer fonte de alta disponibilidade tanto em ferro quanto em zinco e

44 PARTE II NUTRIÇÃO ORAL

proteína de alto valor biológico. De forma geral, a carne vermelha cozida é normalmente bem tolerada como alimento complementar desde sua introdução. Não é recomendado adicionar sal nos alimentos oferecidos aos lactentes. A concentração natural de sódio nos alimentos é suficiente para suprir as necessidades diárias da criança. Da mesma forma, deve-se evitar a oferta de açúcar como forma de prevenir ganho excessivo de peso e obesidade. A ESPGHAN também não recomenda oferta de sacarose antes dos 6 meses de vida devido ao risco de intolerância hereditária a frutose ainda não diagnosticada.

INTRODUÇÃO DA DIETA COMPLEMENTAR

O início da dieta complementar de um lactente deve ser feita de modo organizado e paciente, evitando-se pular etapas pelas quais a criança ainda não está apta e dando especial atenção para o valor nutritivo e adequação do alimento oferecido. A forma de oferecer os alimentos de transição é com o uso de colheres e deve-se evitar o uso de mamadeiras e bicos para não estimular o desmame. O leite materno ou fórmulas infantis podem e devem ser mantidos durante a transição alimentar, sendo que os lactentes em uso de fórmula devem passar daquelas chamadas de partida para as de seguimento a partir do sexto mês.

A alimentação complementar deve ser iniciada com alimentos sólidos, na forma de papas e purês, considerando a capacidade gástrica reduzida do lactente e a necessidade de se aumentar a densidade calórica dos alimentos. A introdução de sucos antes dos 6 meses de vida pode levar à substituição de refeições lácteas, seja leite materno, seja fórmulas infantis, por um alimento com alto conteúdo de água, o que compromete a oferta calórica e a ingestão de proteínas, gorduras, vitaminas e sais minerais.

As papas não devem ser peneiradas ou liquidificadas e sua consistência deve ser cremosa e não de uma sopa. Idealmente, a densidade calórica deve ser próxima à do leite materno, em torno de 0,7kcal/ml.

A consistência dos alimentos deve aumentar gradativamente, até que entre 9 e 11 meses ocorra a transição para os alimentos comumente ingeridos pela família, com alguma adequação quanto à consistência, e a partir dos 12 meses a criança já deve receber os mesmos alimentos que seus familiares, sem necessidade de preparo especial ou adequação. Com a introdução de alimentos sólidos, é necessário oferecer água potável para o lactente, uma vez que se aumenta a carga de soluto renal.

3 ALIMENTAÇÃO COMPLEMENTAR

A idade ideal para a introdução de alimentos que contenham glúten sempre foi motivo de discussões devido à hipótese de que o momento da exposição possa favorecer o desenvolvimento de doença celíaca em indivíduos geneticamente predispostos. Uma introdução precoce sempre pareceu de risco, levando em conta as características da mucosa intestinal do lactente jovem, cuja imaturidade possibilita a absorção de partículas proteicas maiores e com risco de sensibilização do sistema imunológico. Por outro lado, a introdução tardia também parece ser desfavorável, uma vez que não haveria mais possível efeito protetor dos anticorpos maternos. Entre os 3 e 7 meses de vida, parece haver uma espécie de janela imunológica que permite maior tolerância à introdução de novas proteínas à dieta. Outros alimentos potencialmente alergênicos como o ovo e o peixe também devem ser introduzidos a partir do sexto mês, ainda que exista história familiar de alergia.

Dessa forma, sugere-se que a alimentação complementar pode ser iniciada entre quatro e seis meses e nunca antes de 15 semanas de vida, atentando-se ao fato de que a introdução muito precoce de alimentos pode desencadear o desmame precoce. Alimentos novos devem ser introduzidos de forma lenta e gradual, com a finalidade de se detectar precocemente qualquer reação alérgica ou intolerância alimentar. Deve-se limitar em três o número de alimentos novos introduzidos por semana.

A Sociedade Brasileira de Pediatria (SBP) recomenda que a alimentação complementar deve ser iniciada a partir do sexto mês de vida, com a introdução de frutas na forma de papas sempre com uso de colher para a alimentação. A escolha da fruta deve considerar características regionais, custo, hábitos alimentares da família e estação do ano. Não há contraindicação para nenhum tipo de fruta, mas aquelas que tenham um sabor naturalmente mais adocicado tendem a ter melhor aceitação, lembrando que não se deve adicionar açúcar a elas. Os sucos naturais devem ser usados preferencialmente após as refeições principais, e não em substituição a estas, na quantidade máxima de 100ml/dia.

Entre o sexto e sétimo mês de vida deve ser introduzida a primeira refeição salgada, que pode ser no almoço ou jantar. É importante lembrar que não deve haver rigidez de horário para a oferta da alimentação complementar. A papa salgada deve ser amassada e conter alimentos de quatro grupos alimentares: 1. cereais e tubérculos; 2. leguminosas; 3. carne (vaca, frango, porco, peixe ou vísceras, em especial, o fígado); e 4. hortaliças (verduras e legumes).

O quadro II-1 da SBP exemplifica os alimentos desses grupos alimentares que podem ser variados e combinados de diferentes formas, mas é recomendável que pelo menos um de cada grupo esteja presente na papa.

46 PARTE II NUTRIÇÃO ORAL

Quadro II-1 – Exemplos de alimentos separados nos quatro grandes grupos.

Cereal ou tubérculo	Leguminosa	Proteína animal	Hortaliça
Arroz	Feijão	Carne de boi	Verduras
Milho	Soja	Vísceras	Legumes
Macarrão	Ervilha	Frango	
Batata	Lentilha	Ovos	
Mandioca	Grão-de-bico	Peixe	
Inhame			
Cará			

São chamados de legumes os vegetais em que a parte consumida não são as folhas, por exemplo, cenoura, beterraba, abóbora, chuchu, vagem, berinjela, pimentão. As hortaliças são vegetais em que consumimos as folhas, como agrião, alface, taioba, espinafre e acelga.

Para o preparo das papas, pode-se adicionar óleo vegetal (preferencialmente de soja) e o sal deve ser evitado ou usado em pequenas quantidades, sempre na forma iodada. Uma alimentação com excesso de sal para lactentes está associada com o desenvolvimento de hipertensão arterial na vida adulta. Temperos industrializados não devem ser utilizados devido a seu alto conteúdo de sódio e outros aditivos químicos.

A carne deve ser picada ou desfiada e oferecida para a criança, e não somente cozida com os outros alimentos e aproveitado somente seu caldo. É recomendável que os diferentes alimentos sejam oferecidos separadamente ao lactente para que ele possa identificar diferentes consistências e sabores. Considera-se uma boa aceitação o consumo de cerca de 120g de papa em cada refeição (entre 20 e 25 colheres das de chá).

A segunda refeição salgada deve ser introduzida entre 7 e 8 meses e a consistência deve ser aumentada passando da papa para pequenos pedaços e assim estimular a mastigação.

A dieta complementar não exclui a necessidade de o lactente continuar recebendo leite. Ele continuará sendo a principal fonte proteica do lactente. A criança amamentada deve receber três refeições ao dia, além do leite materno (duas papas de sal e uma de fruta), e aquela não amamentada, seis refeições (duas papas de sal, uma de fruta e três de leite).

O leite de vaca idealmente não deve ser oferecido no primeiro ano de vida da criança, pois apresenta uma série de inadequações tanto em relação aos macro quanto aos micronutrientes. A oferta proteica e a quantidade de sódio são elevadas, aumentando muito a carga de soluto renal para o lactente. A proporção das proteínas do soro do leite e da caseína dificulta a digestão e o esvaziamento gástrico. O perfil de lipídios não é adequado, pois apresenta baixos teores dos ácidos graxos essenciais, especialmente o ácido linolênico. Além disso, apresenta baixos níveis de vitaminas D, E e C e pouca biodisponibilidade de minerais como ferro e zinco, tão importantes nesta fase.

O mel também não deve ser oferecido antes dos 12 meses pelo risco de o lactente desenvolver botulismo graças à produção de toxinas pelos esporos do *Clostridium botulin* na luz intestinal em indivíduos desta faixa etária.

A distribuição dos alimentos na composição da dieta é importante para garantir uma variedade de nutrientes que atenda às demandas da criança. Uma das formas sugeridas pelo Ministério da Saúde para orientação da população quanto a essa distribuição dos alimentos é por meio da pirâmide alimentar. A primeira pirâmide alimentar adaptada à população brasileira foi apresentada em 1999 por Philippi et al. (Fig. II-1).

Na pirâmide alimentar, os alimentos são distribuídos em oito grupos:

1. Grupo dos pães e cereais – é a base da pirâmide. Esses alimentos são responsáveis pelo fornecimento da maior parte da oferta energética. Fazem parte desse grupo alimentos ricos em carboidratos como batata, arroz, macarrão, milho e farinhas.

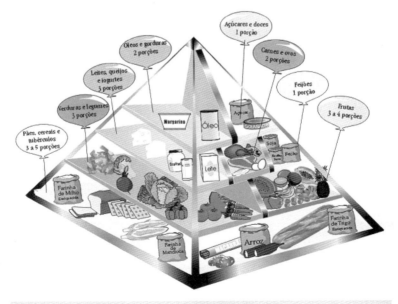

Figura II-1 – Pirâmide alimentar infantil dos 6 aos 24 meses.

48 PARTE II NUTRIÇÃO ORAL

2. Grupo das frutas – esse grupo é importante fonte de fibras e vitaminas.
3. Grupo das verduras e legumes – também são fontes de fibras, vitaminas e minerais.
4. Grupo de leite e derivados – são os principais fornecedores de cálcio, mas também importantes no fornecimento de proteínas e vitaminas lipossolúveis.
5. Grupo das carnes e ovos – grande fonte de proteínas, vitaminas e minerais.
6. Grupo das leguminosas – faz parte desse grupo os grãos, que também são fonte de proteínas e ferro, mas sem a mesma biodisponibilidade das carnes.
7. Grupo dos açúcares e doces – alimentos com pequeno valor nutritivo e devem ser consumidos com moderação.
8. Grupo dos óleos e gorduras – neste grupo estão alimentos com alto valor calórico e que devem ser consumidos na menor proporção.

No período entre 6 e 11 meses, a distribuição dos alimentos, de acordo com a pirâmide, para uma dieta de 850kcal deve ser conforme apresentado no quadro II-2.

As quantidades de alimentos que representam uma porção estão representadas no Capítulo 8, item 4, desta parte.

Quadro II-2 – Distribuição em porções dos alimentos para lactentes de 6 a 12 meses.

Grupo alimentar	Número de porções
Pães e cereais	3
Verduras e legumes	3
Frutas	3
Leguminosas	1
Carnes e ovos	2
Leite e derivados	3
Açúcares e doces	0
Óleos e gorduras	2

NECESSIDADE DE SUPLEMENTAÇÃO

O distúrbio nutricional mais comum nesta faixa etária é a carência de ferro. Os estoques corporais costumam cair entre 4 e 6 meses de vida e

3 ALIMENTAÇÃO COMPLEMENTAR

um baixo estoque já ao nascer está associado a recém-nascidos prematuros, filhos de mães com deficiência de ferro, com diabetes (gestacional ou insulinodependente) ou insuficiência placentária. A suplementação de ferro é recomendada, de maneira geral, para todos os lactentes que iniciam a alimentação complementar.

A Sociedade Brasileira de Pediatria recomenda a suplementação na dose de 1mg/kg de peso/dia de ferro elementar para os recém-nascidos a termo, adequados para a idade gestacional, em aleitamento materno ou uso de pelo menos 500ml de fórmula infantil enriquecida com ferro, a partir dos 6 meses (ou antes se iniciado a alimentação complementar) até os 2 anos de idade. Os recém-nascidos pré-termo devem iniciar a suplementação no segundo mês de vida, com doses de ferro elementar de acordo com o peso de nascimento: até 1.500g, 2mg/kg de peso/dia; entre 1.000g e 1.500g, 3mg/kg de peso/dia; e menores de 1.000g, 4mg/kg de peso/dia durante todo o primeiro ano de vida e todos devem manter uma dose de 1mg/kg de peso/dia até completar 2 anos de idade.

Em relação às vitaminas, em regiões em que a deficiência de vitamina A é prevalente, a Organização Mundial da Saúde recomenda a suplementação a cada quatro a seis meses de 100.000UI para crianças de 6 meses a 1 ano de idade e 200.000UI de 1 a 3 anos. A vitamina D deve ser suplementada na dose de 200UI/dia até os 18 meses, exceto para os lactentes em aleitamento materno com exposição regular ao sol ou que recebem pelo menos 500ml/dia de fórmula infantil.

A partir dos 6 ou 7 meses, dependendo da habilidade da criança, devem ser dados alimentos sólidos e de pouca consistência (por exemplo, pedaços de frutas, pães) na sua mão para que ela os coma e também manipule, sempre sob supervisão de um adulto, como forma de promover o desenvolvimento de novas habilidades motoras e a erupção dentária.

É importante lembrar que a oferta de alimentos deve sempre respeitar o apetite da criança, permitindo a atuação dos mecanismos fisiológicos reguladores da fome e saciedade e evitando uma oferta excessiva, que pode levar ao ganho de peso além do desejado. Embora a aceitação da criança seja muitas vezes irregular ao longo do dia, a ingestão calórica em 24 horas parece ser capaz de suprir sua demanda energética sem necessidade de complementar as refeições com menor consumo, oferecendo outros alimentos como o leite.

O momento da alimentação também deve ser visto como uma oportunidade de interação e socialização da criança com o mundo e, em todas as fases da vida, deve contribuir para um desenvolvimento global da criança.

BIBLIOGRAFIA

Agostoni C, Dercsi T, Fewtrell M et al. ESPGHAN Committee on Nutrition: complementary feeding: a commentary by the ESPGHAN Committee on Nutrition. J Pediatr Gastroenterol Nutr 2008;46:99-110.

American Academy of Pediatrics guide to your child's nutrition. New York, NY: Villard Books; 1999.

American Academy of Pediatrics, Committee on Nutrition. The use and misuse of fruit juice in pediatrics. Pediatrics 2001;107: 1210-1213.

Brasil. Ministério da Saúde. Guia alimentar para crianças menores de dois anos/Ministério da Saúde. Secretaria de Atenção à Saúde. Departamento de Atenção à Saúde. Organização Pan-Americana da Saúde. Brasília: Ministério da Saúde; 2005.

Butte N, Cobb K, Dwyer J et al. The Start Health Feeding Guidelines for infants and toddlers. J Am Diet Assoc 2004;104:442-454.

Fein SB, Labiner-Wolfe J, Scanlon SK, Grummer-Strwn LM. Selected complementary feeding practices and their association with maternal education. Pediatrics 2008;122:S91-S97.

Monte CM, Giugliani ER. Recommendation for the complementary feeding of the breastfed child. J Pediatr 2004;80:S131-S141.

Palma D, Dishchekenian VRM. Alimentação complementar. In Palma D, Escrivão MAMS, Oliveira FLCO. Nutrição clínica na infância e na adolescência: guias de medicina ambulatorial e hospitalar da UNIFESP-EPM. São Paulo: Manole; 2009.

Philippi ST. Tabela de composição de alimentos: suporte para decisão nutricional. 2ª ed. São Paulo: Coronário; 2002.

Sarni RS. Alimentação da criança nos primeiros anos de vida. Temas de nutrição em pediatria do Departamento de Nutrição da Sociedade Brasileira de Pediatria; fascículo 3, 2004.

Sociedade Brasileira de Pediatria. Departamento de Nutrologia. Manual de orientação: alimentação do lactente, do pré-escolar, do escolar, do adolescente e na escola. Rio de Janeiro: Sociedade Brasileira de Pediatria, Departamento de Nutrologia; 2008.

Wood RA. The natural history of food allergy. Pediatrics 2003;111:1631-1637.

CAPÍTULO 4

Alimentação no Segundo Ano de Vida

INTRODUÇÃO

No segundo ano de vida, a alimentação já deve seguir o padrão da família e não há necessidade de preparar os alimentos da criança separadamente. Para garantir uma boa oferta, é necessário verificar o hábito alimentar da família e se não há restrição de nutrientes importantes ou aumento de oferta de alimentos inadequados como os extensamente industrializados, ricos em açúcar, sal e gorduras.

O aleitamento materno idealmente deve continuar neste período e a criança já pode receber leite de vaca integral, preferencialmente os fortificados com ferro e vitamina A, sem diluições ou adições. Uma ingestão de cerca de 500ml de leite ao dia garante a oferta de cálcio necessária para esta faixa etária, que é de 500mg/dia, e o consumo de laticínios como iogurte e queijos deve ser incentivada.

Algumas crianças apresentam preferência por alimentos líquidos e tendem a substituir refeições de sal por leite. Tal hábito restringe a oferta calórica e de nutrientes comprometendo o ganho ponderal dessas crianças. Assim, o consumo de leite deve ser limitado a períodos distantes das refeições principais e não ultrapassar 700ml/dia.

Após o primeiro ano de vida, a velocidade do ganho pondoestatural diminui fisiologicamente e, portanto, também o apetite da criança. Nesta fase, é comum os pais queixarem-se de que os filhos comem pouco e per-

51

mitirem o consumo de leite ou outros alimentos doces, que em geral são preferidos nesta fase, como forma de complementar as refeições. Tais práticas devem ser desestimuladas pelos profissionais de saúde e os pais esclarecidos de que se trata de um período de transição normal do lactente.

COMPOSIÇÃO DA DIETA

As necessidades calóricas diárias nesta fase são em torno de 1.300kcal. Deve-se considerar se a criança ainda recebe leite materno para estabelecer a necessidade de outros alimentos. O consumo de proteínas deve ser em torno de 1,1g/kg/dia no total.

De acordo com a distribuição nos grupos alimentares, conforme a pirâmide alimentar apresentada no capítulo anterior, uma dieta equilibrada para esta faixa etária deve ser composta de acordo com o quadro II-3.

Quadro II-3 – Distribuição em porções dos alimentos para crianças no segundo ano de vida.

Grupo alimentar	Número de porções
Pães e cereais	5
Verduras e legumes	3
Frutas	4
Leguminosas	1
Carnes e ovos	2
Leite e derivados	3
Açúcares e doces	1
Óleos e gorduras	2

O quanto representa cada porção de alimentos específicos encontra-se no Capítulo 8, item 4, no final desta parte.

Não é necessário restringir a ingestão de gorduras e colesterol nos dois primeiros anos de vida, conforme orientações dos Comitês de Nutrição das Academias Americanas de Pediatria e Cardiologia, mas a instituição de hábitos alimentares saudáveis com dieta equilibrada deve começar o mais cedo possível para que perpetue por toda a vida.

O consumo de refrigerantes e sucos industrializados não é proibido, mas deve ser limitado aos finais de semana, assim como outras guloseimas como salgadinhos e bolachas.

4 ALIMENTAÇÃO NO SEGUNDO ANO DE VIDA

Os utensílios para alimentação devem ser adequados à faixa etária, de forma a permitir a utilização pela própria criança, incentivando seu desenvolvimento cognitivo e motor, sem oferecer riscos de lesões. É importante relembrar que as refeições são importantes momentos de socialização para a criança e por isso ela deve ser alimentada à mesa, junto com seus familiares e cuidadores e não em horários separados.

BIBLIOGRAFIA

American Academy of Pediatrics guide to your child's nutrition. New York, NY: Villard Books; 1999.

Brasil. Ministério da Saúde. Guia alimentar para crianças menores de dois anos/Ministério da Saúde. Secretaria de Atenção à Saúde. Departamento de Atenção à Saúde. Organização Pan-Americana da Saúde. Brasília: Ministério da Saúde; 2005.

Butte N, Cobb K, Dwyer J et al. The start health feeding guidelines for infants and toddlers. J Am Diet Assoc 2004;104:442-454.

Fein SB, Labiner-Wolfe J, Scanlon SK, Grummer-Strwn LM. Selected complementary feeding practices and their association with maternal education. Pediatrics 2008;122:S91-S97.

Palma D, Dishchekenian VRM. Alimentação complementar. In Palma D, Escrivão, MAMS, Oliveira FLCO. Nutrição clínica na infância e na adolescência: guias de medicina ambulatorial e hospitalar da UNIFESP-EPM. São Paulo: Manole; 2009.

Philippi ST. Tabela de composição de alimentos: suporte para decisão nutricional. 2ª ed. São Paulo: Coronário; 2002.

Sarni RS. Alimentação da criança nos primeiros anos de vida. Temas de nutrição em pediatria do Departamento de Nutrição da Sociedade Brasileira de Pediatria; fascículo 3, 2004.

Sociedade Brasileira de Pediatria. Departamento de Nutrologia. Manual de orientação: alimentação do lactente, do pré-escolar, do escolar, do adolescente e na escola. Rio de Janeiro: Sociedade Brasileira de Pediatria, Departamento de Nutrologia; 2008.

CAPÍTULO 5

Alimentação da Criança Pré-Escolar

INTRODUÇÃO

Assim como ocorre entre o primeiro e segundo ano de vida, a velocidade de crescimento nessa fase diminui ainda mais, de maneira fisiológica, e o apetite assume algumas peculiaridades próprias da idade. A aceitação alimentar muitas vezes é irregular tanto em relação ao volume ingerido quanto ao tipo de alimento aceito. Em algumas refeições, a aceitação pode ser ótima, e em outras, praticamente nula. Alimentos que despertam grande interesse em um momento passam a ser rejeitados em outros e a criança claramente estabelece suas preferências. De qualquer maneira, não é recomendável que a criança seja forçada a consumir determinada quantidade de alimento em cada refeição porque os mecanismos fisiológicos reguladores do apetite parecem garantir que a ingestão final ao longo de 24 horas seja adequada.

Deve ser estabelecido um período para as refeições. Se ao final dele a criança não ingeriu todo o alimento oferecido, a refeição deve ser terminada e novos alimentos devem ser oferecidos somente na próxima refeição. Não é indicado completar ou substituir a refeição por leite ou outros alimentos.

O padrão alimentar nesta fase já deve seguir o padrão dos adultos com número e horários das refeições estabelecidos. O ideal é que o pré-escolar receba de cinco a seis refeições ao dia com a seguinte distribuição ener-

5 ALIMENTAÇÃO DA CRIANÇA PRÉ-ESCOLAR

gética: café da manhã (25%), lanche da manhã (5%), almoço (35%), lanche da tarde (5%), jantar (25%) e pode haver a ceia antes de dormir (5%). Os intervalos entre as refeições devem ser respeitados sem que sejam oferecidos guloseimas ou outros alimentos nestes períodos. Dessa forma, a criança deve receber alimentos a cada 2 a 3 horas, permitindo que seu apetite se restabeleça para a refeição seguinte.

A oferta de líquidos durante as refeições deve ser limitada para evitar a distensão gástrica. A água deve ser oferecida à vontade entre as refeições para evitar que a criança sinta sede. O consumo de refrigerantes deve ser limitado a certas ocasiões, uma vez que as bebidas gaseificadas, além de conterem muito açúcar, acentuam a distensão gástrica. Os sucos naturais podem ser oferecidos na quantidade máxima de 150ml/dia e as frutas preferencialmente como sobremesa ou lanches.

O paladar da criança nesta fase é seletivo e em geral ela se recusa a experimentar novos sabores. É necessário que determinado alimento seja oferecido e consumido, mesmo que em pequenas quantidades, cerca de oito a dez vezes pela criança antes de se concluir que ela o rejeita de fato. A apresentação do alimento também tem um papel importante no estabelecimento de preferências. A cor, o cheiro e a consistência, que variam conforme o preparo, podem favorecer a aceitação.

A preferência por alimentos doces e muito calóricos é própria da criança. O gosto pelo sabor adocicado é inerente ao ser humano e não necessita de aprendizado, como ocorre com os outros sabores. Cabe aos pais e cuidadores limitar a ingestão de doces e também de alimentos ricos em sal e gorduras, que sabidamente estão relacionados com o desenvolvimento de doenças crônicas não transmissíveis na vida adulta.

Na medida do possível, devem ser respeitadas as preferências da criança, tomando-se o cuidado de não incentivar maus hábitos alimentares. Alimentos muito calóricos, que contenham grandes quantidades de açúcares e gorduras, devem ser limitados e nunca usados como recompensas.

A Sociedade Brasileira de Pediatria (SBP) recomenda que sejam seguidas quatro leis em relação à alimentação:

1. Quantidade – a quantidade de alimento deve ser suficiente para cobrir as exigências energéticas do organismo e manter em equilíbrio seu balanço.
2. Qualidade – o regime alimentar deve ser completo em sua composição. Esse regime inclui todos os nutrientes que devem ser consumidos diariamente.
3. Harmonia – as quantidades dos diversos nutrientes que integram a alimentação devem guardar uma relação de proporção em si.

4. Adequação – a finalidade da alimentação está subordinada a sua adequação ao organismo. A adequação está subordinada ao momento biológico da vida, aos hábitos individuais e à situação socioeconômica do indivíduo. Na vigência de doenças, considerar o órgão ou sistema alterado pela enfermidade.

COMPOSIÇÃO DA DIETA

A necessidade calórica da criança pré-escolar varia de 1.300-1.800kcal/dia. A quantidade recomendada de proteína deve ser de 0,95g/kg/dia, sempre preferindo fontes com alto valor biológico, como carnes e ovos. Para carboidratos, a ingestão diária deve ser em torno de 130g/dia. Em relação às gorduras, além da quantidade total, deve-se considerar a distribuição entre os tipos de lipídios. O ideal é que gorduras sejam responsáveis por 30-40% do valor energético total (VET) ingerido e, devido a seu potencial risco para o desenvolvimento de doenças cardiovasculares, as gorduras saturadas não devem superar 10% deste total, e a gordura *trans*, 2%. O quadro II-4 mostra as quantidades de lipídios específicos.

Quadro II-4 – Quantidades recomendadas de lipídios específicos para o pré-escolar.

Monoinsaturados	Sem restrição, não ultrapassar VET
Colesterol (mg/dia)	300
Ácido graxo ômega-6 (linoleico) (g/dia)	10
Ácido graxo ômega-3 (linolênico) (g/dia)	0,9
Ômega-6:ômega-3	5:1 a 10:1

VET = valor energético total.

Dentre os minerais, o cálcio exige uma atenção especial devido a seu papel no crescimento ósseo. A necessidade diária para esta faixa etária é de 800mg/dia. Em relação às fontes tradicionais de mineral, essa quantidade pode ser alcançada com cerca de 700ml de leite ou 120g de queijo branco, que são quantidades grandes para ser ingeridas diariamente de um único alimento, por isso o ideal é diversificar o consumo de fontes que contenham cálcio de forma que combinados atinjam o valor recomendado.

5 ALIMENTAÇÃO DA CRIANÇA PRÉ-ESCOLAR

O consumo de fibras deve ser incentivado devido a seus benefícios na mecânica intestinal e na homeostase de sua flora. Nesta idade, o recomendável é um consumo de cerca de 30g/dia no total, incluindo fibras solúveis e insolúveis.

Com base na pirâmide alimentar, a distribuição dos alimentos deve ser a mesma, mudando apenas o número e tamanho das porções. Para crianças entre 2 e 3 anos, uma dieta com 1.300kcal deve ser composta conforme o quadro II-5.

Para as crianças entre 4 e 6 anos de idade, a composição de uma dieta de 1.800kcal deve ser como a apresentada no quadro II-6.

Quadro II-5 – Distribuição em porções dos alimentos para crianças entre 2 e 3 anos.

Grupo alimentar	Número de porções
Pães e cereais	5
Verduras e legumes	3
Frutas	3
Leguminosas	1
Carnes e ovos	2
Leite e derivados	3
Açúcares e doces	1
Óleos e gorduras	1

Quadro II-6 – Distribuição em porções dos alimentos para crianças entre 4 e 6 anos.

Grupo alimentar	Número de porções
Pães e cereais	6
Verduras e legumes	3 a 4
Frutas	3 a 4
Leguminosas	1
Carnes e ovos	2
Leite e derivados	2
Açúcares e doces	1
Óleos e gorduras	1

A criança deve ser envolvida nos processos de escolha e preparo dos alimentos. É possível designar tarefas simples para que sejam realizadas sempre com a supervisão de um adulto, e ela deve sentir-se motivada a realizá-la e não obrigada. Esse pode ser um incentivo para que conheça e se interesse por novos alimentos, evitando a monotonia.

O local em que as refeições são realizadas deve ser tranquilo e silencioso, evitando distrações como televisão e jogos. Para o controle ideal dos mecanismos da fome e para que a criança perceba o momento de sua saciedade, é necessário que haja atenção na refeição. O hábito de alimentar-se diante da televisão parece ser um fator a mais no desenvolvimento da obesidade por dificultar essa percepção da saciedade e levar a um consumo maior do que o necessário.

À medida que a criança demonstre habilidade suficiente, deve ser incentivada a alimentar-se sozinha, mas sempre sob a supervisão de um adulto. Os utensílios devem ser próprios para a idade para facilitar o manuseio pela criança e evitar acidentes por objetos muito pontiagudos. Essa é uma importante etapa no desenvolvimento da coordenação motora e o pré-escolar não deve ser coagido a alimentar sem derrubar alimentos ou sujar o ambiente. A criança deve ter liberdade para pegar, manipular e cheirar os alimentos como forma de explorar o ambiente e sentir-se motivada no momento da refeição.

BIBLIOGRAFIA

American Academy of Pediatrics guide to your child's nutrition. New York, NY: Villard Books; 1999.

American Dietetic Association. Position of the American Dietec Association: dietary guidance for health children ages 2 to 11 year. J Am Diet Assoc 2004;104:660-777.

Center Disease Control. National Center for Chronic Disease Prevention and Health Promotion Nutrition & Physical Activity – 5 a day eat 5 a 9 fruits and vegetables – www.cdc.gov/nccdphp/dnpa/tips/basics.htm

Ctenas MLB, Vítolo MR. Crescendo com saúde: o guia de crescimento da criança. São Paulo: C2 Editora e Consultoria em Nutrição; 1999.

Dietary Reference Intakes for energy, carbohydratos, fiber, fat fatty acids, cholesterol, protein and aminoacids. National Academy of Sciences. Institute of Medicine. Food and Nutrition Board; 2005.

Ganglianone CP. Alimentação no segundo ano de vida, pré-escolar e escolar. In Ancona LF, Brasil ALD. Nutrição e dietética em clínica pediátrica. São Paulo: Atheneu; 2003.

Institute of Medicine. Dietary Reference Intakes: applications in dietary assessement. Washington: National Academy Press; 2000.

Oliveira MN, Brasil AL. Alimentação do pré-escolar e do escolar. In Palma D, Escrivão, MAMS, Oliveira FLCO. Nutrição clínica na infância e na adolescência: guias de medicina ambulatorial e hospitalar da UNIFESP-EPM. São Paulo: Manole; 2009.

Philippi ST. Tabela de composição de ali-

5 ALIMENTAÇÃO DA CRIANÇA PRÉ-ESCOLAR

mentos: suporte para decisão nutricional. 2ª ed. São Paulo: Coronário; 2002.

Sarni RS. Alimentação da criança nos primeiros anos de vida. Temas de nutrição em pediatria do Departamento de Nutrição da Sociedade Brasileira de Pediatria; fascículo 3, 2004.

Sociedade Brasileira de Pediatria. Departamento de Nutrologia. Manual de orientação: alimentação do lactente, do pré-escolar, do escolar, do adolescente e na escola. Rio de Janeiro: Sociedade Brasileira de Pediatria, Departamento de Nutrologia; 2008.

CAPÍTULO 6

Alimentação do Escolar

INTRODUÇÃO

Para esta faixa etária, o comportamento social passa a ter um papel fundamental nos hábitos, inclusive em relação aos alimentos. A criança torna-se mais independente e responsável por suas escolhas. O ambiente escolar e a convivência com outros da mesma idade influenciam no estabelecimento de rotinas e preferências.

Para que se desenvolvam hábitos alimentares saudáveis, é importante que a família tenha um padrão de alimentação adequado, conferindo diversidade de cardápio e boa oferta de nutrientes. Cabe aos pais garantir disponibilidade e acesso aos mais variados tipos de alimentos, incluindo os que exigem consumo mais rápido, como frutas e hortaliças, e limitando aqueles de longa duração, como os produtos extensamente industrializados e as guloseimas como salgadinhos, doces e bolachas.

Nessa fase, a criança passa grande parte do seu dia na escola e realiza parte de suas refeições neste ambiente, cercada daquelas da mesma idade. Essa situação costuma favorecer o consumo de alimentos industrializados, ricos em sal e gordura, que apresentam grande apelo de consumo em propagandas e comerciais. É importante que as escolas estejam empenhadas em oferecer alimentos saudáveis e tenham um planejamento nutricional como forma de prevenir a crescente obesidade na infância e o aparecimento de doenças crônicas não transmissíveis na vida adulta.

6 ALIMENTAÇÃO DO ESCOLAR

A ingestão máxima de sal deve ser menor que 6g/dia, o mesmo preconizado para adultos saudáveis sem necessidade de restrição. Estudos mostram que o padrão de consumo do brasileiro é tipicamente superior a esses valores, chegando até a 15g/dia. O uso de condimentos prontos e produtos industrializados acarretam grande aumento no consumo de sal e, consequentemente, no risco de desenvolver hipertensão arterial sistêmica no futuro. Como esses alimentos são muito apreciados pela criança, é necessário limitar seu uso em casa e nas escolas.

O escolar apresenta taxa constante de crescimento, que só vai aumentar próximo a adolescência, quando inicia o chamado estirão da puberdade. O ganho de massa corporal é proporcionalmente maior ao ganho em estatura, e tal fato justifica a preocupação com uma modificação na composição corporal que pode culminar em sobrepeso e obesidade.

A coordenação motora e a capacidade de concentração já estão bem desenvolvidas nesta fase e permitem a prática de atividades físicas. Estas são importantes formas de integração e socialização, além de conferir ganhos à saúde. Também têm importante papel na prevenção da obesidade, aumentando o gasto energético. Essas atividades devem ter um caráter lúdico e motivador para a criança.

COMPOSIÇÃO DA DIETA

As necessidades de macro e micronutrientes dessa faixa etária também estão demonstradas no Capítulo 8, itens 2 e 3. As necessidades proteicas são próximas de 1g/kg/dia. O consumo de açúcares simples deve ser desestimulado, dando prioridade àqueles complexos. O consumo de gorduras já deve seguir o recomendado para proteção contra eventos cardiovasculares que limitam a ingestão de colesterol em 300mg/dia e de gordura saturada em 10% do valor energético total.

As necessidades de cálcio aumentam para 800mg/dia, cerca de 700ml de leite de vaca. Assim, é necessário diversificar as fontes desse mineral na alimentação para tornar viável um consumo diário adequado. É importante lembrar que o consumo de bebidas ricas em fosfatos (refrigerantes à base de cola) e alimentos ricos em oxalatos, como chocolate, diminuem a absorção de cálcio.

Conforme a proposta da pirâmide alimentar proposta pelo Ministério da Saúde, a dieta de uma criança em idade escolar contendo cerca de 2.000kcal deve seguir o esquema do quadro II-7.

Um tema controverso é a segurança no uso de adoçantes na infância. Existem poucas referências na literatura sobre o uso dessas substâncias

62 PARTE II NUTRIÇÃO ORAL

Quadro II-7 – Distribuição em porções dos alimentos para escolares.

Grupo alimentar	Número de porções
Pães e cereais	6
Verduras e legumes	4
Frutas	4
Leguminosas	4
Carnes e ovos	2
Leite e derivados	3
Açúcares e doces	2
Óleos e gorduras	1

nesta faixa etária, e a indicação para seus possíveis usos restringem-se a adjuvantes na terapia dietética da obesidade e do *diabetes melitus*. A preocupação é centrada em possíveis efeitos tóxicos que estes produtos podem apresentar, especialmente efeitos carcinogênicos e teratogênicos. Aparentemente, desde que as recomendações de consumo diário sejam respeitadas, seu uso é considerado seguro. No Brasil, as formas de adoçante mais comumente utilizadas são a sacarina, o ciclamato e o aspartame. Nenhum destes produtos apresenta acréscimo calórico significativo à dieta e, portanto, são chamados de adoçantes não nutritivos.

A sacarina tem poder adoçante cerca de 300 vezes maior do que a sacarose. Seu consumo é liberado pela *Food and Drug Administration (FDA)* e no Brasil. Possui sabor residual amargo e metálico. Não é cariogênico e comercialmente é encontrado na forma líquida e em pó e seu consumo máximo recomendado é de 5mg/kg/dia.

O ciclamato apresenta poder adoçante inferior, de cerca de 30 vezes o da sacarose, mas tem a vantagem de não apresentar gosto residual. No Brasil, seu uso é liberado, embora o FDA o tenha proibido desde 1970 pelo risco de carcinogênese. Sua proibição está sendo revista, uma vez que não há estudos conclusivos demonstrando tal efeito. A ingestão máxima recomendada é de 11mg/kg/dia.

O aspartame tem seu uso liberado pelo FDA e também no Brasil. É o adoçante mais usado em refrigerantes não calóricos. Seu poder adoçante é 200 vezes maior que o da sacarose, portanto sua ingestão máxima recomendada, que é de 50mg/kg/dia, dificilmente é atingida. Não é cariogênico e seu consumo é liberado inclusive para gestantes. Sofre metabolização no intestino liberando metanol, ácido aspártico e fenilalanina e, por isso, não deve ser usado por pacientes com fenilcetonúria.

BIBLIOGRAFIA

American Academy of Pediatrics guide to your child's nutrition. New York, NY: Villard Books; 1999.

American Academy of Pediatrics. Committee on Drugs. "Inative" ingredients in pharmaceutical products: update (subject review). Pediatric 1997;99:268-278.

American Dietetic Association. Position of the American Dietec Association: dietary guidance for health children ages 2 to 11 year. J Am Diet Assoc 2004;104:660-677.

Dietary Reference Intakes for energy, carbohydratos, fiber, fat fatty acids, cholesterol, protein and aminoacids. National Academy of Sciences. Institute of Medicine. Food and Nutrition Board; 2005.

Duffy VB, Anderson GH. Positon of the American Dietetic Association – use of nutritive and nonnutritive sweeteners. J Am Diet Assoc 1998;98:580-587.

Gunter AL, Remer T, Kroke A, Buyken AE. Early protein intake and later obesity risk: which protein sources at wich time points throughout infancy and childhood are important for body mass index and body fat percentage at 7 year of age. Am J Clin Nutr 2007;86:1765-1772.

Institute of Medicine. Dietary Reference Intakes: applications in dietary assessment. Washington: National Academy Press; 2000.

Oliveira MN, Brasil, AL. Alimentação do pré-escolar e do escolar. In Palma D, Escrivão, MAMS, Oliveira FLCO. Nutrição clínica na infância e na adolescência: guias de medicina ambulatorial e hospitalar da UNIFESP-EPM. São Paulo: Manole; 2009.

Philippi ST, Colucci ACA, Cruz ATR et al. Alimentação saudável na infância e na adolescência. In Curso de atualização em alimentação e nutrição para professores da rede pública, 2000; Piracicaba. Piracicaba: Escola Superior de Agricultura Luiz de Queiroz; 2000.

Philippi, ST. Tabela de composição de alimentos: suporte para decisão nutricional. 2ª ed. São Paulo: Coronário; 2002.

Sociedade Brasileira de Pediatria. Departamento de Nutrologia. Manual de orientação: alimentação do lactente, do pré-escolar, do escolar, do adolescente e na escola. Rio de Janeiro: Sociedade Brasileira de Pediatria, Departamento de Nutrologia; 2008.

CAPÍTULO 7

Alimentação do Adolescente

INTRODUÇÃO

Essa fase é caracterizada pelo aumento das necessidades nutricionais em virtude da aceleração na velocidade de crescimento. O período chamado de estirão puberal caracteriza-se por amadurecimento dos caracteres sexuais secundários, mudanças psicológicas e na composição física do indivíduo. Trata-se de um período de risco para o desenvolvimento de carências nutricionais específicas devido ao aumento de necessidades diárias, como ocorre com as proteínas, cálcio e ferro. Nessa fase, ocorre não somente hipertrofia como também hiperplasia dos adipócitos e circulação de hormônios esteroides relacionados à maturação sexual, que promovem efeito anabólico e ganho de massa muscular.

Na adolescência, as diferenças entre os sexos masculino e feminino se acentuam, tanto em relação às necessidades nutricionais como em relação a identidade física, psíquica e social. O pico na velocidade de crescimento, que coincide com a maior demanda energética, ocorre entre 11 e 14 anos na menina e entre 15 e 18 anos no menino. Nesse período, ocorre aumento real do apetite e é importante que bons hábitos alimentares já tenham sido estabelecidos em fases anteriores do desenvolvimento, para diminuir os riscos de distúrbios alimentares.

A socialização ganha ainda mais destaque nesta fase. O adolescente é mais independente e capaz de fazer suas próprias escolhas e o comportamento alimentar exerce grande influência na inserção social. O hábito de

7 ALIMENTAÇÃO DO ADOLESCENTE

frequentar lanchonetes e consumir alimentos de rápido preparo (*fast food* e *junk food*) fazem parte da rotina de lazer nesta faixa etária. Como tais alimentos são em geral ricos em gorduras, sal e açúcares simples, aumentam o risco de desenvolver obesidade e doenças crônicas não transmissíveis na vida adulta. Vale lembrar que a recomendação de ingestão máxima de sal permanece em 6g/dia.

Não é necessário proibir o consumo desses produtos, mas limitá-los e orientar o adolescente que escolha sempre as opções menos calóricas e com algum valor nutritivo, como, por exemplo, trocar salgados fritos por assados e refrigerantes por sucos de frutas naturais. Deve-se evitar pular refeições ou trocá-las por lanches, especialmente fora de finais de semana e ocasiões especiais.

A prática de atividade física deve ser estimulada como forma de aumentar o gasto energético, proporcionar bem-estar físico e mental, além de favorecer a mineralização óssea. Nesta fase, ocorre ganho significativo na massa óssea e as necessidades de cálcio aumentam sobremaneira.

O recomendável é que o adolescente consuma pelo menos 1.300mg de cálcio diariamente, privilegiando fontes com boa biodisponibilidade. Neste aspecto devemos enfatizar o leite e seus produtos derivados, que, além de grande quantidade de cálcio, apresentam boa absorção. A lactose presente no leite é uma das substâncias que facilitam a absorção de cálcio e, em contrapartida, os refrigerantes, grãos e chocolate a prejudicam. A formação de massa óssea tem relação positiva com a oferta de cálcio, e boa incorporação durante o crescimento tem efeito protetor no desenvolvimento de osteoporose na vida adulta.

Assim como ocorre com os lactentes, os adolescentes são uma população de risco para anemia ferropriva. O crescimento corporal próprio desta fase acarreta aumento no volume sanguíneo e na massa de hemácias, conferindo grande consumo de ferro. Dietas monótonas ou com restrições, especialmente em relação ao consumo de carnes, proporcionam baixa oferta desse mineral. Entre 9 e 13 anos de idade, é recomendado consumo de ferro de 8mg/kg/dia em ambos os sexos, e entre 14 e 18 anos, 11mg/kg/dia para os meninos e 15mg/kg/dia para as meninas, devido às perdas no período menstrual.

No Capítulo 8, o item 5 mostra a distribuição de macronutrientes e sal em diversos alimentos.

COMPOSIÇÃO DA DIETA

As necessidades energéticas variam nesse período conforme o estadiamento puberal, sexo e atividade física. A necessidade proteica é entre

0,85 e 0,95g/kg/dia e, na distribuição total de macronutrientes, deve perfazer entre 10 e 30% da oferta energética. Aqui novamente deve haver preferência pelo consumo de carboidratos complexos em detrimento dos simples, que possuem alto índice glicêmico com estímulo para liberação rápida de insulina e conferem curtos períodos de saciedade. Em relação às gorduras, seu consumo não deve ultrapassar 30%, um terço da oferta calórica total, com distribuição *grosso modo* em um terço como gordura saturada, um terço em poli-insaturada (origem vegetal e marinha) e um terço na forma de monoinsaturada (óleo de oliva).

De acordo com o conceito da pirâmide alimentar sugerido pelo Ministério da Saúde, em que a oferta de alimentos deve ser variada e distribuída de forma a atender todas as necessidades nutricionais, o consumo de alimentos deve seguir o seguinte padrão apresentado nos quadros II-8, II-9 e II-10.

Na adolescência, podem surgir outras particularidades, como possibilidade de gravidez. Esta situação é particularmente de risco, uma vez que se somam o aumento das necessidades de nutrientes próprias da idade com necessidades específicas da gestante e lactante. É necessário atenção especial para a alimentação da adolescente grávida, especialmente em relação à oferta calórica e de minerais, especialmente cálcio e ferro. As recomendações de ingestão diária de macro e micronutrientes para adolescentes encontram-se no capítulo 8, item 3.

Alguns adolescentes podem praticar exercícios físicos de forma intensa e participar de competições. O maior gasto energético conferido pelo exercício aumenta as necessidades calóricas diárias e podem surgir de-

Quadro II-8 – Distribuição dos alimentos em porções para adolescentes do sexo feminino de 11 a 18 anos (2.200kcal).

Grupo alimentar	Número de porções
Pães e cereais	7
Verduras e legumes	4½
Frutas	4
Leguminosas	2
Carnes e ovos	2
Leite e derivados	3
Açúcares e doces	1½
Óleos e gorduras	1½

7 ALIMENTAÇÃO DO ADOLESCENTE

Quadro II-9 – Distribuição dos alimentos em porções para adolescentes do sexo masculino de 11 a 14 anos (2.200kcal).

Grupo alimentar	Número de porções
Pães e cereais	8
Verduras e legumes	4½
Frutas	4
Leguminosas	1
Carnes e ovos	2
Leite e derivados	3
Açúcares e doces	2
Óleos e gorduras	2

Quadro II-10 – Distribuição dos alimentos em porções para adolescentes do sexo feminino de 15 a 18 anos (2.200kcal).

Grupo alimentar	Número de porções
Pães e cereais	9
Verduras e legumes	5
Frutas	5
Leguminosas	1
Carnes e ovos	2
Leite e derivados	3
Açúcares e doces	2
Óleos e gorduras	2

mandas específicas. Uma dieta equilibrada é capaz de suprir as necessidades nutricionais em caso de adolescentes que praticam esportes regularmente, mas, no caso de atletas que pratiquem exercícios de força por mais de 4 horas diárias, pode haver necessidade de suplementação dietética. O uso de suplementos alimentares para o adolescente é controverso e a maioria dos estudos que avaliam seu uso na prática esportiva não é voltada para essa faixa etária.

As necessidades proteicas nas atividades físicas que exijam força quando praticadas de forma intensa aumentam para 1,3 a 1,8g/kg/dia, dependendo do esporte e da rotina de treinos. A dieta normal de um adolescente em geral tem oferta proteica em torno de 1,5g/kg/dia. Dessa forma, somente em casos selecionados pode-se indicar suplementos proteicos como forma de melhorar sua recuperação e balanço de aminoácidos. Lembrar que o excesso de proteínas pode causar danos hepático e renal. Para exercícios de resistência, quando a necessidade é de aumentar a oferta de energia, o mais indicado é incrementar o consumo de carboidratos. O consumo de líquidos também deve ser estimulado nestas situações, e bebidas isotônicas com reposição de sais e carboidratos podem ser utilizadas no decorrer e após o exercício.

Como vitaminas e minerais não têm participação direta na geração de energia, suas necessidades não aumentam conforme a prática de esportes, sendo as recomendações diárias basicamente as mesmas para indivíduos sedentários ou atletas. As recomendações de micronutrientes para os adolescentes consta no Capítulo 8, item 3.

Os suplementos de vitaminas e minerais não devem indicados rotineiramente, somente em casos em que haja carência comprovada.

BIBLIOGRAFIA

American Dietetic Association (ADA). Timely Statemente of the American Dietetic Association: Nutrition Guidance for adolescents athletes in organized sports. J Am Diet Assoc 1996;96:611-612.

Cardoso AL. Suplementos nutricionais são recomendados para o adolescente atleta? In Cardoso AL, Lopes, AL, Taddei JAAC. Tópicos atuais em nutrição pediátrica: Série Atualizações Pediátricas. São Paulo: Atheneu; 2006;96:611-612.

Dietary Reference Intakes for energy, carbohydratos, fiber, fat fatty acids, cholesterol, protein and aminoacids. National Academy of Sciences. Institute of Medicine. Food and Nutrition Board; 2005.

Gardiner P et al. Factores and common conditions associated with adolescents dietary supplement use: an analysis of the National Health and Nutrition Examination Survey (NHANES), BMC Complementary and Alternative Medicine; 2008.

Institute of Medicine. Dietary Reference Intakes: applications in dietary assesse-

ment. Washington: National Academy Press; 2000.

Philippi ST, Colucci ACA, Cruz ATR et al. Alimentação saudável na infância e na adolescência. In Curso de atualização em alimentação e nutrição para professores da rede pública, 2000; Piracicaba. Piracicaba: Escola Superior de Agricultura Luiz de Queiroz; 2000.

Philippi ST. Tabela de composição de alimentos: suporte para decisão nutricional. 2ª ed. São Paulo: Coronário; 2002.

Sociedade Brasileira de Pediatria. Departamento de Nutrologia. Manual de orientação: alimentação do lactente, do pré-escolar, do escolar, do adolescente e na escola. Rio de Janeiro: Sociedade Brasileira de Pediatria, Departamento de Nutrologia; 2008.

Vitalle MSS, Fisberg M. Alimentação do adolescente. In Palma D, Escrivão MAMS, Oliveira FLCO. Nutrição clínica na infância e na adolescência: guias de medicina ambulatorial e hospitalar da UNIFESP-EPM. São Paulo: Manole; 2009.

CAPÍTULO 8

Anexos

1. Referências de oferta nutricional

As *recommended dietary allowances* (RDA) são definidas como "os níveis de nutrientes essenciais que, com base nos conhecimentos científicos, são julgados adequados para cobrir as necessidades de nutrientes específicos de praticamente todos os indivíduos sadios com oferta de alimentos por via oral.

As *dietary reference intakes* (DRI) são designadas para pacientes saudáveis ingerindo tipicamente por via oral. Incluem quatro conceitos de referência para o consumo de nutrientes:

As DRI diferem da RDA em três aspectos:

1. Baseado em valores para prevenir sinais de deficiência ou doenças crônicas degenerativas.
2. Conceito de valor máximo ou superior para reduzir o risco de efeitos adversos (alimento, suplemento ou fortificante).
3. Permitir a evolução de componentes com benefícios mesmo sem definição de nutriente essencial (por exemplo, fibras).

Definições de referência de oferta dietética:

***Estimated average requirement* (EAR)** – necessidade média estimada, com valor estimado para cobrir as necessidades de 50% dos indivíduos saudáveis.

70 PARTE II NUTRIÇÃO ORAL

Recommended Dietary Allowances (**RDA**) – conceito de valor máximo ou limite superior, quando existe evidência, para reduzir o risco de efeitos adversos da oferta excessiva de um nutriente de qualquer fonte (alimento, suplemento ou fortificante).

Adequate intake (**AI**) – média recomendada de consumo diário de nutrientes baseada em aproximações ou estimativas observacionais ou experimentais por grupo(s) de pessoas saudáveis usada quando uma RDA não pode ser determinada.

Tolerable upper intake level (**UL**) – maior média diária de oferta de nutrientes para os quais não causem risco de efeitos adversos à saúde de indivíduos da população geral.

2. **Valores de ingestão dietética de referência conforme idade e gênero para lactentes e crianças até 8 anos** – *dietary reference intakes* (**DRI**).

	Lactentes 0-6 meses	Lactentes 7-12 meses	Lactentes 1-2 anos	Crianças 3-8 anos
Gasto energético (kcal/dia)	M = 570 F = 520	M = 743 F = 676	M = 1.046 F = 992	M = 1.742 F = 1.642
Carboidratos (g/dia)			130	130
Fibras (g/dia)			19	25
Gordura (g/dia)	31	30		
Ômega-6 (g/dia)	4,4	4,6	7	10
Ômega-3 (g/dia)	0,5	0,5	0,7	0,9
Proteína (g/kg/dia)		1,5	1,1	0,95
Vitamina A (µg/dia)[a]	400*	500*	**300**	**400**
Vitamina C (mg/dia)	40*	50*	**15**	**25**
Vitamina D (µg/dia)[b,c]	5*	5*	5*	5*
Vitamina E (mg/dia)	4*	5*	6	7
Vitamina K (µg/dia)	2*	2,5*	30*	55*

8 ANEXOS

	Lactentes 0-6 meses	Lactentes 7-12 meses	Lactentes 1-2 anos	Crianças 3-8 anos
Tiamina (mg/dia)	0,2*	0,3*	**0,5**	**0,6**
Riboflavina (mg/dia)	0,3*	0,4*	**0,5**	**0,6**
Niacina (mg/dia)[e]	2*	4*	**6**	**8**
Vitamina B_6 (mg/dia)	0,1*	0,3*	**0,5**	**0,6**
Folato (μg/dia)[f]	65*	80*	**150**	**200**
Vitamina B_{12}	0,4*	0,5*	**0,9**	**1,2**
Ácido pantotênico (mg/dia)	1,7*	1,8*	2*	3*
Biotina (μg/dia)	5*	6*	8*	12*
Colina (mg/dia)	125*	125*	200*	250*
Cálcio (mg/dia)	210*	270*	500*	800*
Cromo (μg/dia)	0,2*	5,5*	11*	15*
Cobre (μg/dia)	200*	220*	**340**	**440**
Flúor (mg/dia)	0,01*	0,5*	0,7*	1*
Iodo (μg/dia)	110*	130*	**90**	**90**
Ferro (mg/dia)	0,27*	**11**	**7**	**10**
Magnésio (mg/dia)	30*	75*	**80**	**130**
Manganês (mg/dia)	0,003*	0,6*	1,2*	1,5*
Molibdênio (μg/dia)	2*	3*	**17**	**22**
Fósforo (mg/dia)	100*	275*	**460**	**500**
Selênio (μg/dia)	15*	20*	**20**	**30**
Zinco (mg/dia)	2*	**3**	**3**	**5**

[a] 1 equivalente de retinol = 1μg de retinol ou 12μg de betacaroteno ou 24μg de alfacaroteno em alimentos; [b,c] colecalciferol 1μg = 40UI de vitaminan D; [e] como equivalente de niacina: 1mg de niacina = 60mg de triptofano; 0 a 6 meses = niacina pré-formada; [f] como equivalente de folato (EF),1 EF = 1μg de folato no alimento = 0,6μg de ácido fólico em alimentos fortificados; * *adequate intake* (AI); negrito = *recommended dietary intake* (RDA); M = masculino; F = feminino.
Fonte: Institute of Medicine – Dietary Reference Intake, 1997, 2001 e 2002.

3. Valores de ingestão dietética de referência conforme idade e gênero para adolescentes – *Dietary Reference Intakes* (DRI).

	Adolescente 9-13 anos (M)	Adolescente 14-18 anos (M)	Adolescente 9-13 anos (F)	Adolescente 14-18 anos (F)
Gasto energético (kcal/dia)	2.279 (11 anos)	3.152 (16 anos)	2.071 (11 anos)	2.368 (16 anos)
Carboidratos (g/dia)	130	130	130	130
Fibras (g/dia)	31	48	26	26
Gordura (g/dia)				
Ômega-6 (g/dia)	12	16	10	11
Ômega-3 (g/dia)	1,2	1,6	1,0	1,1
Proteína (g/kg/dia)	0,95	0,85	0,95	0,85
Vitamina A (µg/dia)[a]	600	900	600	700
Vitamina C (mg/dia)	45	75	45	65
Vitamina D (µg/dia)[b,c]	5*	5*	5*	5*
Vitamina E (mg/dia)	11	15	11	15
Vitamina K (µg/dia)	60*	75*	60*	75*
Tiamina (mg/dia)	0,9	1,2	0,9	1,0
Riboflavina (mg/dia)	0,9	1,3	0,9	1,0
Niacina (mg/dia)[e]	12	16	12	14
Vitamina B_6 (mg/dia)	1,0	1,3	1,0	1,2
Folato (µg/dia)[f]	300	400	300	400
Vitamina B_{12}	1,8	2,4	1,8	2,4
Ácido pantotênico (mg/dia)	4*	5*	4*	5*
Biotina (µg/dia)	20*	25*	20*	25*
Colina (mg/dia)	375*	550*	375*	400*
Cálcio (mg/dia)	1.300*	1.300*	1.300*	1.300*
Cromo (µg/dia)	25*	35*	21*	24*
Cobre (µg/dia)	700	890	700	890
Flúor (mg/dia)	2*	3*	2*	2*
Iodo (µg/dia)	120	150	120	150

8 ANEXOS

	Adolescente 9-13 anos (M)	Adolescente 14-18 anos (M)	Adolescente 9-13 anos (F)	Adolescente 14-18 anos (F)
Ferro (mg/dia)	**8**	**11**	**7**	**15**
Magnésio (mg/dia)	**240**	**410**	**240**	**360**
Manganês (mg/dia)	1,9*	2,2*	1,6*	1,6*
Molibdênio (µg/dia)	**34**	**43**	**34**	**43**
Fósforo (mg/dia)	1.250	1.250	1.250	1.250
Selênio (µg/dia)	**40**	**55**	**40**	**55**
Zinco (mg/dia)	**8**	**11**	**8**	**11**

[a] 1 equivalente de retinol = 1µg de retinol ou 12µg de betacaroteno ou 24µg de alfacaroteno em alimentos; [b,c] colecalciferol 1µg = 40UI de vitaminan D; [e] como equivalente de niacina: 1mg de niacina = 60mg de triptofano; 0 a 6 meses = niacina pré-formada; [f] como equivalente de folato (EF), 1 EF = 1µg de folato no alimento = 0,6µg de ácido fólico em alimentos fortificados; * *adequate intake* (AI); negrito = *recommended dietary intake* (RDA); M = masculino; F = feminino.
Fonte: Institute of Medicine – Dietary Reference Intake, 1997, 2001 e 2002.

4. Equivalentes calóricos para a pirâmide alimentar infantil em medidas caseiras.

Grupo dos pães/cereais/raízes e tubérculos (30 alimentos) 1 porção = 75kcal		
Os alimentos estão expressos em gramas e medidas usuais de consumo (medidas caseiras) e o valor aproximado em kcal		
Alimento	**Peso (g)**	**Medida calórica**
Aipim cozido/macaxeira/mandioca	48	2 colheres das de sopa
Amido de milho/maisena	20	1 colher da de sopa
Arroz branco cozido	62	2 colheres das de sopa
Arroz integral cozido	70	2 colheres das de sopa
Aveia em flocos	18	2 colheres das de sopa
Batata cozida	88	1 unidade
Batata-doce cozida	75	1 colher de servir
Biscoito ao leite	16	3 unidades

Alimento	Peso (g)	Medida calórica
Biscoito recheado de chocolate	17	1 unidade
Biscoito tipo *cream cracker*	16	3 unidades
Biscoito tipo "maisena"	20	4 unidades
Biscoito tipo "maria"	20	4 unidades
Biscoito tipo *waffer*	15	1 unidade
Bolo de chocolate	15	Meia fatia
Cará amassado/inhame	63	2 colheres das de sopa
Cereal matinal	21	Meia xícara das de chá
Creme de arroz	23	2 colheres das de sopa
Farinha de mandioca torrada	24	2 colheres das de sopa
Farinha láctea	19	2 colheres das de sopa
Fubá	22	1 colher da de sopa
Mandioquinha cozida/ batata-baroa/salsa	70	1 colher da de servir
Pão de forma tradicional	21	1 fatia
Pão de queijo	20	Meia unidade
Pão francês	25	Meia unidade
Pão tipo "bisnaguinha"	40	2 unidades
Pipoca com sal	11	1 xícara da de chá
Polenta sem molho/angu	100	1 fatia
Purê de batata	67	3 fatias
Torrada de pão francês	16	3 fatias

Grupo das verduras/legumes/hortaliças (30 alimentos)
1 porção = 8kcal

Os alimentos estão expressos em gramas e medidas usuais de consumo (medidas caseiras) e o valor aproximado em kcal

Alimento	Peso (g)	Medida calórica
Abóbora cozida/jerimum	26	1 colher da de sobremesa
Abobrinha cozida	40	2 colheres das de sopa
Acelga cozida	51	2 colheres das de sopa
Alface	64	8 folhas

8 ANEXOS

Alimento	Peso (g)	Medida calórica
Almeirão	36	3 folhas
Berinjela cozida	30	1 colher da de sopa
Beterraba cozida	15	2 fatias
Beterraba crua ralada	21	1 colher da de sopa
Brócolis cozido	27	2 colheres das de sopa
Cenoura cozida (fatias)	21	4 fatias
Cenoura crua (picada)	20	1 colher da de sopa
Chuchu cozido	28	1 colher da de sopa
Couve-flor cozida	21	1 colher da de sopa
Couve-manteiga cozida	21	1 colher da de sopa
Ervilha fresca	10	1 colher da de sopa
Ervilha torta/vagem	5,0	1 unidade
Escarola	45	8 folhas
Espinafre cozido	30	1 colher da de sopa
Jiló cozido	20	1 colher da de sopa
Mostarda	30	3 folhas
Pepino japonês	65	Meia unidade
Pimentão cru fatiado (vermelho, verde)	35	4 fatias
Quiabo cozido	26	1 colher da de sopa
Rabanete	51	2 unidades
Repolho-branco cru (picado)/roxo	36	3 colheres das de sopa
Tomate caqui	38	2 fatias
Tomate cru	40	2 fatias
Vagem cozida	22	1 colher da de sopa

Grupo das frutas (36 alimentos) 1 porção = 35kcal		
Os alimentos estão expressos em gramas e medidas usuais de consumo (medidas caseiras) e o valor aproximado em kcal		
Alimento	**Peso (g)**	**Medida calórica**
Abacate	24	1 colher da de sopa

Alimento	Peso (g)	Medida calórica
Abacaxi	65	Meia fatia
Acerola	128	1 xícara da de chá
Ameixa-preta	15	2 unidades
Ameixa-vermelha	70	2 unidades
Banana-nanica	43	Meia unidade
Caju	40	1 unidade
Caqui	50	Meia unidade
Carambola	110	1 unidade
Fruta-do-conde/ata/pinha	35	Meia unidade
Goiaba	50	Meia undade
Jabuticaba	68	17 unidades
Jaca	66	2 bagos
Kiwi	60	1 unidade
Laranja-baía/seleta	80	4 gomos
Laranja pera/lima espremida para chupar	75	1 unidade
Limão	126	2 unidades
Maçã	60	Meia unidade
Mamão formosa	110	1 fatia
Mamão papaia	93	Meia unidade
Manga	55	Meia unidade
Melancia	115	1 fatia
Melão	108	1 fatia
Morango	115	9 unidades
Nectarina	69	1 unidade
Pera	66	Meia unidade
Pêssego	85	1 unidade
Suco de abacaxi	80	Meio copo do de requeijão
Suco de laranja	85	Meio copo do de requeijão
Suco de melão	85	Meio copo do de requeijão
Suco de tangerina	82	Meio copo do de requeijão

8 ANEXOS

Alimento	Peso (g)	Medida calórica
Tamarindo	12	6 unidades
Tangerina/mexerica/mimosa/bergamota	84	6 gomos
Uva comum	50	11 bagos
Uva italiana	50	4 bagos
Uva rubi	50	4 bagos

Grupo dos feijões e leguminosas (7 alimentos) 1 porção = 20kcal		

Os alimentos estão expressos em gramas e medidas usuais de consumo (medidas caseiras) e o valor aproximado em kcal

Alimento	Peso (g)	Medida calórica
Ervilha seca cozida	24	1 colher da de sopa
Feijão-branco cozido	16	Meia colher da de sopa
Feijão cozido (50% grãos/50% caldo)	26	1 colher da de sopa
Feijão cozido (só grãos)	16	Meia colher da de sopa
Grão-de-bico cozido	12	1 colher da de sopa
Lentilha cozida	18	Meia colher da de sopa
Soja cozida	18	Meia colher da de sopa

Grupo do leite/queijos/iogurte (20 alimentos) 1 porção = 120kcal		

Os alimentos estão expressos em gramas e medidas usuais de consumo (medidas caseiras) e o valor aproximado em kcal

Alimento	Peso (g)	Medida calórica
Bebida láctea	150	1 pote
Iogurte de frutas	140	1 pote
Iogurte de polpa de frutas	120	1 pote
Iogurte de polpa de frutas com geleia	130	1 pote
Leite em pó integral	30	2 colheres das de sopa
Leite esterilizado (UHT)	182	1 xícara da de chá
Leite fermentado	160	2 potes

Alimento	Peso (g)	Medida calórica
Leite tipo B (3,5% de gordura)	182	1 xícara da de chá
Leite tipo C (3% de gordura)	182	1 xícara da de chá
Queijinho pasteurizado fundido	35	2 unidades
Queijo *petit suisse*	90	2 potes
Queijo de minas	50	2 fatias
Queijo mussarela	45	3 fatias
Queijo parmesão	30	3 colheres das de sopa
Queijo pasteurizado	40	2 fatias
Queijo prato	40	2 fatias
Queijo provolone	35	1 fatia
Requeijão cremoso	45	2 colheres das de sopa
Sobremesa láctea tipo "pudim de leite"	90	1 pote
Vitamina de leite com frutas	171	1 copo do de requeijão

Grupo das carnes: bovina/frango/peixe e dos ovos (23 alimentos) 1 porção = 65kcal		
Os alimentos estão expressos em gramas e medidas usuais de consumo (medidas caseiras) e o valor aproximado em kcal		
Alimento	**Peso (g)**	**Medida calórica**
Bife enrolado	36	Meia unidade
Bife bovino grelhado	21	Meia unidade
Bife de fígado bovino	34	Meia unidade
Carne bovina assada/cozida	26	Meia fatia
Carne bovina moída refogada	30	2 colheres das de sopa
Coração de frango	40	2 unidades
Espetinho de carne	31	1 unidade
Fígado de frango	45	3 unidades
Filé de frango a milanesa	26	Meia unidade
Filé de frango grelhado	33	Meia unidade
Frango assado inteiro	33	Meio peito/coxa/sobrecoxa
Hambúrguer	45	Meia unidade

8 ANEXOS

Alimento	Peso (g)	Medida calórica
Lombo de porco assado	26	Meia fatia
Manjuba frita	35	3 unidades
Merluza/pescada cozida	66	1 filé
Moela	27	1 unidade
Nugget de frango	24	1 unidade
Omelete simples	25	Meia unidade
Ovo cozido	50	1 unidade
Ovo frito	25	Meia unidade
Presunto	40	2 fatias
Sardinha frita	51	Meia unidade
Sobrecoxa de frango cozida com molho	37	Meia unidade

Grupo dos óleos e gorduras (8 alimentos) 1 porção = 37kcal		
Os alimentos estão expressos em gramas e medidas usuais de consumo (medidas caseiras) e o valor aproximado em kcal		
Alimento	**Peso (g)**	**Medida calórica**
Azeite de oliva	4,0	1 colher da de sobremesa
Creme vegetal	7,0	1 colher da de sobremesa
Manteiga	5,0	1 colher da de sobremesa
Margarina líquida	4,5	1 colher da de sobremesa
Margarina vegetal	5,0	1 colher da de sobremesa
Óleo de soja e oliva	4,0	1 colher da de sobremesa
Óleo (girassol, milho, soja)	4,0	1 colher da de sobremesa

Grupo dos açúcares (7 alimentos) 1 porção = 55kcal		
Os alimentos estão expressos em gramas e medidas usuais de consumo (medidas caseiras) e o valor aproximado em kcal		
Alimento	**Peso (g)**	**Medida calórica**
Açúcar cristal	15	3 colheres das de chá
Açúcar mascavo grosso	18	1 colher da de sopa

Alimento	Peso (g)	Medida calórica
Açúcar refinado	14	Meia colher da de sopa
Doce de leite cremoso	20	1 colher da de sopa
Geleia	23	2 colheres das de sobremesa
Glicose de milho	20	1 colher da de sopa
Goiabada	23	Meia fatia

Fonte: Guia Alimentar para Crianças Menores de 2 anos. Ministério da Saúde, 2002.

5. Composição dos alimentos em relação ao conteúdo de proteínas, carboidratos, lipídios e sal.

Alimento (100g)	kcal	Proteína (g)	Carboi- -drato (g)	Lipídio (g)	Sal (mg)
Carne					
Carne bovina magra	146	19,4	–	15,8	65
Carneiro	206	17,1	–	14,8	75
Coelho	162	21	–	8	75
Coração	116	17,6	0,4	4,4	86
Fígado	136	19,9	4,4	3,8	136
Galinha (carne gorda)	246	18,1	–	18,7	72
Galinha (carne magra)	124	22	–	3,3	72
Ganso	167	15,4	–	11,2	72
Pato	326	16	–	28,6	72
Porco (carne magra)	165	19,5	–	9,1	70
Presunto	281	16,7	–	23,2	70
Peixes e frutos do mar					
Atum	121	22,6	–	2,7	180
Badejo	91	19,2	–	1	180
Cação	129	18,8	–	5,4	180
Camarão	87	17,6	0,9	0,9	140
Lagosta	94	17,9	1,2	1,4	140
Merluza	142	21,8	–	5,4	180
Sardinha	124	17,7	–	5,4	180
Siri	100	17,9	1,3	2	140

8 ANEXOS

Alimento (100g)	kcal	Proteína (g)	Carboi--drato (g)	Lipídio (g)	Sal (mg)
Ovos					
Clara de ovo	52	10,7	1,1	0,2	142
Gema de ovo	348	16	0,6	30,6	52
Leites e derivados					
Leite de vaca	63	3,1	5	3,5	61
Creme de leite	363	35,9	52,3	0,8	529
Iogurte	76	3,5	15,5	0,1	47
Manteiga sem sal	743	1	–	84	550
Margarina	720	0,6	0,4	81	550
Queijo fresco	323	19,8	7,1	34	734
Queijo prato	392	28,3	0,6	30,6	1167
Requeijão	288	16	8,2	21,4	229
Óleo vegetal	884	–	–	100	–
Grãos e cereais					
Amido de milho	362	0,3	87,6	–	–
Arroz	364	7,2	79,7	6,6	5
Biscoito salgado	435	9,6	69,7	13,2	626
Ervilha	343	22,5	61	2	2
Farinha de trigo	365	12	74	1,3	2
Feijão	337	22	60,8	1,6	10
Grão-de-bico	364	18,2	61,1	6,2	2
Lentilha	340	23,7	60,7	1,3	30
Macarrão caseiro	318	11,8	58,8	3,1	2
Pão francês	269	9,3	57,4	2	580
Soja	400	35,1	32	17,7	5
Hortaliças					
Abóbora	40	1,2	9,8	0,3	12
Abobrinha	24	1	5,5	0,2	1
Acelga	27	1,8	5,6	0,4	14
Agrião	22	2,8	3,3	0,4	14

82 PARTE II NUTRIÇÃO ORAL

Alimento (100g)	kcal	Proteína (g)	Carboi--drato (g)	Lipídio (g)	Sal (mg)
Alface	15	1,3	2,9	0,2	9
Almeirão	20	1,7	4,1	0,2	14
Berinjela	27	1	6,3	0,3	2
Beterraba	42	1,7	9,5	0,1	60
Cebola	39	1,4	9,7	0,2	10
Cenoura	42	1,1	9,7	0,2	47
Chuchu	31	0,9	7,7	0,2	5
Couve flor	33	2,8	6,5	0,4	11
Couve	40	3,6	7,2	0,7	75
Espinafre	24	2,8	3,8	0,4	14
Palmito	26	2,2	5,2	0,2	–
Pepino	15	0,7	3,4	1	6
Tomate	21	0,8	4,6	0,3	3
Vagem	36	2,5	7,9	0,2	2
Tubérculos					
Batata	75	1,8	17,9	0,1	3
Cará	120	2	28,4	0,1	–
Mandioca	149	0,8	36	0,3	–
Frutas					
Abacaxi	52	0,4	13,7	0,2	1
Ameixa	47	0,6	11,9	0,2	1
Banana-maçã	100	1,7	25,7	0,2	1
Banana-nanica	145	1,7	27,1	0,2	1
Banana-prata	55	1,3	22,4	0,2	1
Caju	46	0,8	11,6	0,2	1
Caqui	78	0,8	20	0,4	1
Cereja	63	1,8	14,8	0,4	1
Figo	62	1,2	15,6	0,2	1
Goiaba	69	0,9	17,3	0,4	4
Jabuticaba	43	1	10,8	0,1	1

8 ANEXOS

Alimento (100g)	kcal	Proteína (g)	Carboi--drato (g)	Lipídio (g)	Sal (mg)
Laranja	42	0,8	10,5	0,2	1
Limão	29	0,6	8,1	0,6	3
Maçã	58	0,3	15,2	0,3	1
Mamão	32	0,5	8,3	0,1	3
Manga	59	0,5	15,4	0,2	7
Melancia	22	0,5	5,3	0,1	1
Melão	25	0,5	6,2	0,1	12
Morango	36	0,8	8,5	0,3	1
Pera	56	0,3	14,8	0,2	2
Pêssego	43	0,8	10,4	0,3	1
Uva	68	0,6	16,7	0,7	3
Frutas secas					
Amêndoa	603	21	17,3	54,9	4
Amendoim	549	21,2	23	44,8	5
Avelã	634	12,6	16,7	62,4	2
Azeitona	123	1,3	2	3,3	2.400
Castanha de caju	568	18,4	28,7	46,3	15
Castanha-do-pará	636	14	13	63,9	1
Coco	296	3,5	13,7	27,2	–
Nozes	651	14,8	15,8	64	–

Fonte: Tabela Brasileira de Composição de alimentos – versão II. 2ª ed. Campinas: NEPA-UNICAMP; 2006.

PARTE III

NUTRIÇÃO ENTERAL

ALEXANDRE ESTEVES DE SOUZA LIMA

CAPÍTULO 1

Princípios da Nutrição Enteral

INTRODUÇÃO

O suporte nutricional enteral tem algumas metas primárias como obtenção de oferta calórica e proteica adequadas para ganho ou manutenção do peso, crescimento e desenvolvimento.

A primeira fórmula enteral disponível para uso foi comercialmente produzida na década de 1940. Desde então, ocorreu diversificação dos produtos com o aumento considerável do seu uso em lactentes, crianças e adolescentes, incluindo módulos e produtos específicos.

A nutrição pode ter impacto na saúde em diversos aspectos, demonstrando-se sua importância quanto à alteração do curso da doença e prognóstico do paciente pela redução do tempo de internação hospitalar, complicações e mortalidade.

Em mamíferos, a superfície epitelial dos tratos digestório, respiratório e, em menor extensão, geniturinário é a porta de entrada para a maioria dos organismos infecciosos, produtos alimentares e antígenos da dieta.

Os mecanismos imunes de defesa nestes sistemas representam um complexo, mas elegante rede de tecidos e células especializados referidos como um "sistema imune mucoso". Sugere-se que este "sistema" esteja envolvido em um importante papel na defesa contra patógenos. A imunidade inata parece estar envolvida na liberação de citocinas inflamatórias e desenvolvimento de uma resposta imune adaptativa e, ao mesmo tempo, ocorre uma resposta celular com células T e B para antígenos específicos.

Desde algum tempo, tem-se uma compreensão progressiva do sistema imune mucoso, tornando-se evidente a participação significativa da nutrição neste processo. Especificamente a desnutrição, via de administração, aleitamento materno ou componentes nutricionais específicos (por exemplo, glutamina, vitamina A, zinco) têm efeito em diferentes aspectos da resposta imune mucosa.

O leite humano e o colostro contêm uma variedade de substâncias bioativas e células viáveis que influenciam a maturidade da função digestiva e imune neonatal, incluindo enzimas antibacterianas, fatores de crescimento, citocinas, imunoglobulinas e linfócitos.

A literatura respalda o leite humano como forma ideal de alimentação de lactentes que deve ser sugerido, estimulado e protegido. As fórmulas devem servir como um substituinte do leite materno para pacientes que não podem ser amamentados.

A composição das fórmulas deve suprir as necessidades nutricionais individuais, promovendo crescimento e desenvolvimento normal, utilizando os dados da composição do leite materno como guia para a elaboração das fórmulas. Devem conter apenas componentes que têm uma proposta nutricional ou prover de outro benefício baseado nos valores mínimos e máximos descritos em trabalhos científicos e sem efeitos adversos.

A nutrição representa uma influência-chave desde o começo até o fim da vida do indivíduo, com consequências tardias na saúde, incluindo risco cardiovascular, obesidade e câncer.

Observa-se uma mudança significativa do foco no campo da nutrição. Antigamente o interesse era o de atingir as necessidades nutricionais e prevenir deficiências e aspectos práticos da alimentação. Embora estes se mantenham importantes, o principal objetivo atual é o efeito biológico que a nutrição tem no organismo no sentido amplo da saúde.

DEFINIÇÃO

Define-se nutrição enteral (NE) como a oferta nutricional de dietas ou fórmulas, incluindo o leite humano, fornecido diretamente ao trato digestório funcionante por meio de sonda ou ostomia, distalmente à cavidade oral e diretamente no estômago, duodeno ou jejuno, sem possibilidade de ingestão adequada por via oral (VO) e sem contraindicações.

1 PRINCÍPIOS DA NUTRIÇÃO ENTERAL

A terapia de nutrição enteral (TNE) é regulamentada pela Resolução RCD 63 de 6 de julho 2000 da ANVISA, que a define como o conjunto de medidas terapêuticas para a manutenção ou recuperação do estado nutricional por meio de NE.

Ao médico responsável pelo paciente compete indicar e prescrever a NE, bem como indicar a via de administração, com base no quadro clínico e estado nutricional do paciente, examinar o paciente e solicitar exames complementares quando necessário.

Os pacientes pediátricos apresentam características especiais com relação aos aspectos nutricionais por alguns fatores como:

- Necessidades nutricionais calculadas a partir do peso são muito maiores do que dos adultos:
  - crescimento e maturação;
  - maiores perdas (grande superfície corporal em relação à massa corporal);
  - reservas limitadas.
- Consequências da desnutrição proteico-calórica (DPC): crescimento, intelectual e psicológico.
- A TN estar envolvida em várias doenças metabólicas e gastrintestinal.

A triagem nutricional é um instrumento para a identificação de pacientes desnutridos ou com risco nutricional. A rapidez no diagnóstico e consequente tratamento têm um impacto nos resultados em termos de resistência à infecção, cicatrização de ferida, duração de internação, ocorrência de complicações e comprometimento do crescimento.

Indica-se a terapia nutricional quando se identificam um ou mais dos seguintes fatores:

- Crescimento ou ganho de peso inadequado por > 1 mês em paciente < 2 anos.
- Perda ou sem ganho de peso por período > 3 meses em pacientes > 2 anos.
- Mudança nas relações peso/idade ou peso/estatura acima de 2 canais de crescimento.
- Prega triceptal consistentemente < 5 percentil para a idade.
- Incapacidade de consumo por via oral de, no mínimo, 80% das necessidades energéticas calculadas.
- Tempo de alimentação > 4 horas/dia em paciente com comprometimento neurológico.

INDICAÇÕES E CONTRAINDICAÇÕES

A nutrição enteral deve ser introduzida em pacientes que têm preservado algum grau de função do trato digestório, mas insuficiente para alcançar totalmente as necessidades energéticas e de nutrientes pela via oral, ocasionando prejuízo no crescimento e desenvolvimento, isto é, diminuição do ganho de peso ou da velocidade de crescimento.

As indicações gerais da NE são:

- Adequação das necessidades nutricionais e demandas metabólicas.
- Impossibilidade ou contraindicação à ingestão por VO.
- Incapacidade de ganho de peso adequado por VO.
- Doenças que impeçam o uso habitual de alimentação (neurológicas, psiquiátricas, neoplasias, traumatismos, inflamatórias, pré e pós-operatórias e suas complicações etc.).

No quadro III-1 estão listados exemplos de indicações de NE pediátrica.

No quadro III-2 estão citadas as contraindicações para NE relacionadas às disfunções do trato gastrintestinal e à instabilidade metabólica ou circulatória grave.

O algoritmo para a oferta do suporte nutricional está demonstrado na figura III-1.

A nutrição parenteral está indicada quando há contraindicação ou incapacidade de atingir a meta nutricional apenas com a nutrição enteral.

NECESSIDADES NUTRICIONAIS

As necessidades nutricionais são baseadas na provisão de substratos proteicos e não proteicos para a manutenção das funções metabólicas. Pacientes pediátricos apresentam diferenças em relação aos adultos pelas necessidades adicionais para crescimento, maior perda de calor, atividade física, além de dependerem do estado metabólico e das reservas nutricionais.

Existem várias fórmulas para cálculo de oferta como Holliday-Segar, Harris Benedict entre outras, adequadas para as condições clínicas do paciente.

Para ajustar a oferta conforme a natureza da lesão, gravidade e atividade dos pacientes, alguns profissionais utilizam fatores de correção da lesão e/ou de atividade no cálculo das necessidades energéticas. No entanto, mesmo os pacientes críticos podem ter redução significativa do gasto energético, secundário a vários fatores, como diminuição da ativi-

1 PRINCÍPIOS DA NUTRIÇÃO ENTERAL

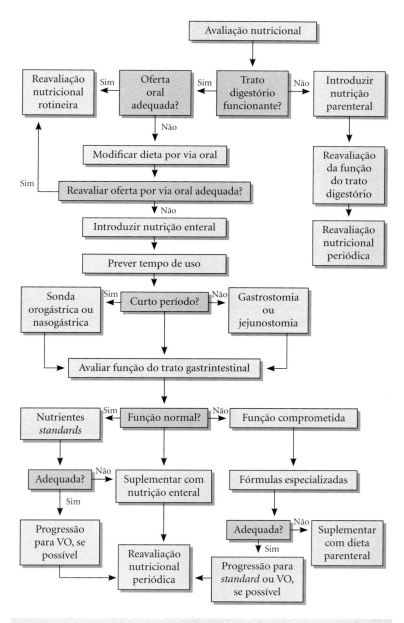

Figura III-1 – Fluxograma para a oferta de suporte nutricional (adaptado de Baker).

Quadro III-1 – Indicações de nutrição enteral em pediatria.

Oferta por via oral inadequada
- Distúrbios da sucção e deglutição
  - Prematuridade
  - Neuropatia
- Alterações congênitas do trato gastrintestinal superior
  - Fístula traqueoesofágica
- Tumores
  - Oral
  - Cabeça e pescoço
- Traumatismo e queimadura facial extensa
- Doença crítica
  - Ventilação mecânica
- Doença do refluxo gastroesofágico grave
- Aversão alimentar
- Anorexia e depressão

Alterações de digestão e absorção
- Fibrose cística
- Síndrome do intestino curto
- Doença inflamatória intestinal
- Síndrome de má absorção por alergia alimentar
  - Proteína do leite de vaca
  - Múltiplos alimentos
- Enterite por infecção crônica
  - Giardíase
- Diarreia protraída
- Diarreia intratável
- Imunodeficiência grave (primária ou secundária)
- Hepatopatia
- Reação enxerto *versus* hospedeiro
- Fístula intestinal

Alterações de motilidade gastrintestinal
- Pseudo-obstrução crônica
- Doença de Hirschsprung colônica extensa

Aumento das necessidades nutricionais ou perdas
- Fibrose cística
- Doenças crônicas: renal, cardíaca, hepática
- Doença inflamatória intestinal (Crohn, retocolite ulcerativa)
- Politraumatismo, grande queimado

Desnutrição
- Anorexia nervosa
- Privação alimentar

Doenças metabólicas

1 PRINCÍPIOS DA NUTRIÇÃO ENTERAL

Quadro III-2 – Contraindicações de nutrição enteral em pediatria.

Absolutas
- Obstrução intestinal completa ou parcial
- Fístula digestiva de alto débito (dependendo do nível)
- Instabilidade hemodinâmica
- Incapacidade completa de absorção
- Isquemia do trato gastrintestinal
- Impossibilidade de acesso enteral (politraumatismo, grande queimado)
- Íleo paralítico

Relativas
- Dor pós-prandial intensa
- Vômitos incoercíveis
- Hemorragia digestiva
- Diarreia grave (dependendo da compleição)
- Síndrome do intestino curto (associar com nutrição parenteral para atingir a necessidade nutricional)
- Pancreatite: pseudocisto ou necro-hemorrágica
- Recusa do paciente*
- Cuidados paliativos

*Deverá ser documentado pelo médico responsável pelo paciente, informando que o paciente está em plenas condições mentais.

dade, diminuição das perdas insensíveis de líquidos (ventilação mecânica), medicamentos (sedação, betabloqueadores, opioides, anticonvulsivantes, bloqueadores neuromusculares etc.), além da redução do crescimento transitório. Portanto, deve-se reavaliar a aplicação desses fatores de correção uniformes para vários grupos de pacientes críticos, pois são simplistas e podem aumentar o risco de superalimentação.

Ressalta-se que a absorção de calorias pelo trato digestório requer um gasto energético denominado efeito termogênico, convencionalmente aceito de 5 a 15% em um intestino normal funcionante.

Lesões agudas marcadamente alteram as necessidades energéticas, induzindo uma resposta hipercatabólica proporcional a magnitude, natureza e duração da lesão com elevação da alanina e lactato que pode ser secundária à redução da atividade da piruvato desidrogenase com comprometimento do metabolismo da glicose.

Na resposta metabólica ao estresse, ocorre elevação dos hormônios contrarreguladores, levando à resistência à insulina e ao hormônio do crescimento, resultando em catabolismo de proteínas endógenas e diminuição da utilização de carboidratos e lipídios para o suprimento das necessidades energéticas.

94 PARTE III NUTRIÇÃO ENTERAL

No quadro III-3 estão citadas as alterações metabólicas e que necessitam de atenção para suporte nutricional em crianças com alto risco.

Quadro III-3 – Situações de atenção para suporte nutricional em crianças.

• Alterações de IMC:
  – Desnutrição (< percentil 5 para a idade)
  – Sobrepeso (percentil 85-95 para a idade)
  – Obesidade (> percentil 95 para a idade)
• Alteração de peso > 10% (ganho ou perda)
• Falha de atingir a meta nutricional
• Uso de relaxante muscular > 7 dias
• Doenças: traumatismo cranioencefálico, oncológicos, grande queimado, estados hipercatabólicos (estado de mal convulsivo, hipertermia, SIRS, disautonomia) ou hipocatabólicos (hipotermia, hipotireoidismo, coma induzido)
• Intenação em UTI > 4 semanas
• Falha de desmame ventilatório ou necessidade de suporte ventilatório > 7 dias

---

A oferta enteral em pacientes graves é frequentemente insuficiente devido a alguns fatores como necessidade de restrição hídrica, suspensões para procedimentos e/ou interrupção por instabilidade hemodinâmica.

Durante a terapia nutricional, podem ocorrer duas importantes complicações: superalimentação e síndrome de realimentação.

A prevalência de desnutrição em crianças hospitalizadas mantém-se inalterada há vários anos. Tem implicações na duração da internação, curso da doença e morbidade. Enquanto os problemas associados à desnutrição já são bem documentados, a superalimentação também acarreta consequências deletérias.

A superalimentação ocorre quando a administração de calorias ou outras substâncias excede as necessidades metabólicas da homeostase, variando conforme alguns fatores como idade, estado nutricional e clínico, além da fase da doença, sendo que este excesso pode causar sobrecarga principalmente pulmonar e hepática. Tem-se especial preocupação com prematuros que apresentam imaturidade da função pulmonar e baixa reserva respiratória com dependência ventilatória.

O coeficiente respiratório (CR) é a relação entre a produção de CO_2 ($\dot{V}CO_2$) em relação ao consumo de O_2 ($\dot{V}O_2$). Os macronutrientes como carboidratos, proteínas e lipídios têm coeficientes respiratórios de 1; 0,809 e 0,707, respectivamente.

1 PRINCÍPIOS DA NUTRIÇÃO ENTERAL

Uma oferta excessiva de carboidratos (CHO) com ou sem elevação das calorias pode ter efeito negativo na respiração pelo aumento da produção de CO_2, sendo que a associação com a elevação da oferta proteica exacerba este efeito pelo aumento da sensibilidade respiratória, ao passo que a substituição por 25 a 35% de lipídios reduz a lipogênese e o CO_2 com consequente diminuição do CR.

Vários processos metabólicos ocorrem simultaneamente e o CR reflete a rede desses efeitos, sendo que um valor > 1 representa alta atividade de lipogênese, geralmente associada à superalimentação. O CR para a lipogênese é de 2,75, sendo a única reação metabólica que utiliza energia com CR maior que 1.

A oferta excessiva de CHO causa elevação da insulinemia com diminuição da oxidação das gorduras, da cetogênese e aumento da oxidação de CHO, da lipogênese com depósito hepático e elevação das transaminases por lesão hepática e/ou colestase.

O excesso de lipídios pode inibir a depuração bacteriana hepática associada a aumento da ativação de neutrófilos pulmonares com efeito pró-inflamatório.

A superalimentação, tal qual a hiperglicemia, prejudica a imunidade com elevação da morbimortalidade em pacientes adultos e pediátricos. É particularmente perigosa em pacientes graves nos quais o excesso de caloria não podem ser depositado, por exemplo, no tecido adiposo.

A síndrome de realimentação exige monitorização criteriosa por meio de protocolos e parâmetros metabólicos avaliados antes do início e periodicamente durante a terapia nutricional, levando-se em consideração as condições de base do paciente, bem como da doença e a duração da terapia.

Os pacientes com alto risco devem ser seguidos cuidadosamente com reposição de vitaminas, minerais e eletrólitos antes do início da nutrição. A prevenção é de extrema importância devido ao fato de que as complicações metabólicas e fisiopatológicas são potencialmente fatais pelo envolvimento cardíaco, respiratório, hepático e sistema neuromuscular.

Observam-se deficiências principalmente de potássio, fósforo e magnésio, além de tiamina combinada com retenção de sódio e água.

Os pacientes de risco devem iniciar a terapia nutricional com aproximadamente 25% da meta estimada e progredir em três a cinco dias para a oferta total sob monitorização laboratorial e clínica rigorosa.

As descrições das referências da oferta nutricional estão descritas a seguir.

As *Recommended Dietary Allowances* – RDA (ingestão dietética recomendada) são definidas como os níveis de nutrientes essenciais que, com base nos conhecimentos científicos, são julgados adequados para cobrir as necessidades de nutrientes específicos de praticamente todos os indivíduos sadios com oferta de alimentos por via oral.

As *Dietary Reference Intakes* – DRI são designadas para pacientes saudáveis, ingerindo tipicamente por via oral. Incluem quatro conceitos de referência para consumo de nutrientes.

Definições de referência de oferta dietética:

1. *Estimated average requirement* – EAR: necessidade média estimada, com valor estimado para cobrir as necessidades de 50% dos indivíduos saudáveis.

2. *Recommended Dietary Allowances* – RDA: conceito de valor máximo ou limite superior, quando existe evidência, para reduzir o risco de efeitos adversos da oferta excessiva de um nutriente de qualquer fonte (alimento, suplemento ou fortificante).

3. *Adequate intake* – AI: média recomendada de consumo diário de nutrientes baseada em aproximações ou estimativas observacionais ou experimentais por grupo(s) de pessoas saudáveis usada quando uma RDA não pode ser determinada.

4. *Tolerable upper intake level* – UL: maior média diária de oferta de nutrientes para os quais não causem risco de efeitos adversos à saúde de indivíduos da população geral.

As DRI diferem da RDA em alguns aspectos como:

1. Baseado em valores para prevenir sinais de deficiência ou doenças crônicas degenerativas.

2. Conceito de valor máximo ou superior para reduzir o risco de efeitos adversos (alimento, suplemento ou fortificante).

3. Permitir a evolução de componentes com benefícios mesmo sem definição de nutriente essencial (por exemplo, fibras).

A retirada da NE pode ser iniciada a partir da estabilização do quadro e após alcançar a proposta nutricional. O processo de desmame consiste em aumento da oferta por via oral (VO) "passo a passo" associado à diminuição da NE com duração variável, sendo suspensa quando a oferta por VO alcance as recomendações calóricas com manutenção do crescimento e desenvolvimento.

Caso o paciente possa ingerir por VO, pode associar NE noturna com preservação e estimulação das funções orais sensórias e motoras durante o dia.

1 PRINCÍPIOS DA NUTRIÇÃO ENTERAL

A suspensão da NE só deve ser indicada a partir da observação de ingestão por VO consistente de, no mínimo, 60 a 70% da oferta proteico--calórica para a qual pode associar-se o uso de suplementos. Quantidades inferiores na ingestão por VO dificilmente conseguem atingir a meta, pois, mesmo com o aumento da quantidade do suplementação, ocorre redução inversamente proporcional da ingestão por VO sem atingir a meta proposta.

BIBLIOGRAFIA

ASPEN. Board of Directors and The Clinical Guidelines Task Force. Guidelines for the Use of Parenteral and Enteral Nutrition in Adult and Pediatric Patients. JPEN 2002; 26:S97-S137.

ASPEN. Board of Directors and the Clinical Guidelines Task Force. Guidelines for the use of parenteral and enteral nutrition in adult and pediatric patients [erratum in JPEN 2002;26:144]. JPEN 2002;26(Suppl 1): 1SA-138SA.

Alpers DH, Stenson WF, Bier DM. Manual of nutritional therapeutics. 4th ed. Philadelphia: Lippincott Williams & Wilkins; 2002.

Axelrod D, Kazmerski K, Iyer K. Pediatric enteral nutrition. JPEN 2006;30:S21-S26.

Baker SS, Baker RD, Davis AM. Pediatric nutrition support. Massachusetts: Jones and Bartlett Publishers; 2007.

Boateng AA, Sriram K, Meguid MM, Crook M. Refeeding syndrome: treatment considerations based on collective analysis of literature case reports. Nutrition 2010; 26:156-167.

Cely CM, Arora P, Quartin AA et al. Relationship of baseline glucose homeostasis to hyperglycemia during medical critical illness. Chest 2004;126:879-887.

De Klerk G, Hop WC, de Hoog M, Joosten KF. Serial measurements of energy expenditure in critically ill children: useful in optimizing nutritional therapy? Intensive Care Med 2002;28:1781-1785.

Derumeaux-Burel H, Meyer M, Morin L, Boirie Y. Prediction of resting energy expenditure in a large population of obese children. Am J Clin Nutr 2004;80:1544-1550.

Detsky AS, McLaughlin JR, Baker JP et al. What is subjective global assessment of nutritional status? JPEN 1987;11:8-13.

Dominioni L, Trocki O, Fang CH et al. Enteral feeding in burn hypermetabolism: nutritional and metabolic effects of different levels of calorie and protein intake. 1985;9:269-279.

Dudrick S. Foreword. JPEN 2002;26:S2-S3.

Elwyn DH, Kinney JM, Jeevanandam M et al. Influence of increasing carbohydrate intake on glucose kinetics in injured patients. Ann Surg 1979;190:117-127.

Forchielli ML, Bines J. Enteral nutrition. In Walker WA, Watkins JB (eds). Nutrition in pediatrics: basic science and clinical applications. Hamilton, Ontario: BC Decker, Inc; 1996. pp. 945-956.

Framson CM, LeLeiko NS, Dallal GE et al. Energy expenditure in critically ill children. Pediatr Crit Care Med 2007;8:264-267.

Fussell ST. Enteral formulations. In Materese LE, Gottschlich MM. Contemporary nutrition support practice. 2nd ed. Philadelphia, PA: Saunders; 2004. pp. 188-200.

Goldman AS. The immune system of human milk: antimicrobial, antiinflammatory and immunomodulating properties. Pediatr Infect Dis J 1993;12:664-671.

Goulet O, Koletzko B. Nutritional support in children and adolescents. In Sobotka L (ed). Basics in clinical nutrition. 3rd ed. Prague: Galen; 2004. pp. 439-454.

Hall NJ, Peters M, Eaton S, Pierro A. Hyperglycemia is associated with increased morbidity and mortality rates in neonates with necrotizing enterocolitis. J Pediatr Surg 2004;39:898-901.

Hanson LA, Ashraf R, Zaman S et al. Breast feeding is a natural contraceptive and prevents disease and death in infants, linking infant mortality and birth rates. Acta Paediatr 1994;83:3-6.

Holliday MG, Segar WE. The maintenance need for water in parenteral fluid therapy. Pediatrics 1957;19:823-832.

Jequier E. The influence of nutrient administration on energy expenditure in man. Clin Nutr 1986;5:181-186.

King BK, Kudsk KA, Li J et al. Route and type of nutrition influence mucosal immunity to bacterial pneumonia. Ann Surg 1999;229:272-278.

Kondrup J, Allison SP, Elia M et al. ESPEN guidelines for nutrition screening 202. Clin Nutr 2003;22:415-421.

Körner U, Bondolfi A, Nuhler E et al. Ethical and legal aspects of enteral nutrition. Clin Nutr 2006;25:196-202.

Kraft MD, Btaiche IF, Sacks GS. Review of the refeeding syndrome. Nutr Clin Pract 2005;20:625-633.

Kudsk KA, Croce MA, Fabian TC et al. Enteral versus parenteral feeding. Effects on septic morbidity after blunt and penetrating abdominal trauma. Ann Surg 1992; 215:503-511.

Letton RW, Chwals WJ, Jamie A, Charles B. Early postoperative alterations in infant energy use increase the risk of overfeeding. J Pediatr Surg 1995;30:988-992.

Lochs H, Allison SP, Meier R et al. Introductory to the ESPEN Guidelines on enteral nutrition: terminology, definitions and general topics. Clin Nutr 2006;25:180-186.

Lochs H, Dejong C, Hammarqvist F et al. ESPEN guidelines on enteral nutrition: gastroenterology. Clin Nutr 2006;25:260-274.

Lochs H, Pichard C, Allison SP. Evidence supports nutritional support. Clin Nutr 2006;25:177-179.

Medzhitov R, Janeway C Jr. Innate immunity. N Engl J Med 2000;343:338-344.

Mlcak RP, Jeschke MG, Barrow RE, Herndon DN. The influence of age and gender on resting energy expenditure in severely burned children. Ann Surg 2006;244:121-130.

Nevin-Folino N, Miller M. Enteral nutrition. In Samour PQ, Helm KK, Lang CE (eds). Handbook of pediatric nutrition. 2nd ed. Gaithersburg, MD: Aspen Publisher, Inc.; 1999. pp. 513-549.

Norman K, Lochs H, Pirlich M. Malnutrition as prognostic factor. Chir Gastroenterol 2004;20:175-180.

Piestro A, Jones MO, Hammond P et al. A new equation to predict the resting energy expediture of surgical infants. J Pediatr Surg 1994;29:1103-1108.

Rogers EJ, Gilbertson HR, Heine RG, Henning R. Barriers to adequate nutrition in critically ill children. Nutrition 2003;19: 865-868.

Rubecz I, Mestyán J. Postprandial thermogenesis in human milk-fed very low birth weight infants. Biol Neonate 1986;49:301-306.

Shaw V, Lawson M (eds). Clinical paediatric dietetics. 2nd ed. London: Blackwell; 2001.

Stanga Z, Brunner A, Leuenberger M et al. Nutrition in clinical practice – the refeeding syndrome: illustrative cases and guidelines for prevention and treatment. Eur J Clin Nutr 2008;62:687-694.

Stratton RJ, Green CJ, Elia M. Disease-related malnutrition: an evidence-based approach to treatment. CAB international; 2003.

Taylor RM, Cheeseman P, Preedy V et al. Can energy expenditure be predicted in critically ill children? Pediatr Crit Care Med 2003;4:176.

Taylor RM, Preedy VR, Baker AJ, Grimble G. Nutritional support in critically ill children. Clin Nutr 2003;22:365-369.

Valentini L, Schutz T, Allison S et al. (eds). ESPEN guidelines on enteral nutrition. Clin Nutr 2006;25:177-360.

Van den Berg B, Stam H. Metabolic and

respiratory effects of enteral nutrition in patients during mechanical ventilation. Intensive Care Med 1988;14:206-211.

Vazquez Martinez JL, Martinez-Romillo PD, Diez Sebastian J, Ruza Tarrio F. Predicted versus measured energy expenditure by continuous, online indirect calorimetry in ventilated, critically ill children during the early postinjury period. Pediatr Crit Care Med 2004;5:19-27.

White MS, Shepherd RW, McEniery JA. Energy expenditure in 100 ventilated, critically ill children: improving the accuracy of predictive equations. Crit Care Med 2000;28:2307-2312.

White MS, Shepherd RW, McEniery JA. Energy expenditure measurements in ventilated critically ill children: within- and betweenday variability. JPEN 1999;23:300-304.

CAPÍTULO 2

Componentes das Fórmulas e Dietas Enterais

As dietas enterais devem atender às recomendações para a idade e a condição clínica dos pacientes, sendo compostas, de forma balanceada, por proteínas, carboidratos, lipídios, fibras, eletrólitos, minerais, vitaminas e água.

MACRONUTRIENTES

A distribuição dos macronutrientes (em relação ao valor energético total) está descrita na tabela III-1.

Carboidratos

São os módulos mais frequentemente usados para aumentar a densidade calórica, combinando bem com fórmulas líquidas e contribuindo para a osmolalidade final da dieta, inversamente proporcional ao tamanho da sua molécula.

A maioria dos carboidratos (CHO) oferecidos da dieta normal alcança os tecidos periféricos como glicose. É utilizada por todas as células, servindo como substrato metabólico para músculo, fígado, coração, rins, intestino e, obrigatoriamente, para o cérebro, medula renal e eritrócitos.

2 COMPONENTES DAS FÓRMULAS E DIETAS ENTERAIS

Tabela III-1 – Distribuição dos macronutrientes.

Idade	Carboidratos	Proteínas	Lipídios
0-6 meses	60g (AI)	9,1g (AI)	31g (AI)
7-12 meses	95g (AI)	13,5g (RDA)	30g (RDA)
1-3 anos	45-64%	5-20%	30-40%
4-8 anos	45-65%	5-20%	25-35%
9-13 anos (M)	45-65%	10-30%	25-35%
9-13 anos (F)	45-65%	10-30%	25-35%
14-18 anos (M)	45-65%	10-30%	25-35%
14-18 anos (F)	45-65%	10-30%	25-35%

M = sexo masculino; F = sexo feminino; AI = ingestão adequada; RDA = ingestão dietética estimada.

A oferta excessiva de glicose pode ser responsável por alterações como:

• Hiperglicemia em associação a aumento de mortalidade secundária a infecção, maior tempo de ventilação mecânica e de internação em UTI.

• Lipogênese e depósito de gordura com consequente esteatose hepática e aumento de produção de triglicerídeos (VLDL-colesterol) pelo fígado.

• Aumento da produção de CO_2 e ventilação/minuto.

• Comprometimento do metabolismo proteico.

No quadro III-4 descrevem-se tipos, características e fontes dos CHO.

É uma fonte de energia essencial para pacientes pediátricos. A partir das necessidades de glicose do cérebro humano, a recomendação mínima de CHO é de 9g/100kcal, baseada no cálculo das necessidades de glicose para oxidação obrigatória do sistema nervoso central e, ao mesmo tempo, minimizando a gliconeogênese, sugerindo-se um conteúdo máximo de 14g/100kcal, equivalendo a, aproximadamente, 56% da oferta energética.

O leite materno contém aproximadamente 40% da oferta calórica de lactentes sob a forma de CHO (aproximadamente 80% de lactose e 20% de oligossacárides). Correspondem de 40 a 60% do valor calórico total das fórmulas infantis, sendo que as principais fontes de CHO nas dietas enterais são o amido e a maltodextrina e a maioria das dietas enterais pediátricas contém de 40 a 55% das calorias na forma de CHO.

A etiologia da hiperglicemia durante estados hipercatabólicos é multifatorial e, embora a prevalência em pacientes críticos em unidades de terapia intensiva pediátrica seja elevada, não existe respaldo de literatura

PARTE III NUTRIÇÃO ENTERAL

Quadro III-4 – Tipos, características e fontes dos carboidratos.

Monossacárides
- Características
  - facilidade de digestão/absorção
  - grande influência na osmolalidade (ED = 100)
- Tipos
  - frutose
  - glicose (dextrose)
  - galactose

Dissacárides
- Características
  - rápida hidrólise da sacarose e maltose
  - maioria das NE são isentas de lactose
  - confere sabor adocicado
- Tipos
  - sacarose: glicose + frutose
  - maltose: glicose + glicose
  - lactose: glicose + galactose

Oligossacárides
- Características
  - rápida hidrólise
  - maior absorção que glicose livre
  - melhora absorção de cátions bivalentes (Ca, Mg) e Zn
  - melhora a percepção do sabor adocicado
  - exige menor capacidade de digestão/absorção
  - interfere menos na osmolalidade
- Fontes
  - polímeros de glicose
  - maltodextrina (ED < 20)

Polissacárides
- Características
  - baixo poder osmótico
  - relativamente insolúveis
  - necessitam de digestão/absorção adequada
- Fontes: principalmente na forma de amido de milho ou tapioca (ED = 1), xarope de milho (ED 20 a 65), purê de leguminosas ou cenoura

ED = equivalente de dextrose; NE = nutrição enteral.

2 COMPONENTES DAS FÓRMULAS E DIETAS ENTERAIS

quanto à indicação de controle agressivo da glicemia, pois tanto a hipoglicemia quanto a hiperglicemia estão associadas a aumento do tempo de internação e mortalidade.

A glicose é encontrada em quantidade mínima no leite humano e, inclusive, considerada imprópria para o uso rotineiro em fórmulas infantis. Durante o tratamento de aquecimento das fórmulas, pode reagir não enzimaticamente com proteínas e formar produtos *Maillard*. Além disso, pode levar a acentuado aumento indesejado da osmolalidade, calculando-se que a adição de 1g de glicose por 100ml de fórmula aumente a osmolalidade em 58mOsm/kg.

A atividade do transporte de glicose pode ser avaliada desde 11 semanas de gestação, mostrando adequação e eficácia em prematuros e a termo por meio do teste de D-xilose.

Os recém-nascidos até 6 meses de idade apresentam a atividade da amilase pancreática de aproximadamente 0,5% dos adultos, provavelmente secundária à redução de receptores de colecistocinina nas células acinares. No entanto, a amilase salivar, amilase do leite materno e as glicosidases da mucosa já estão adequadas para a digestão de polímeros de glicose desde o nascimento, mesmo em prematuros de 26 semanas. Dos leites utilizados, apenas o humano apresenta atividade intrínseca da amilase.

A amilase salivar quebra a maltose em glicose e está presente desde 16 semanas de gestação, sendo, no entanto, inefetiva em pH < 3,0. As glicosidades da "borda em escova" estão presentes desde 12 semanas de gestação, sendo que a maltase e a isomaltase apresentam ~70% da atividade dos adultos ao redor da 26 a 34 semanas, e a lactase, apenas 30% da atividade do recém-nascido de 34 semanas.

Existe dúvida quanto à eficiência da digestão da lactose pela fermentação bacteriana no cólon de prematuros com formação de ácidos graxos de cadeia curta e álcool, os quais são utilizados como fonte de energia dos colonócitos.

Outro aspecto importante é a intolerância à lactose, sendo que a maioria das dietas enterais pediátricas utilizadas a partir de 1 ano de idade não contém lactose ou está presente em quantidade limitada.

A galactose representa 50% dos monossacárides da lactose, sendo absorvida pelo mesmo mecanismo da glicose, alcançando o sistema porta e sendo convertida em glicogênio ou glicose no fígado.

A adição de frutose ou sacarose (dissacárides que contêm glicose e frutose) pode acarretar efeitos adversos graves, incluindo óbito, em lactentes afetados por intolerância hereditária à frutose (aldolase B ou frutose-1-fosfato aldolase), sendo descrita incidência de até 1:20.000 em algumas populações. Observa-se um quadro clínico e laboratorial com hipoglicemia, vômitos, desnutrição, cirrose hepática e, particularmente nos mais jovens, risco de morte súbita. Devido a estes efeitos, não se recomenda a adição dietética de sacarose e frutose em fórmulas ou alimentos até 4 a 6 meses de idade. Após esta idade, considera-se seu uso devido ao fato de que a absorção da frutose não requer a ação da insulina, aspecto particularmente importante nos pacientes diabéticos insulinodependentes.

Considerando a habilidade de lactentes para digerir amido e a possibilidade de inclusão em algumas fórmulas por necessidades técnicas, pode utilizar-se de amido (cozido ou gelatinizado) em até 30% do total de CHO ou 2g/100ml.

Proteínas

Estão disponíveis como proteínas intatas, hidrolisadas ou aminoácidos. Na forma íntegra, necessitam de digestão para peptídios menores antes da absorção e são mais palatáveis. Os hidrolisados proteicos são proteínas que tiveram alteração enzimática ou química para pequenos peptídios ou aminoácidos livres e, portanto, têm sua absorção facilitada e, entretanto, podem aumentar a osmolalidade e causar náuseas, *dumping* e/ou retardo do esvaziamento gástrico.

A maioria das NE são baseadas em caseína (sódio ou cálcio), soja ou soro do leite e nas dietas enterais também pode utilizar lactoalbumina e ovo.

Descrevem-se as quantidades mínimas e máximas de proteína do leite de vaca, da soja e do hidrolisado de leite de vaca, pois são as principais fontes que delineiam as fórmulas. As proteínas derivadas de leite de vaca geralmente são modificadas, isto é, enriquecidas com soro de leite e outros conteúdos nitrogenados com menores fatores de conversão do que a caseína.

As proteínas não estão vinculadas à produção de energia mas sim fontes de aminoácidos para a promoção de retenção nitrogenada e consequente aumento de massa muscular. Para tanto, é necessária a oferta suficiente de "calorias não proteicas para cada grama de nitrogênio", variando conforme a idade, necessidades de cada paciente e doença, geralmente ao redor de 1:150, podendo chegar a 1:80 em adultos.

Propõe-se um nível máximo de nitrogênio não proteico (NPN) nas fórmulas, pois o conteúdo proporcional de aminoácidos metabolizável geralmente diminui com maior porcentagem do total de nitrogênio composto por NPN. O leite humano tem aproximadamente 20 a 25% de NPN, dos quais mais de 50% pode ser usado metabolicamente. Nas fórmulas, o NPN é menos utilizado, devendo ser, no máximo, de 20% do nitrogênio

2 COMPONENTES DAS FÓRMULAS E DIETAS ENTERAIS 105

total em fórmulas baseadas em proteína do leite de vaca não hidrolisada. Grandes conteúdos de NPN podem ser encontrados em algumas frações do soro do leite separadas por troca iônica, eletrodiálise ou ultrafiltração, isolado de proteína de soja parcialmente hidrolisada ou hidrolisado de leite de vaca.

Hidrolisados proteicos de leite de vaca variam no conteúdo total, composição relativa e biodisponibilidade, sendo utilizado o termo "parcialmente hidrolisada" com respeito à diferente retenção de nitrogênio para uso no crescimento e, consequentemente, menor valor biológico.

Recomenda-se o conteúdo proteico bruto das fórmulas no mínimo de 1,8 a 2g/100kcal, baseado na medida de proteína verdadeira ([nitrogênio proteico total-não proteico] × 6,25), garantindo uma quantidade mínima de nitrogênio de aminoácido disponível para a síntese proteica e, entretanto, não excedendo 3g/100kcal.

As fórmulas baseadas em isolado de soja, as quais apresentam menor digestibilidade e valor biológico do conteúdo nitrogenado, devem ter um conteúdo proteico mínimo de 2,25g e máximo de 3g/100kcal. As dietas enterais apresentam conteúdo proteico que varia de 10 a 20% da oferta calórica total.

Existe uma recomendação das necessidades proteicas conforme a faixa etária (RDA) descrita no quadro III-5.

Quadro III-5 – Necessidades proteicas de acordo com a faixa etária.	
Idade	**Proteína (g/kg/dia)**
7-12 meses	1,2
1-3 anos	1,05
4-8 anos	0,95
8-13 anos	0,95
14-18 anos (M)	0,85
14-18 anos (F)	0,85

Os aminoácidos são categorizados em essências, condicionalmente essenciais e não essenciais. Os essenciais são aqueles que o organismo não produz, sendo indispensável seu suprimento. Os condicionalmente essenciais podem tornar-se essenciais em determinadas situações clínicas, como jejum e estresse, e os não essenciais podem ter produção endógena a partir de outros aminoácidos e vitaminas, dependendo das necessidades do organismo.

A concentração de fenilalanina e tirosina, metionina e cisteína, respectivamente, devem ser adicionadas juntas se a relação de fenilalanina para tirosina ou metionina para cisteína for, respectivamente, de 0,7 a 1,5:1, a qual corresponde às relações usuais no leite humano e nas proteínas corporais.

Os módulos proteicos devem considerar a qualidade da proteína, osmolalidade, viscosidade, palatabilidade e preferência do paladar do paciente. Contribuem para carga osmolar renal e devem ser incluídos nos cálculos da estimativa da carga de soluto renal.

Pacientes em quadros hipercatabólicos apresentam aumento da degradação e da síntese de proteínas totais para a formação de proteínas de fase aguda, resultando em balanço proteico e nitrogenado negativo, caracterizado pela perda de massa muscular esquelética, perda de peso e disfunção imune. O catabolismo proteico para gerar glicose e proteínas inflamatórias é uma excelente adaptação a curto prazo, mas é limitado pelas reservas proteicas reduzidas em crianças e recém-nascidos.

Durante o jejum e em estados catabólicos, apenas a oferta de CHO é insuficiente para reduzir a produção endógena de glicose via gliconeogênese. Consequentemente, sem a eliminação do fator causal do dano para o catabolismo, ocorre perda progressiva de massa proteica muscular de órgãos críticos, como musculatura diafragmática e intercostal, levando a comprometimento respiratório, além da função cardíaca.

A quantidade de proteína necessária para a acreção proteica é maior nos pacientes graves, além do fato de pacientes pediátricos demonstrarem degradação proteica 25% maior após cirurgia e aumento de 100% na excreção nitrogenada urinária nos pacientes com sepse bacteriana. Portanto, a quantidade proteica para a síntese proteica, cicatrização, resposta inflamatória e preservação da massa muscular é muito maior do que em adultos.

As ofertas calóricas e proteicas estão intimamente relacionadas. Antes da suplementação proteica, deve-se avaliar a oferta energética, sendo que ofertas maiores de 4 a 6g/kg/dia de proteína não oferecem vantagens no crescimento e, inclusive, podem causar uremia, acidose e alterações neurológicas, principalmente em pacientes com comprometimento das funções renal e/ou hepática.

A acidez gástrica é observada em fetos de 16 semanas de gestação, sendo que recém-nascidos prematuros produzem menos ácido do que os a termo, mas mantêm pH < 4,0, com uma produção duas vezes maior de ácido clorídrico até 1 ano de idade. O pH > 5,0 é observado por maiores períodos pós-prandiais, tendo consequente ativação da pepsina para valores de apenas 20% dos adultos com restrição da digestão proteica.

2 COMPONENTES DAS FÓRMULAS E DIETAS ENTERAIS 107

As proteases pancreáticas são secretadas inativas como zimogênios com ativação do tripsinogênio pelas enterocinases em tripsina que, por sua vez, ativam outras proteases. É a mais importante protease e corresponde a 20% da secreção pancreática com aumento da atividade após o nascimento a níveis próximos ao dos adultos, mesmo em prematuros, sendo que as demais têm $\leq$ 60% da atividade dos adultos. As enterocinases podem ser detectadas desde 24 semanas de gestação com maior atividade no duodeno e pequeno aumento pós-natal, sem muito conhecimento a respeito da ontogenicidade.

A "borda em escova" contém um sortimento de aminoácidos específicos transportadores para facilitar a absorção. A redução da atividade enzimática não parece afetar a eficiência da digestão proteica, podendo absorver de 1,95 a 3,75g/kg/dia de proteína de leite de vaca até 4 meses de idade, mesmo em relação às proteínas intatas imunologicamente ativas em prematuros.

Lipídios

Os lipídios são administrados predominantemente como triglicerídeos tanto de cadeia longa (TCL) como de cadeia média (TCM).

Os TCL contêm ácidos graxos com cadeia de carbono maior de 12 em sua estrutura e, apenas estes contêm os ácidos graxos essenciais, estimulam a formação de quilomícrons e, portanto, transportam as vitaminas lipossolúveis.

Os TCM apresentam-se com 6 a 12 átomos de carbono, não são reesterificados pelos enterócitos e são transportados ligados à albumina como ácidos graxos livres pela circulação porta. Não são estocados em depósito de gordura, mas são oxidados para ácido acético e têm eficiência de absorção ~4 vezes maior que os TCL, sem necessidade da carnitina.

Os ácidos graxos de cadeia curta (com menos de 6 carbonos na sua estrutura) são formados no trato digestório e não estão disponíveis como módulos nutricionais.

A recomendação de lipídios nas fórmulas infantis é de 4,4 a 6g/100kcal, equivalendo a aproximadamente 40 a 54% do conteúdo energético, similar aos valores encontrados tipicamente no leite humano. Pacientes com mais de 2 anos de idade necessitam de uma quantidade aproximada de 30% da oferta dietética.

As recomendações de ingestão de gorduras em pacientes com mais de 2 anos de idade estão descritas no quadro III-6.

As gorduras são os macronutrientes com maior densidade calórica, sendo que os TCM oferecem 8,2 a 8,3kcal/g, e os TCL, 9kcal/g. Geralmen-

PARTE III NUTRIÇÃO ENTERAL

Quadro III-6 – Ingestão de gorduras para pacientes com mais de 2 anos de idade.	
Dieta > 2 anos	**Quantidade (% VET)**
VET de gordura	30-40
Gordura saturada	$\leq$ 10 (C12, C14, C16)
PUFA	5-15
ω-6	4-13
ω-3	1-2
ω-6:ω-3	5:1-10:1
Monoinsaturado	Sem restrição, limite máximo VET
Colesterol	300mg/dia
Vitaminas antioxidantes	Consumo desejável

VET = valor energético total; PUFA = ácidos graxos poli-insaturados.

te são insolúveis em água e, embora o TCM seja menos do que o TCL, não necessitam de emulsificantes se a concentração for < 30% da oferta energética, devendo ser formulados diariamente. A infusão não deve ficar parada por mais de 3 a 4 horas, pois pode ocorrer precipitação da solução e risco de aspiração da formulação por refluxo ou vômitos com complicação como a pneumonia lipóidica.

O TCM é oferecido principalmente pelo óleo de coco ou industrialmente extraído, sendo rapidamente hidrolisado e efetivamente absorvido para a circulação porta, mesmo com baixas concentrações de enzimas pancreáticas e ausência de sais biliares. A oferta excessiva de TCM pode causar diarreia osmótica e não oferece ácidos graxos essenciais (AGE), sendo que a maioria das dietas baseadas em TCM inclui aproximadamente 50% de AGE do TCL.

Os TCL promovem motilidade intestinal e estimulam a secreção pancreática e biliar. Tem como fontes principais os óleos de soja, milho, girassol, peixe etc. No entanto, o excesso de TCL na luz intestinal hidroxilado por bactérias pode reverter a absorção de água e eletrólitos causando secreção e piorando a absorção. A oferta total de lipídios deve ser de 3 a 4g/kg/dia, dependendo da idade, capacidade absortiva e tolerância digestiva.

Exercem baixo efeito na osmolalidade e provêm ácidos graxos essenciais para garantir a integridade da membrana celular, transporte de vi-

2 COMPONENTES DAS FÓRMULAS E DIETAS ENTERAIS

109

taminas lipossolúveis, mediadores da comunicação célula-célula e produção de eicosanoides. São os nutrientes com maior densidade calórica, correspondendo a 30 a 35% do valor calórico total da formulação.

O colesterol é encontrado somente em alimentos de origem animal, como leite integral e derivados (queijos amarelos, manteiga, creme de leite etc.), carne de vaca, carne de porco, enlatados, vísceras (miolo, fígado, língua, coração etc.) e animais marinhos (lagosta, camarão, ostra etc.), gema de ovo, bem como derivados como bolos, tortas, massas.

O ácido láurico (óleo de coco), mirístico (noz-moscada, óleo de palma, leite e derivados, carne bovina) e palmítico (óleo de dendê) elevam o colesterol (aterogênico) e a concentração de lipoproteínas, sendo que o somatório dos primeiros não deve exceder 20% do conteúdo total de gordura.

Os ácidos graxos saturados reduzem o número de receptores hepáticos do LDL-colesterol, o que pode inibir a remoção plasmática com alteração no conteúdo das membranas.

Os ácidos graxos poli-insaturados (PUFA) são os mais comuns nas membranas celulares, classificados em ômega-3 (ácido linolênico) e ômega-6 (ácido linoleico), este último mais abundante e essencial para o ser humano. Têm ação hipocolesterolêmica por promoverem excreção do colesterol e produtos pelos sais biliares, redistribuir o colesterol entre sangue e tecidos, aumentar o número de receptores de LDL-colesterol no fígado e reduzir a capacidade de carreador do LDL-colesterol.

Os principais LC-PUFA no leite humano podem ser da série ω-3 como o ácido docosa-hexaenoico (DHA, 22:6ω-3) e da série ω-6 como o ácido araquidônico (ARA, 20:4ω-6). Como ambos usam da mesma via de elongase e dessaturase, têm caráter competitivo das mesmas vias mas com diferentes efeitos no metabolismo eicosanoide, fisiologia da membrana e função imune.

Os ômegas-6 têm como fontes principais os óleos vegetais (açafrão, girassol, soja e milho), devendo ser menor de 7% do valor calórico total da dieta. É precursor do ácido araquidônico (ARA) que, por sua vez, promove produção de mediadores como prostaglandinas, leucotrienos e tromboxanos envolvidos nos processos inflamatórios com função imunológica. O conteúdo mínimo de ácido linoleico é de 300mg/100kcal, e o máximo, de 1.200mg/100kcal, a partir do qual pode induzir alterações metabólicas nas lipoproteínas, função imune, balanço dos eicosanoides e estresse oxidativo.

Os ômegas-3 têm como precursor o ácido alfalinolênico, também essencial ao organismo, tendo como fontes principais óleos vegetais (soja, linhaça) e fitoplâncton (peixes como salmão, cavala, arenque).

110 PARTE III NUTRIÇÃO ENTERAL

Também sofre ação de alongamento e desidrogenização com transformação em ácidos eicosapentanoicos (EPA) e docosa-hexacólico (DHA) que, por sua vez, também participam da formação de outras séries de mediadores de prostaglandina e leucotrienos menos potentes no aspecto inflamatório. Reduzem os níveis de triglicerídeos por inibição da secreção hepática de VLDL-colesterol pela diminuição da atividade de enzimas responsáveis pela síntese de TGL. É considerado um ácido graxo essencial, por ser precursor do DHA, relacionado com o desenvolvimento infantil, necessitando de oferta mínima de 50mg/100kcal (0,45% da oferta calórica). No entanto, conforme certas circunstâncias, ofertas excessivas podem aumentar o risco de peroxidação lipídica, produtos rancificados e alterar a estabilidade da fórmula.

Portanto, existe relação entre o ácido linoleico e o ácido linolênico, bem como os ácidos graxos de cadeia longa poli-insaturados e eicosanoides resultantes de seu metabolismo. Recomenda-se uma relação de 5 a 15:1 com consequente limitação do conteúdo de ácido linolênico de 1/5 (240mg/100kcal), sem necessidade de nível máximo.

O metabolismo lipídico geralmente está acelerado em pacientes críticos, cirúrgicos e traumatizados, sendo demonstrado maior nível de oxidação de gordura, sugerindo que os ácidos graxos sejam a principal fonte de energia em crianças hipercatabólicas. O aumento da demanda de lipídios associada a estoques limitados torna os pacientes críticos suscetíveis à deficiência de ácidos graxos essenciais, caso não sejam administrados de forma adequada, manifestando-se clinicamente com dermatite, alopecia, trombocitopenia e aumento da suscetibilidade a infecções bacterianas.

Os ácidos graxos monoinsaturados (ômega-9) têm como principal fonte o ácido oleico presente no óleo de oliva, canola e oleaginosas (castanha, nozes, amêndoa). Reduzem o colesterol total e a fração LDL-colesterol, inibindo a agregação plaquetária e antitrombótica.

A placa aterosclerótica depende do colesterol total, principalmente da parte esterificada, sendo apenas 3 a 4% de TGL. No entanto, lipoproteínas ricas em TGL remanescentes de quilomícros, VLDL-colesterol e IDL-colesterol, ultrapassam o endotélio e fornecem lipídios (triglicerídeos e colesterol esterificado) para macrófagos e células musculares lisas na íntima arterial, além de diminuírem o HDL-colesterol.

A hidrogenação de óleos poli-insaturados produz gordura vegetal hidrogenada (transisomérica), a qual interfere no metabolismo dos ácidos graxos essenciais, possui propriedades físicas, químicas e metabólicas dos ácidos graxos saturados sem elucidação de questões relacionadas a absorção, catabolismo e incorporação nas membranas celulares. Suas fontes

2 COMPONENTES DAS FÓRMULAS E DIETAS ENTERAIS

principais são as gorduras e os óleos hidrogenados como margarinas, gorduras de sorvetes, pães, chocolate, maionese etc., dando a consistência mais sólida. Os demais ácidos graxos apresentam-se predominantemente na forma *cis*.

Os ácidos graxos *trans* não apresentam benefício nutricional conhecido para pacientes pediátricos, com elevado número de efeitos biológicos adversos, como a diminuição da dessaturação microssomal e elongação da cadeia de ácidos graxos essenciais e a alteração do metabolismo de lipoproteína. Portanto, orienta-se a limitação do uso em fórmulas infantis, considerando a variação de concentração de ácidos graxos *trans* no leite de vaca e que várias fórmulas contêm leite da vaca em sua formulação. Além do uso de óleos hidrogenados, recomenda-se que o conteúdo de ácidos graxos *trans* não deva exceder 3% do conteúdo total de gordura.

O perfil lipídico está descrito no quadro III-7.

Quadro III-7 – Perfil lipídico das lipoproteínas.

Lipoproteína (mg/dl)	Desejável	Limítrofes	Aumentadas
Colesterol total	< 150	150-169	> 170
LDL-colesterol	< 100	100-129	$\geq$ 130
HDL-colesterol	$\geq$ 45		
Triglicerídeos	< 100	100-129	$\geq$ 130

As gorduras correspondem a 40 a 50% das necessidades calóricas nos recém-nascidos. A atividade da lipase gástrica pode ser encontrada a partir de 17 semanas de gestação, com nível de atividade significativa após 27 semanas, sendo difícil diferenciar da lipase salivar. Independe do tipo de alimentação, e sabe-se que é mais ativa no uso de leite materno (1,5 a 2,7 vezes), com maior absorção.

A lipase pancretática é secretada a partir de 30 semanas, sabendo-se que prematuros e pequenos para a idade gestacional apresentam menor atividade, com nível de adulto a partir de 1 a 2 meses de idade (independente da prematuridade).

Recém-nascidos apresentam colestase relativa pelo pequeno tamanho das vias biliares e imaturidade do transporte ileal, alterando a ação digestiva dos sais biliares, os quais são encontrados a partir de 3 meses de idade, relacionando à maturidade da microbiota intestinal e observando-se níveis críticos de concentração micelar após duas semanas de nascimento e altas relações de taurina/glicina.

112 PARTE III NUTRIÇÃO ENTERAL

A composição dos óleos e gorduras está descrita no quadro III-8.

Quadro III-8 – Composição de óleos e gorduras.

Tipo de óleo	Gordura (g)	Saturada (g)	Mono-insaturada (g)	Poli--insaturada (g)	PUFA (ω-6) (g)	PUFA (ω-3) (g)	Coles-terol (mg)
Canola	100	7	59	30	20	9,3	0
Milho	100	13	24	59	58	0	0
Girassol	100	10	19	66	66	0	0
Colza	100	7	56	33	22	11,1	0
Soja	100	15	43	38	35	2,6	0
Oliva	100	14	74	8	8	0,6	0
Gordura vegetal sólida	100	25	45	26	3	1,6	0
Banha de porco	100	39	45	11	10	1	95
Gordura láctea	100	50	23	3	21	1,2	219

MICRONUTRIENTES

Devido ao crescimento e à maturação do organismo nos pacientes pediátricos, observa-se uma necessidade elevada de vitaminas e oligoelementos dependendo da faixa etária.

Embora a quantidade de micronutrientes varie conforme os diferentes produtos dietéticos, a maioria das fórmulas enterais contém quantidade insuficiente para atender às elevadas necessidades associadas com estresse e recuperação de feridas, mesmo oferecendo as doses diárias recomendadas. Portanto, a suplementação de vitaminas e/ou minerais específicos pode ser necessária em pacientes com doenças específicas ou com deficiência documentada.

Uma suplementação de determinado micronutriente pode ser necessária em pacientes que não podem tolerar a alimentação em quantidade suficiente para alcançar as necessidades. Ao passo que algumas formulações específicas para determinadas doenças como as nefropatias podem, propositalmente, apresentar menores concentrações de determinados itens associados à menor excreção/metabolização.

2 COMPONENTES DAS FÓRMULAS E DIETAS ENTERAIS

A estabilidade de cada componente das fórmulas enterais é importante para manter a integridade do produto e o estado nutricional, dependendo das condições de armazenamento como temperatura, luz e exposição a O_2 e frasco. Por exemplo, observa-se redução da atividade de tiamina e vitamina A e E, dependendo do tempo de armazenamento e da temperatura ambiente (comparado com refrigeração a 4°C).

As quantidades recomendadas de eletrólitos e minerais, oligoelementos e vitaminas estão descritos nos quadros III-9, III-10 e III-11 respectivamente.

Quadro III-9 – Recomendações de eletrólitos e minerais.

Dose/kg/dia	Recém-nascidos	Lactentes/crianças	Adolescentes
Sódio	5,2mEq (120mg)	5,2-21,7mEq (500-2.000mg)	21,7mEq (500mg)
Potássio	12,8mEq (500mg)	12,8-51,3mEq (500-2.000mg)	51,3mEq (2.000mg)
Cloro	5,1mEq (180mg)	5,1-21,2mEq (180-750mg)	21,2mEq (750mg)
Magnésio	2,47mEq (30mg)	2,47-19,7mEq (30-240mg)	19,7-33,7mEq (240-410mg)
Cálcio	10,5mEq (210mg)	10,3-65mEq (210-1.300mg)	65mEq (1.300mg)
Fósforo	3,2mMol (100mg)	3,2-40mMol (100-1.250mg)	40mMol (1.250mg)

Quadro III-10 – Recomendações de oligoelementos.

	Recém--nascidos	Lactentes/ crianças	Adolescentes
Zinco (mg/dia)	5	10	12-15
Cobre (µg/dia)	400-700	700-2.000	1.500-2.500
Manganês (µg/dia)	300-1.000	1.000-3.000	2.000-5.000
Cromo (µg/dia)	10- 60	20-200	50-200
Molibdênio (µg/dia)	15-40	25-150	75-250
Selênio (µg/dia)	10-15	20-30	40-50
Iodo (µg/dia)	40-50	70-120	150

114

PARTE III NUTRIÇÃO ENTERAL

Quadro III-11 – Recomendações de vitaminas.

Vitamina	Prematuros	Lactentes/crianças	> 11 anos
A (µg)	375	375-700	800-1.000
E (mg)	3	3-7	8-10
K (µg)	5	5-30	45-65
D (µg)	5	5	5
C (mg)	30	30-45	50-60
Tiamina (mg)	0,2	0,2-0,9	0,9 1,2
Riboflavina (mg)	0,3	0,3-0,9	0,9-1,3
Piridoxina (mg)	0,1	0,1-1	1-1,3
Niacina (mg)	2	2-12	12-16
Pantotênico (mg)	1,7	1,7-4	4-5
Biotina (µg)	5	5-20	20 -25
Folato (µg)	65	65-300	300-400
B_{12} (mg)	0,4	0,4-1,8	1,8-2,4

Obs.: vitamina A: µg/0,3 = UI; vitamina D: µg = 40 UI; vitamina E: 0,67mg = UI.

A carga de soluto renal para pacientes pediátricos é calculada a partir da seguinte fórmula:

$$4 \times \text{"g de proteína"} + \text{mEq de Na}^+ + \text{mEq de K}^+ + \text{mEq de Cl}^-$$

onde, cada mEq de sódio, potássio e cloreto representa a influência de 1mOsm (multiplicado pela valência). A quantidade de mEq é calculada a partir da divisão da quantidade em "mg" pela massa atômica (23, 39 e 35, respectivamente) e cada grama de proteína representa 4mOsm para crianças (5,7mOsm para adultos).

Em situações clínicas críticas, como sepse, politraumatismo, grande queimado etc., a urina pode tornar-se muito densa, com osmolaridade aumentada, mesmo com hidratação adequada, devido à elevada carga de soluto renal, sendo que, geralmente, os rins toleram de 800 a 1.200mOsm com risco de complicação de desidratação caso a oferta hídrica não seja adequada.

Descrevem-se exemplos de carga de soluto renal de algumas fórmulas infantis no quadro III-12.

2 COMPONENTES DAS FÓRMULAS E DIETAS ENTERAIS 115

Quadro III-12 – Carga de soluto renal de fórmulas infantis.	
	Carga de soluto renal (mOsm/l)
Leite humano	36
Fórmula de leite de vaca	49
Fórmula de hidrolisado de soja	57
Fórmula de leite de vaca (pó)	102
Leite de vaca integral	120

FIBRAS, PRÉ-BIÓTICOS, PRÓ-BIÓTICOS E SIMBIÓTICOS

As fibras são compostas de substâncias presentes na parede celular de plantas resistentes à digestão humana. Podem ser solúveis (hemicelulose, pectina, goma guar) ou insolúveis (celulose, lignina e algumas hemiceluloses), sendo que as principais fontes são a pectina, a goma guar e o polissacáride.

As fibras solúveis são metabolizadas no intestino pela microbiota e as insolúveis aumentam o volume das fezes, diminuem a velocidade do trânsito intestinal, do esvaziamento gástrico, da absorção de glicose e do colesterol sérico. São frequentemente utilizadas em nutrição enteral (NE) para regularizar o hábito intestinal, tanto por diminuir a consistência das fezes como a velocidade do trânsito intestinal.

As fórmulas enterais originalmente tinham pouca fibra ou resíduo pela preocupação de interferir na biodisponibilidade dos nutrientes. No entanto, efeitos benéficos foram observados em pacientes constipados e seu uso como substrato para a produção de ácidos graxos de cadeia curta (AGCC) pelas bactérias intestinais, particularmente butirato, com efeito trófico para a mucosa intestinal como fonte de energia preferencial para os colonócitos, além do ácido acético e propiônico que apresentam funções diversas. Atualmente, recomenda-se que as fórmulas enterais enriquecidas com fibras devam ser utilizadas por pacientes constipados e que necessitem de NE prolongada. Têm como inconveniente o risco de obstrução do equipo ou sonda, além de necessitarem de suplementação de cálcio e aumento da oferta hídrica.

As fibras solúveis aumentam o peso fecal por elevar a massa bacteriana, diminuem o trânsito intestinal com redução da absorção da glicose melhorando o controle glicêmico, reduzem a hipoglicemia rebote pós-

116
PARTE III NUTRIÇÃO ENTERAL

-prandial, retardam o esvaziamento gástrico e aceleram a atividade da lipase lipoproteica. Os AGCCs alteram o pH intestinal e, favoravelmente, a microbiota, além de efeito trófico da mucosa com manutenção dos colonócitos e minimizando a translocação bacteriana.

As fibras insolúveis como celulose, hemicelulose e lignina aumentam o peso fecal pela capacidade de absorver água e cátions e aceleram o trânsito intestinal pela acentuação dos movimentos peristálticos propulsivos. As necessidades para adultos atingem 25 a 30g/dia ou 10g para 1.000kcal e, em crianças, calcula-se pela regra com valor derivado da idade (em anos) acrescida de 5 gramas (por exemplo, paciente com 8 anos de idade com indicação de 13g/dia) ou conforme referência descrita no quadro III-13.

Quadro III-13 – Valores de ingestão de fibras de acordo com a idade e o gênero.

Faixa etária	Idade	Fibras totais (g/dia)
Lactentes	0-6 meses	–
Lactentes	7-12 meses	–
Lactentes	1-2 anos	19
Crianças	3-8 anos	25
Adolescente (M)	9-13 anos	31
Adolescente (M)	14-18 anos	48
Adolescente (F)	9-13 anos	26
Adolescente (F)	14-18 anos	26

O conjunto de bactérias intestinais, anteriormente denominados de flora gastrintestinal, atualmente é referido como "microbiota", sendo considerado um órgão funcionalmente ativo. O número de bactérias aumenta progressivamente do estômago para o cólon, alcançando, neste último, a concentração de 10^{12}UFC/ml, sendo que em adultos chegam a 100 trilhões de bactérias que exercem importantes funções no organismo. No intestino grosso, onde a microbiota intestinal é mais numerosa e diversificada, há mais de 500 espécies diferentes de bactérias, com nítido predomínio de bactérias anaeróbias (1.000 anaeróbios para 1 aeróbio).

2 COMPONENTES DAS FÓRMULAS E DIETAS ENTERAIS

Existem três funções fundamentais da microbiota intestinal, necessárias para a sobrevivência dos seres humanos:

1. Proteção – impede a colonização e a proliferação de bactérias patogênicas por meio de competição por nutrientes e receptores, além da produção de bacteriocinas.
2. Imunomodulação – interação com células imunológicas presentes na lâmina própria da mucosa intestinal, além do processo de tolerância oral do organismo, com participação do fator de crescimento TGF-β e da interleucina-10.
3. Benefícios nutricionais – fonte de vitaminas como, por exemplo, complexo B e agindo sobre os CHO não digeridos no trato gastrintestinal superior, com formação de ácidos graxos de cadeia curta (AGCC), como butirato, acetato, propionato, entre outros, que constituem a fonte energética dos colonócitos.

Pré-bióticos são definidos como alimentos não hidrolisáveis no trato gastrintestinal superior, que promovem o crescimento preferencial de bactérias intestinais, particularmente as bifidobactérias e os lactobacilos. São classificados, do ponto de vista nutricional, como fibras dietéticas e constituídos de carboidratos pouco absorvidos no trato gastrintestinal superior, como a inulina e a oligofrutose. Estão habitualmente presentes nas frutas e vegetais, como banana, trigo, cevada, centeio, aspargo, alcachofra, cebola, tomate, alho e chicória.

Os AGCC, em especial o butirato, constituem nutriente do colonócito, sendo responsáveis pela geração de energia para o metabolismo celular. Também diminuem o pH colônico com consequente redução do crescimento de bactérias potencialmente patogênicas (por exemplo, os gêneros *Clostridium* e *Pseudomonas*) e favorecem o desenvolvimento de bactérias não patogênicas (por exemplo, *Bifidobacterium* e *Lactobacillus*).

Os pró-bióticos são definidos como preparações ou produtos contendo micro-organismos viáveis, bem definidos e em quantidade suficiente para alterar a microbiota intestinal, exercendo, assim, efeitos saudáveis no organismo. Os pró-bióticos mais utilizados envolvem os gêneros *Bifidobacterium* e *Lactobacillus*.

Para que uma bactéria possa ser empregada como pró-biótico, devem-se avaliar alguns pré-requisitos como resistência ao ácido e à bile, capacidade de adesão à mucosa, atividade antimicrobiana, comportamento sinérgico, ações imunomoduladoras e potencial de fermentar pré-bióticos.

O sinergismo entre pré e pró-bióticos tem sido muito estudado, observando-se aumento da capacidade de adesão à glicoproteína (mucina) de lactobacilos e bifidobactérias, como, por exemplo, *Bifidobacterium lactis* na presença do *Lactobacillus* GG e do *Lactobacillus bulgaricus*. Alimentos funcionais são aqueles que demonstram afetar beneficamente uma ou mais funções no organismo, tendo como exemplos os pré-bióticos, pró-bióticos e simbióticos, já sendo demonstrado o aumento do *Bifidobacterium* em pacientes de 1 e 4 anos de idade após o uso de pré-bióticos.

Ressalta-se que o impacto do pré-biótico sobre a microbiota intestinal existe enquanto é ingerido e, a partir da interrupção da oferta, o perfil bacteriano intestinal retorna ao padrão anterior, sendo que o mesmo princípio vale para os pró-bióticos e simbióticos.

ÁGUA

A água é o componente mais abundante do corpo, representando 80% do peso de recém-nascidos prematuros, 70% do peso de recém-nascidos a termo e aproximadamente 60% do peso de um adulto. Está dividida em dois compartimentos maiores, intra e extracelular, sendo que o último se subdivide em plasma, interstício e transcelular (liquor, peritônio, ocular etc.).

Ocorrem variações das necessidades conforme alguns fatores como idade, sexo, doença, ambientais (ventilação mecânica, aquecedores, incubadoras etc.) e febre com aumento aproximado de 5ml/kg/dia para cada grau acima de 38°C.

O cálculo das necessidades hídricas pode ser calculado por meio de três métodos: 1. superfície corporal; 2. peso; e 3. necessidade calórica, sendo que cada um apresenta suas deficiências. A forma mais utilizada em nosso meio é a de Holliday-Segar (Quadro III-14) devendo-se adequar a oferta hídrica com tanto cuidado quanto se calcula as necessidades calóricas.

Quadro III-14 – Fórmula de Holliday-Segar.

Peso (kg)	Água	
	ml/dia	ml/h
0-10	100/kg	4/kg
11-20	1.000 + 50/kg para cada kg > 10	40 + 2/kg para cada kg > 10
> 20	1.500 + 20/kg para cada kg > 20	60 + 1/kg para cada kg > 20

2 COMPONENTES DAS FÓRMULAS E DIETAS ENTERAIS

Em adultos, a recomendação total de líquidos, geralmente, fica em torno de 25 a 40ml/kg/dia de peso, estimando-se uma necessidade de reposição de 40ml para cada 100kcal metabolizada pelas perdas insensíveis. Para crianças, varia conforme a fórmula utilizada, devendo ser considerados estado atual de hidratação, hipertermia, perdas (diarreia, vômitos, dreno, fístula, queimadura etc.). Pode utilizar-se também do valor de 40 a 60ml/g de nitrogênio ofertado.

Podem ocorrer distúrbios como hidratação em excesso (por exemplo, na realimentação de desnutridos), desidratação quando ocorre subestimação das perdas (por exemplo, diarreia, vômitos) ou utiliza-se de fórmulas com elevada osmolalidade. A oferta excessiva de calorias combinada com infusão fluídica insuficiente podem resultar em redução da excreção da carga de solutos, uremia e acidose.

A densidade calórica de uma formulação descreve a quantidade de calorias fornecidas por mililitro de dieta pronta e a determinação deste valor depende do total de calorias necessário *versus* o volume de dieta que deverá ser administrado em função da tolerância.

A diluição das fórmulas infantis geralmente é de 0,67kcal/ml, e da maioria das dietas enterais pediátricas, de 1kcal/ml. Dietas mais concentradas também estão disponíveis (1,3-2kcal/ml), sendo indicadas para pacientes com maior necessidade calórica e/ou restrição hídrica.

A água também é utilizada para a reconstituição de fórmulas enterais, diluição de medicações e lavagem de sondas.

Existem diferentes tipos de água usados em NE como:

Purificada – estéril, sem solutos e apirogênica livre de qualquer contaminante químico ou microbiano e utilizada para preparar ou reconstituir produtos comerciais e necessária para a produção de água para uso por via intravenosa.

Destilada – vaporizada e condensada, mas não necessariamente livre de solutos ou contaminantes e, portanto, não pode ser utilizada para a preparação ou administração de medicamentos.

"Água da torneira" – tratada e potável que atende às recomendações de qualidade e segurança, conforme especificações locais.

A água da torneira ou engarrafada são adequadas e podem ser utilizadas, mas pacientes agudos ou crônicos que necessitam de NE invasiva com possível alteração da integridade da barreira do trato digestório ou imunodeficiência podem ter risco com o uso de produtos não estéreis, incluindo água.

Sugere-se o uso de água estéril para preparações, hidratação e veículo de fórmulas, principalmente se utilizar o acesso pós-pilórico, pelo risco de contaminação com organismos patogênicos, pesticidas, resíduos e metais pesados.

Recomenda-se sempre a lavagem do acesso enteral antes e após a administração de fórmula ou medicação com água estéril.

A quantidade de água incluída na dieta varia conforme sua densidade calórica. Por exemplo:

- 1,0-1,2 – 860-800ml de água/1.000ml de dieta (80-86%).
- 1,5 – 760-780ml de água/1.000ml de dieta (76-78%).
- 2,0 – 690-710ml de água/1.000ml de dieta (69-71%).

Um osmol (Osm) é igual a um mol de $(6,02 \times 10^{23})$ de partículas de soluto, sendo que a osmose depende do número de partículas de soluto existente na solução, considerando o fato de que as membranas celulares são permeáveis à água.

A osmolaridade refere-se ao número de miliosmoles por litro de solução e osmolalidade ao número de miliosmoles por quilo de água, sendo que o valor absoluto da última é aproximadamente 10% maior que a primeira. Há tendência de utilizar o termo osmolalidade com categorização de isotonicidade entre 300 e 350mOsm/kg. Os nutrientes que mais influenciam a dieta são os carboidratos (mono e dissacárides mais do que polissacárides), minerais, eletrólitos e proteínas (principalmente aminoácidos e hidrolisados).

BIBLIOGRAFIA

Macronutrientes

Aarsland A, Chinkes D, Wolfe RR. Contributions of de novo synthesis of fatty acids to total VLDL-triglyceride secretion during prolonged hyperglycemia/hyperinsulinemia in normal man. J Clin Invest 1996;98: 2008-2017.

Acra SA, Ghishan FK. Active bile salt transport in the ileum: characteristics and ontogeny. J Pediatr Gastroenterol Nutr 1990; 10:421-425.

Alaedeen DI, Walsh MC, Chwals WJ. Total parenteral nutrition associated hyperglycemia correlates with prolonged mechanical ventilation and hospital stay in septic infants. J Pediatr Surg 2006;41:239-244.

Armand M, Hamosh M, Mehta NR et al. Effect of human milk or fórmula on gastric function and fat digestion in the premature infant. Pediatr Res 1996;40:429-437.

Berthold Koletzko,B, Baker S, Cleghorn G et al. Global Standard for the composition of infant fórmula: Recommendations of an ESPGHAN Coordinated International Expert Group. J Pediatr Gastroenterol Nutr 2005;41:578-579.

Boehm G, Bierbach U, Senger H et al. Postnatal adaptation of lipase- and trypsin-activities in duodenal juice of premature infants appropriate for gestational age. Biomed Biochim Acta 1990;49:369-373.

Boehm G, Braun W, Moro G, Minoli I. Bile

2 COMPONENTES DAS FÓRMULAS E DIETAS ENTERAIS

acid concentrations in serum and duodenal aspirates of healthy preterm infants: effects of gestational and postnatal age. Biol Neonate 1997;71:207-214.

Burke JF, Wolfe RR, Mullany CJ et al. Glucose requirements following burn injury. Parameters of optimal glucose infusion and possible hepatic and respiratory abnormalities following excessive glucose intake. Ann Surg 1979;190:274-285.

Carlson SE, Clandinin MT, Cook HW et al. Trans fatty acids: infant and fetal development. Am J Clin Nutr 1997;66:717S-736S.

Coss-Bu JA, Klish WJ, Walding D et al. Energy metabolism, nitrogen balance, and substrate utilization in critically ill children. Am J Clin Nutr 2001;74:664-669.

Coss-Bu JA, Klish WJ, Walding D et al. Energy metabolism, nitrogen balance, and substrate utilization in critically ill children. Am J Clin Nutr 2001;74:664-669.

Decsi T, Koletzko B. Do trans fatty acids impair linoleic acid metabolism in children? Ann Nutr Metab 1995;39:36-41.

Duffy B, Pencharz P. The effects of surgery on the nitrogen metabolism of parenterally fed human neonates. Pediatr Res 1986;20: 32-35.

Effect of human milk or fórmula on gastric function and fat digestion in the premature infant.

Elwyn DH, Askanazi J, Kinney JM et al. Kinetics of energy substrates. Acta Chir Scand Suppl 1981;507:209-219.

Faustino EV, Apkon M. Persistent hyperglycemia in critically ill children. J Pediatr 2005;146:30-34.

Forchielli ML, Bines J. Enteral nutrition. In Walker WA, Watkins JB (eds). Nutrition in pediatrics: basic science and clinical applications. Hamilton, Ontario: BC Decker, Inc; 1996. pp. 945-956.

Friedman Z, Danon A, Stahlman MT, Oates JA. Rapid onset of essential fatty acid deficiency in the newborn. Pediatrics 1976; 58: 640-649.

Githens S. Postnatal maturation of the exocrine pancreas in mammals. J Pediatr Gastroenterol Nutr 1990;10:160-163.

Giuliano ICB, Camelli B, Pellandra L et al. I Diretriz de prevenção de doenças cardiovasculares na infância e na adolescência. Arq Bras Cardiol 2005;85(Suppl 6):34-35.

Hamosh M. Digestion in the premature infant: the effects of human milk. Semin Perinatol 1994;18:485-494.

Heubi JE, Balistreri WF, Suchy FJ. Bile salt metabolism in the first year of life. J Lab Clin Med 1982;100:127-136.

Jeevanandam M, Young DH, Schiller WR. Nutritional impact on the energy cost of fat fuel mobilization in polytrauma victims. J Trauma 1990;30:147-154.

Jeevanandam M, Young DH, Schiller WR. Nutritional impact on the energy cost of fat fuel mobilization in polytrauma victims. J Trauma 1990;30:147-154.

Kelly EJ, Brownlee KG, Newell SJ. Gastric secretory function in the developing human stomach. Early Hum Dev 1992;31:163-166.

Keshen TH, Miller RG, Jahoor F, Jaksic T. Stable isotopic quantitation of protein metabolism and energy expenditure in neonates on- and post-extracorporal life support. J Pediatr Surg 1997;32:958-962.

Kien CL, McClead RE, Cordero Jr L. Effects of lactose intake on lactose digestion and colonic fermentation in preterm infants. J Pediatr 1998;133:401-405.

Kien CL. Digestion, absorption, and fermentation of carbohydrates in the newborn. Clin Perinatol 1996;23:211-228.

Klein CJ, Stanek GS, Wiles CE. Overfeeding macronutrients to critically ill adults: metabolic complications. J Am Diet Assoc 1998; 98:795-806.

Kneepkens CM, Vonk RJ, Fernandes J. Incomplete intestinal absorption of fructose. Arch Dis Child 1984;59:735-738.

Koletzko B, Rodriguez-Palmero M, Demmelmair H et al. Physiological aspects of human milk lipids. Early Human Dev 2001; 65:S3-S18.

Koletzko B. Trans fatty acids may impair biosynthesis of long chain polyunsaturates and growth in man. Acta Pediatr 1992;81: 302-306.

Kwoun MO, Ling PR, Lydon E et al. Immunologic effects of acute hyperglycemia in nondiabetic rats. JPEN 1997;21:91-95.

Lebenthal A, Lebenthal E. The ontogeny of the small intestinal epithelium. JPEN 1999; 23(Suppl 5):S3-S6.

Lebenthal E, Lee PC. Development of functional responses in human exocrine pancreas. Pediatrics 1980;66:556-560.

Lebenthal E, Leung YK. The impact of development of the gut on infant nutrition. Pediatr Ann 1987;16:211, 215-6, 218 passim.

Lebenthal E. Role of salivary amylase in gastric and intestinal digestion of starch. Dig Dis Sci 1987;32:1155-1157.

Long CL, Kinney JM, Geiger JW. Nonsuppressability of gluconeogenesis by glucose in septic patients. Metabolism 1976;25:193-201.

Malo C. Multiple pathways for amino acid transport in brush border membrane vesicles isolated from the human fetal small intestine. Gastroenterology 1991;100:1644-1652.

Manson WG, Coward WA, Harding M, Weaver LT. Development of fat digestion in infancy. Arch Dis Child Fetal Neonatal Ed 1999;80:F183-F187.

Manson WG, Weaver LT. Fat digestion in the neonate. Arch Dis Child Fetal Neonatal Ed 1997;76:F206-F211.

Manual de orientação para a alimentação do lactente, do pré-escolar, do escolar, do adolescente e na escola. Sociedade Brasileira de Padiatria. Departamento de Nutrologia. 2ª ed. São Paulo: SBP; 2008. Colaboradores dos textos: Ângela Peixoto Mattos, Anne Lise Dias Brasil, Elsa Daniel de Mello, Fábio Ancona Lopes, Fernanda Luisa Ceragioli de Oliveira, Hélcio de Souza Maranhão, Luiz Anderson Lopes, Maria Arlete Meil Schimith Escrivão, Maria Marlene de Souza Píeres, Maria Paula Albuquerque, Marileise dos Santos Obelar, Mauro Fisberg, Naylor Alves Lopes de Oliveira, Paulo Pimenta de Figueiredo Souza, Roseli Oselka Saccardo Sarni, Rocksane de Carvalho Norton, Rose Veja Patin, Severino Danta Filho, Silvana Gomes Benzecry, Virginia Resende Silva Weffort.

Mason S. Some aspects of gastric function in the newborn. Arch Dis Child 1962;37: 387-391.

Mehta NR, Hamosh M, Bitman J, Wood DL. Adherence of medium-chain fatty acids to feeding tubes of premature infants fed fórmula fortified with medium-chain triglyceride. J Pediatr Gastroenterol Nutr 1991;13:267-269.

Ménard D. Development of human intestinal and gastric enzymes. Acta Paediatr Suppl 1994;405:1-6.

Niijima S. Studies on the conjugating activity of bile acids in children. Pediatr Res 1985;19:302-307.

Robin AP, Carpentier YA, Askanazi J et al. Metabolic consequences of hypercaloric glucose infusions. Acta Chir Belg 1981;80: 133-140.

Srinivasan V, Spinella PC, Drott HR et al. Association of timing, duration, and intensity of hyperglycemia with intensive care unit mortality in critically ill children. Pediatr Crit Care Med 2004;5:329-336.

Talpers SS, Romberger DJ, Bunce SB et al. Nutritionally associated increased carbon dioxide production. Excess total calories vs high proportion of carbohydrate calories. Chest 1992;102:551-555.

Uauy R, Castillo C. Lipid requirements of infants: implications for nutrient composition of fortified complementary foods. J Nutr 2003;133:2962S-2972S.

Wintergerst KA, Buckingham B, Gandrud L et al. Association of hypoglycemia, hyperglycemia, and glucose variability with morbidity and death in the pediatric intensive care unit. Pediatrics 2006;118:173-179.

Micronutrientes

David A, Baker S. The use of modular nutrients in pediatrics. JPEN 1996;20:228-236.

Fomon SJ, Ziegler EE. Renal solute load and potential renal solute in infancy. J Pediatr 199;134:11-14.

Food and Nutrition Board. Dietary reference intake: recommended level for individual intake. Institute of Medicine. Washington, DC: National Academy Press; 1998.

Food and Nutrition Board. National Academy of Sciences: National Research Council. Recommended Dietary Allowances, 10th ed. Washington, DC: National Academy Press; 1989.

Greene HL, Hambridge KM, Schanller R et al. Guideline for the use of vitamins, trace elements, calcium, magnesium, and phosphorus in infants and children receiving total parenteral nutrition: report of the Subcommittee on Pediatric Parenteral Nutrient Requirements from the Committee on Clinical Practice Issues of the American Society for Clinical Nutrition. Am J Clin Nutr 1998;48:1324-1342.

Young VR, Pelletier VA. Adaptation to high protein intakes, with particular reference to fórmula feeding and the healthy, term infant. J Nutr 1989;119(12 Suppl):1799-1809.

Fibras, pré-bióticos, pró-bióticos e simbióticos

Bouma G, Strober W. The immunological and genetic basis of inflammatory bowel disease. Nature Rev 2003;3:521-533.

Cummings JH, Macfalane GT, Englyst HN. Prebiotic digestion and fermentation. Am J Clin Nutr 2001;73(2 Suppl):415S-420S.

Cummings JH, MacFarlane GT. Gastrintestinal effects of prebiotics. Br J Nutr 2002;87(Suppl 2):S145- S145.

Damião AO. In Atualidades em clínica cirúrgica. In Fraga GP, Aquino JLB, Andreollo NA (eds). Intergastro e Trauma 2010. São Paulo: Editora Atheneu; 2010. pp. 373-386.

Dunne C, O'Mahony L, Murphy L, Thornton G et al. In vitro selection criteria for probiotic bacteria of human origIn correlation with in vivo findings. Am J Clin Nutr 2001;73(2 Suppl):386S-392S.

Ezendam J, Van Loveren H. Probiotics: immunomodulation and evaluation of safety and efficacy. Nutr Rev 2006;64:1-14.

Gibson GR, Beatty ER, Wang X, Cummings JH. Selective stimulation of bifidobacteria in the human colon by oligofructose and inulin. Gastroenterology 1995;108: 975-982.

Guarnier F. Enteric flora in health and disease. Digestion 2006;73(Suppl 1):5-12.

Hillemeier C. An overview of the effects of dietary fiber on gastrintestinal transit. Pediatrics 1995;96(5 Pt 2):997-999.

Isolauri E, Sutas Y, Kankaanpääl P, Salminen S. Probiotics: effects on immunity. Am J Clin Nutr 2001;73(2 Suppl):444S-450S.

Kolida S, Tuohy K, Gibson GR. Prebiotic effects of inulin and oligofructose. Br J Nutr 2002;87(Suppl 2):S193-S197.

Langlans SJ, Hopkins MJ, Coleman N, Cummings JH. Prebiotic carbohydrates modify the mucosal associated microflora of the human large bowel. Gut 2004;53: 1610-1616.

Marteau P, Seksik P. Tolerance of probiotics and prebiotics. J Clin Gastroenterol 2004; 38(6 Suppl):S67-S69.

Nóbrega FJ, Trabulsi LR, Keller R et al. Efeitos do pré-biótico (oligossacáride) em leite em pó modificado na flora intestinal: comparação com leite em pó modificado sem pré-biótico em estudo duplo-cego. Rev Paul Pediatr 2004;22:205-211.

Nyman M. Fermentation and bulking capacity of indigestible carbohydrates: the case of inulin and oligofructose. Br J Nutr 2002;87(Suppl 2):S163-S168.

Ouwehand AC, Isolauri E, Kirjavainen PV et al. The mucus binding of Bifidobacterium lactis Bb12 is enhanced in the presence of Lactobacillus GG and Lactobacillus delbruekii subsp bulgaricus. Lett Appl Microbiol 2000;30:10-13.

Picard C, Fioramonti J, François A et al. Review article: bifidobacteria as probiotic agents – physiological effects and clinical benefits. Aliment Pharmacol Ther 2005;22: 495-512.

Saavedra JM, Tschernia A. Human studies with probiotics and prebiotics: clinical implications. Br J Nutr 2002;87(Suppl 2): S241- S246.

Schrezenmeir J, de Vrese M. Probiotics, prebiotics and symbiotics-approaching a definition. Am J Clin Nutr 2001;73(2 Suppl): 361S-364S.

Silk DB, Walters ER, Duncan HD, Green CJ. The effect of a polymeric enteral fórmula supplemented with a mixture of six fibres on normal human bowel function and colonic motility. Clin Nutr 2001;20:49-58.

Szajewska H, Mrukowicz J. Meta-analysis: non-pathogenic yeast Saccharomices boulardii in the prevention of antibiotic – associated diarrhoea. Aliment Pharmacol Ther 2005;22:365-372.

Tuomola E, Crittenden R, Playne M, Isolauri E, Salminen S. Quality assurance criteria for probiotic bacteria. Am J Clin Nutr 2001;73(2 Suppl):393S-398S.

Van Loo JAE. Prebiotics promote good health. The basis, the potential and the emerging evidence. J Clin Gastroenterol 2004;38(6 Suppl 2):S70- S75.

Água

Anaissie EJ, Penzak SR, Dignani MC. The hospital water supply as a source of nosocomial infections: a plea for action. Arch Intern Med 2002;162:1483-1492.

Centers for Disease Control and Prevention. Water-related diseases. October 1, 2007. http://www.cdc.gov/ncidod/diseases/water/index.htm. Accessed October 2008.

Waitzberg DL. Nutrição oral, enteral e parenteral na prática clínica. 3a ed. São Paulo: Editora Atheneu; 2006.

World Health Organization. Guidelines for drinking-water quality. Geneva, Switzerland: WHO; 2004.

CAPÍTULO 3

Tipo de Fórmula/Dieta Enteral

A categorização dos tipos de fórmulas enterais pode ser resumida em:

1. Formas de preparo
   - Caseira, artesanal ou liquidificada:
     - Alimentos *in natura*, produtos alimentícios e/ou módulos.
     - Liquidificados.
     - Preparados artesanalmente em cozinha (doméstica ou hospitalar).
   - Industrializadas: sistema aberto ou fechado:
     - Pó para reconstituição: necessita de reconstituição.
     - Líquidas semiprontas: quantidade suficiente para 1 horário de dieta.
     - Prontas (fechado): diretamente acopladas no equipo.

2. Indicação
   - Padrão.
   - Específicas: para determinadas doenças.

3. Suprimento de calorias
   - Nutricionalmente completas.
   - Suplemento: não atingem todas as necessidades nutricionais.

4. Complexidade
   - Poliméricas: proteína íntegra (polipeptídio).
   - Oligoméricas: proteína parcialmente hidrolisada (oligopeptídio).
   - Elementares: proteína hidrolisada (aminoácidos).

125

126   PARTE III NUTRIÇÃO ENTERAL

5. Elemento específico
- Com/sem lactose.
- Com/sem fibras.
- Módulos.

A escolha do tipo de suporte nutricional depende de vários fatores como:
- Idade.
- Necessidades nutricionais.
- Tempo de início, progressão e duração.
- Condições prévias e tipo de acesso enteral.
- Tipo do paciente: ambulatorial ou internado.
- Horário da alimentação.
- (in)Tolerância alimentar.
- Doença de base: especificidades.
- Complicações.

Salienta-se que as fórmulas podem e devem ser usadas para atender às necessidades individuais e atuais, devendo ser adequadas ao problema principal daquele momento. Por exemplo, pacientes com doença renal crônica podem necessitar de alteração quanto ao tipo ou quantidade de determinado componente por outros fatores associados como diálise, infecção etc.

Preconiza-se o uso de leite materno exclusivo até os 6 meses de idade, sendo que, a partir deste período, está indicada a introdução de alimentos complementares. A partir dos 6 meses, a maioria das crianças atinge estágio de desenvolvimento geral e neurológico (mastigação, deglutição, digestão e excreção) que as habilitam a receber outros alimentos além do leite materno.

Diante da impossibilidade do aleitamento materno, deve-se utilizar uma fórmula infantil que satisfaça às necessidades do lactente, conforme recomendado. Antes do sexto mês deverá ser utilizada uma fórmula de partida e, a partir do sexto mês, recomenda-se uma fórmula infantil de seguimento. Nas crianças em uso de fórmulas infantis modificadas, a introdução de alimentos não lácteos deverá seguir o mesmo preconizado para aquelas em aleitamento materno exclusivo.

A densidade calórica média do leite humano é de aproximadamente 650kcal/l (6,7) e as fórmulas infantis devem conter de 60 (250kJ) a 70kcal (295kJ) por 100ml, contendo níveis mínimos e máximos de nutrientes por 100kcal listados no quadro III-15.

3 TIPO DE FÓRMULA/DIETA ENTERAL

Quadro III-15 – Exigências de componentes de fórmulas infantis.

Componentes	Unidade	Mínimo	Máximo
Energia	kcal/100ml	60	70
Proteínas			
Proteína de leite de vaca	g/100kcal	1,8	3
Proteína isolada de soja	g/100kcal	2,25	3
Hidrolisado de proteína de leite de vaca	g/100kcal	1,8	3
Lipídios			
Gordura total	g/100kcal	4,4	6
Ácido linoleico	g/100kcal	0,3	1,2
Ácido alfalinolênico	mg/100kcal	50	NE
Relação linoleico/alfalinolênico		5:1	15:1
Ácido láurico + mirístico	% de gordura	NE	20
Ácidos graxos *trans*	% de gordura	NE	3
Ácido erúcico	% de gordura	NE	1
Carboidratos			
Total	g/100kcal	9	14
Vitaminas			
Vitamina A	mg RE/100kcal	60	180
Vitamina D_3	mg/100kcal	1	2,5
Vitamina E	mg α-TE/100kcal	0,5	5
Vitamina K	mg/100kcal	4	25
Tiamina	mg/100kcal	60	300
Riboflavina	mg/100kcal	80	400
Niacina	mg/100kcal	300	1.500
Vitamina B_6	mg/100kcal	35	175
Vitamina B_{12}	mg/100kcal	0,1	0,5
Ácido pantotênico	mg/100kcal	400	2.000
Ácido fólico	mg/100kcal	10	50
Vitamina C	mg/100kcal	8	30
Biotina	mg/100kcal	1,5	7,5

128

PARTE III NUTRIÇÃO ENTERAL

Quadro III-15 – *Continuação.*

Componentes	Unidade	Mínimo	Máximo
Minerais e oligoelementos			
Ferro (fórmula baseada em proteína de leite de vaca e hidrolisado)	mg/100kcal	0,3	1,3
Ferro (fórmula baseada em proteína isolada de soja)	mg/100kcal	0,45	2
Cálcio	mg/100kcal	50	140
Fósforo (fórmula baseada em proteína de leite de vaca e hidrolisado)	mg/100kcal	2,5	90
Fósforo (fórmula baseada em proteína isolada de soja)	mg/100kcal	30	100
Relação cálcio/fósforo	mg/mg	1:1	2:1
Magnésio	mg/100kcal	5	15
Sódio	mg/100kcal	20	60
Cloro	mg/100kcal	50	160
Potássio	mg/100kcal	60	160
Manganês	mg/100kcal	1	50
Flúor	mg/100kcal	NE	60
Iodo	mg/100kcal	10	50
Selênio	mg/100kcal	1	9
Cobre	mg/100kcal	35	80
Zinco	mg/100kcal	0,5	1,5
Outras substâncias			
Colina	mg/100kcal	7	50
Inusitol	mg/100kcal	4	40
L-carnitina	mg/100kcal	1,2	NE

Obs.: 1mg retinol = 3,33UI de vitamina A.
Vitamina E deve ser de, no mínimo, 0,5mg/g de PUFA.
NE = não especificado.

3 TIPO DE FÓRMULA/DIETA ENTERAL

O leite de vaca integral apresenta algumas características que não contemplam as necessidades de crianças com menos de 1 ano de idade, como:

- Baixos teores de ácido linoleico (10 vezes inferior às fórmulas), com necessidade de acréscimo de óleo vegetal para o atendimento das necessidades do recém-nascido.
- Quantidade insuficiente de carboidrato.
- Altas taxas de proteínas com consequente elevação da carga de soluto renal e relação caseína/proteínas do soro inadequada com comprometimento da digestibilidade.
- Altas taxas de sódio contribuindo para a elevação da carga de soluto renal (principalmente para os recém-nascidos de baixo peso).
- Baixos níveis de vitaminas D, E e C.
- Quantidade insuficiente e baixa disponibilidade de oligoelementos, principalmente ferro e zinco.

As fórmulas de partida devem suprir adequadamente as necessidades de nutrientes de crianças saudáveis, quando utilizadas de forma exclusiva até 6 meses de idade. Os macronutrientes apresentam carboidratos principalmente na forma de lactose e/ou maltodextrina, as proteínas têm um teor superior quando comparado ao do leite humano devido a sua menor biodisponibilidade e as gorduras podem ser láctea ou substituídas por vegetal (visando à melhora da digestibilidade e à maior oferta de ácidos graxos essenciais). Apresentam pH mais ácido, visando aumentar a absorção de cálcio e com adição de minerais, oligoelementos e vitaminas.

As fórmulas de seguimento, utilizadas como substitutas do leite materno a partir do sexto mês e para crianças na primeira infância (12 meses a 3 anos), apresentam-se em forma líquida ou pó, também devendo adequar-se às necessidades nutricionais dessa faixa etária, ou seja, com maiores conteúdo proteico e de ferro.

Prematuros com menos de 35 semanas alimentados com leite materno beneficiam-se com a adição de fortificantes. Pacientes com mais de 35 semanas não necessitam de doses adicionais de cálcio e fósforo oferecidas pelos fortificantes, mas podem beneficiar-se do seu uso quando há necessidade de restrição do volume. Deve ser realizada com o acréscimo de um envelope para cada 50ml de leite quando o paciente estiver recebendo 100ml/kg de oferta.

A composição do leite humano (termo e prematuro), outras fontes e a média de algumas fórmulas estão resumidas no quadro III-16.

Quadro III-16 – Descrição da média dos principais componentes de fórmulas.

Tipo (kcal/100ml)	g/100ml					mg/100ml		
Componente	CHO	LIP	PROT	Na	Ca	Fe	K	P
Leite humano a termo (60-69)*	6,5-7,3	3,1-4	1,4-1,8	8,5-16,9	24,9-25,4	0,1	15-16	15,1-16,8
Leite humano prematuro (67-72)*	6,1-7	3,8-4,4	1,8-2,4	11,6-21,8	21,6-24,7	0,1	15-17	14,2-14,4
Leite de vaca integral (60-65)**	4,6-9,9	3,7-7,1	6-6,8	46-65	132-167	0,1-1,7	153-158	96-106
Hidrolisado de soja (67-69)	6,9-8	3,1-3,7	1,8-2,3	23-35	60-95	0,8-1,2	76-100	43-66
Fórmula prematuro (80)	7,8-8,6	4,2-4,4	2,3-2,4	29-35	99-100	0,9-1,2	80-86	50-54
Fórmula partida (65-68)	3,7-8,5	2,9-3,7	1,2-1,95	15-28	41-71	0,46-1,2	59-90	21-57
Fórmula de seguimento (67-72)	7,25-8,7	2,8-3,6	1,5-2,8	19-43	57-101	1,1-1,2	83-136	32-82
Hidrolisado proteico (65-75)	6,9-8,6	3,6-3,8	1,9-2,5	32-39	60-64	0,86-1,2	75-89	35
Base da aminoácido (71)	8,1	8,1	2	18	63	1,05	63	35

* Depende da idade gestacional e tempo de aleitamento.
** Variável com preparo e manipulação.

3 TIPO DE FÓRMULA/DIETA ENTERAL

Suplementos nutricionais são uma parte do suporte nutricional compostos por nutrientes ou grupos de nutrientes que sozinhos não podem ser a única fonte de nutrição, podendo ter efeitos separados e distintos. São usados para prevenir ou corrigir uma deficiência de nutriente, aumentar a oferta específica de determinado componente da dieta ou para atingir as necessidades para nutrientes específicos que não estão disponíveis apenas com a dieta. Permitem combinações flexíveis com o aumento de determinado componente com risco de resultar em redução relativa de outros nutrientes na composição final com desequilíbrio dos macronutrientes, além de oferta insuficiente de micronutrientes (vitaminas, oligoelementos, minerais e eletrólitos). Incluem fortificante do leite materno, fórmulas, macronutrientes modulares (proteína, carboidrato ou lipídio), alimentos funcionais, vitaminas, minerais e oligoelementos, podendo ser administrados como pó, pílula, cápsula, tablete ou líquido. As modificações nas fórmulas geralmente causam aumento calórico, da osmolalidade e da carga de soluto renal com risco de intolerância.

A classificação varia como suplemento, alimento convencional ou medicamento, conforme a indicação e avaliação do órgão competente.

A decisão do uso de suplementos deve ser baseada e validada a partir do estabelecimento de sua eficácia e segurança. São utilizados para aumentar a oferta nutricional, mantendo a composição calórica adequada e adequando o suporte para o crescimento e desenvolvimento.

Existem alguns problemas sobre o uso de suplementos como: uso sem indicação para suporte nutricional, a classificação é determinada por informações do fabricante, vários produtos não têm validade científica e os profissionais sabem pouco sobre a prevalência ou características do uso de suplementos pediátricos.

Existem algumas situações nas quais se altera a oferta calórica com determinado tipo de módulo como:

- Carboidratos
  - Cardiopatia congênita.
  - Refluxo gastroesofágico.
  - Hipercatabolismo.
  - Retardo do esvaziamento gástrico.
  - Atraso de crescimento.
  - Glicogenólise.
- Triglicerídeos da cadeia longa (TCL)
  - Displasia broncopulmonar.
  - Má absorção de carboidratos.

- Diarreia.
- Atraso de crescimento.
- Hipermetabolismo.
• Triglicerídeos de cadeia média (TCM)
- Quilotórax.
- Má absorção de TCL.
- Linfangiectasia.
- Prematuridade.

Para pacientes de 1 a 10 anos, os suplementos geralmente são normo-calóricos (1kcal/ml), têm menor oferta de proteína, sódio, potássio, cloro e magnésio do que as dietas para adultos (ou > 10 anos), podendo ser utilizados como fonte única de nutrição e infundidos por sondas caso atendam às necessidades proteico-calóricas, vitaminas e minerais (completos). Suplementos orais e enterais podem ser utilizados para crianças adequando-se para cada faixa etária. Os suplementos utilizados em adultos podem ser utilizados para crianças a partir de 10 anos de idade, ressaltando-se a avaliação do paciente quanto à necessidade de adequar a oferta de vitaminas (por exemplo, vitamina D) e minerais (cálcio, fósforo, ferro e zinco) para a DRI.

Na maioria das vezes, o primeiro passo para aumentar a oferta calórica de uma fórmula é o aumento da sua concentração, mantendo a distribuição original dos nutrientes e diminuindo o risco de oferecer uma dieta final desequilibrada com deficiência de determinado nutriente.

A NE pode ser preparada a partir de soluções nutricionais separadas que contêm apenas um ou dois dos macronutrientes, adicionados separadamente e ajustados para atingir as necessidades específicas individuais. A alimentação modular permite uma variação na relação dos nutrientes sem afetar a quantidade de outras substâncias.

A formulação das dietas enterais pode ser dividida, conforme sua produção, em artesanal ou industrializada. As dietas artesanais são preparadas à base de alimentos na sua forma intata *in natura*, produtos alimentícios que passaram por processamento e/ou módulos de nutrientes, sendo liquidificadas em cozinha (doméstica ou hospitalar). Produtos alimentícios são alimentos que passaram por processo de industrialização como leites em pó, ovos liofilizados, óleos vegetais, amido de milho etc. As dietas industrializadas são aquelas produzidas industrialmente com várias marcas no mercado e encontradas em sistema aberto ou fechado.

Os *sites* das principais empresas produtoras de fórmulas e dietas enterais (com acesso à composição) estão citados a seguir.

3 TIPO DE FÓRMULA/DIETA ENTERAL

www.nestle.com.br
www.supportnet.com.br
www.meadjohnson.com.br
www.abbottbrasil.com.br/
www.fresenius-kabi.com.br
www.nutrimed.com.br

O sistema aberto refere-se à NE que exige manipulação prévia à administração, podendo ser encontrada na forma líquida ou em pó. Apresenta a vantagem de menor custo e desvantagens como dificuldade de elaboração, manejo de viscosidade, determinação da osmolalidade e fluidez, menor estabilidade microbiológica, menor tempo de validade e dificuldade de assegurar oferta adequada de micronutrientes.

O sistema fechado refere-se à NE pronta para uso com maior custo, mas oferta adequada de micronutrientes, osmolalidade conhecida, menor risco de contaminação e maior prazo de validade.

Quanto à complexidade, as NE classificam-se em polimérica e oligomérica (semielementar ou elementar).

A dieta polimérica é composta por macronutrientes na sua forma intata (por exemplo, proteína íntegra), sendo a indicação adequada e mais frequente para pacientes com capacidade de digestão e absorção normais. Contém triglicerídeos e polímeros de carboidratos, sendo, em geral, nutricionalmente completas, iso-osmolares, isentas de lactose e glúten. Dependendo da palatabilidade, pode ser utilizada por via oral, sendo que sua densidade calórica varia de 1 a 2kcal/ml.

A dieta oligomérica pode ser dividida em semielementar quando utiliza proteína na forma parcialmente hidrolisada (oligopeptídios) e elementar quando utiliza proteína totalmente hidrolisada (aminoácidos). As fórmulas oligoméricas contêm macronutrientes "pré-digeridos" mais facilmente absorvidos, podendo ser realizado na porção superior do jejuno. Apresentam maior conteúdo de lipídios na forma de TCM, o que facilita a digestão e a absorção. O fator mais importante é que as proteínas são hidrolisadas predominantemente em peptídios com 2 a 50 cadeias de aminoácidos, de forma que a maioria dos epítopes estão destruídos, tornando-as, portanto, hipoalergênicas por definição. Apresentam tolerância em até 80% das crianças com alergia à proteína de leite de vaca, ao passo que 10 a 20% dos pacientes que têm alergia alimentar múltipla necessitam de fórmula elementar. Têm maior custo e, caso haja maior osmolaridade, devem possuir o volume total, bem como a concentração aumentada progressiva e lentamente. São indicadas para doenças com comprometimento funcional ou anatômico do trato digestório, como, por exemplo, síndromes disabsortivas.

Fórmulas monoméricas (elementar) são soluções nutricionalmente completas contendo fonte de nitrogênio na forma de aminoácidos, carboidratos como oligossacáride e gordura como uma mistura de TCM e TCL. Geralmente são utilizadas em pacientes com alergia alimentar múltipla grave sem resposta às fórmulas oligoméricas e com alteração de digestão e absorção grave (por exemplo, síndrome do intestino curto). Em geral, são hiperosmolares, podendo causar diarreia osmótica, principalmente se infundida rápida ou no jejuno na forma em bolo com a administração por via oral limitada pela sua impalatabilidade.

As dietas enterais pediátricas geralmente são oferecidas a partir de 1 ano de idade, mas já existem dietas que podem ser utilizadas de 1 a 12 meses de idade e, ainda, para diferentes faixas etárias, de 1 a 10 anos. A partir de 6 a 10 anos de idade, indica-se o uso das dietas enterais de adultos.

Dietas poliméricas variam de 1 a 2kcal/ml e são acrescidas ou não de fibras. Dependendo da densidade calórica, deve-se adequar a oferta hídrica e monitorizar a ocorrência de diarreia osmótica nas dietas hiperosmolares, úteis para pacientes que necessitam de restrição hídrica.

As dietas enterais geralmente não contêm quantidades relevantes de lactose, colesterol, purina ou glúten. Esta restrição é devida à escolha considerável de suas fontes do que por eliminação de algum componente. Não contêm colesterol, pois a maioria das fontes lipídicas é de óleo de plantas (o colesterol é uma gordura animal), sendo que a utilização de leite ou soja restringe a oferta de purina e os carboidratos geralmente derivam de milho, o qual não contém glúten (encontrado no trigo, aveia não purificada, centeio e cevada) ou está associado a quantidades irrisórias de lactose.

As proteínas utilizadas são de alto valor biológico e geralmente concentradas com uma fração proteica ao redor de 85%. Portanto, as dietas são produtos seguros para pacientes com intolerância primária ou secundária à lactose, doença celíaca, gota e hipercolesteronemia.

As fórmulas enterais obviamente são designadas como alimentos, pois seus componentes são naturais e a matéria-prima utilizada é de alta qualidade. O contexto de considerar como um produto artificial é questão filosófica, devendo-se evitar esta conotação negativa na expressão sobre esses produtos.

Com base na presente literatura, não existe recomendação do uso de imunonutrição ou imunonutrientes em pacientes pediátricos graves internados em unidades de terapia intensiva.

BIBLIOGRAFIA

Allison SP. Hospital food as treatment. Clin Nutr 2003;22:113-114.

American Academy of Pediatrics Committee on Nutrition Consensus Statement. Hypoallergenic infant fórmulas. Pediatrics 2000;106:346-349.

American Academy of Pediatrics Committee on Nutrition Consensus Statement. Hypoallergenic infant fórmulas. Pediatrics 2000;106:346-349.

De Curtis M, Candusso M, Pieltain C, Rigo J. Effect of fortification on the osmolality of human milk. Arch Dis Child Fetal Neonatal Ed 1999;81:F141-F143.

Lake A. Beyond hydrolysates: use of L-amino acid fórmulas in resistant dietary protein-induced intestinal disease in infants. J Pediatr 1997;131:658-660.

Lochs H, Allison SP, Meier R et al. Introductory to the ESPEN guidelines on enteral nutrition: terminology, definitions and general topics. Clin Nutr 2006;25.

McGuire W. McEwan P. Systematic review of transpyloric versus gastric tube feeding for preterm infants. Arch Dis Child Fetal Neonatal Ed. 2004;89:F245-F248.

Silk DB, Walters ER, Duncan HD, Green CJ. The effect of a polymeric enteral fórmula supplemented with a mixture of six fibres on normal human bowel function and colonic motility. Clin Nutr 2001;20:49-58.

Valentini L, Schutz T, Allison SP, Howard P et al. ESPEN Guidelines on Enteral Nutrition. Clin Nutr 2006;25:177-359.

CAPÍTULO 4

Acesso Enteral

Existem relatos de uso de sondas para alimentação enteral há séculos com a descrição de sondas de "borracha vermelha" de Levin no século XIX, de poliuretano na década de 1950 e das sondas de silicona a partir da década de 1970. A partir de então, sua utilização foi otimizada com o uso de fios guias, diversos calibres e comprimentos, além de variações nas entradas e saídas.

As características das sondas compreendem: material, tamanho, guia (fio), peso, extremidade distal e proximal (encaixe, número de vias, tampas, formato), calibre (externo e interno). Têm como objetivo melhorar a flexibilidade e conforto do paciente com menor risco de lesão e obstrução, maior durabilidade e melhor facilidade de inserção com capacidade de aspiração e verificar resíduo.

As sondas confeccionadas de polietileno ou PVC são rígidas e com necessidade de troca a cada quatro dias pelo risco de complicações como perfuração intestinal. Atualmente, utilizam-se sondas de poliuretano que são mais macias e flexíveis, têm maior diâmetro interno e menor risco de obstrução. Embora as sondas de silicona apresentem menor desconforto, têm o inconveniente de maior risco de colabamento interno com o procedimento de aspiração de resíduo.

Vários métodos de via de acesso enteral estão disponíveis como:

• Sonda nasogástrica (SNG)/sonda nasoenteral (SNE).

4 ACESSO ENTERAL

- Gastrostomia (GTT):
  - endoscópica percutânea;
  - guiada por radiologia ou ultrassom;
  - cirúrgica (fístula de Witzel).
- Jejunal por extensão de gastrostomia (SGJ).
- Jejunostomia cirúrgica (JNT).

As sondas para NE variam no comprimento e largura, devendo ser selecionadas conforme o peso, o comprimento e a idade do paciente, além do tipo de dieta necessária.

O diâmetro externo é conhecido como OD (*outer diameter*), sendo mensurado em French (Fr), que corresponde a 0,33mm, e o orifício interno (OI) varia conforme a qualidade do material. Os diâmetros variam de 5 a 12Fr, sendo que as maiores são utilizadas preferencialmente para descompressão gástrica.

Preferem-se as de menor calibre para diminuir o desconforto, mas com maior risco de obstrução, considerando o tipo de dieta (viscosidade, volume, fibras).

O comprimento das sondas é mensurado em *inches* (polegadas), sendo que cada polegada equivale a 2,45cm e as pediátricas medem entre 50 e 91cm e as usadas em adultos variam de 91 a 180cm.

O comprimento da sonda geralmente equivale à distância entre o nariz e o umbigo e seu posicionamento pode ser avaliado por meio de ausculta gástrica de injeção de ar, medida de pH do aspirado ($< 4,0$) e confirmação mandatória com radiografia.

Os sistemas de conexão enteral e parenteral devem ser diferentes para evitar trocas (ver Capítulo Complicações) e resistentes à pressão elevada, principalmente pelo uso de bomba de infusão.

Conforme demonstrado na figura III-2, a escolha do acesso enteral será determinada por uma série de fatores como:

- Indicação.
- Doença de base.
- Duração.
- Integridade anatômica e funcional do trato digestório.
- Risco de aspiração pulmonar.
- Preferência do paciente.

Existem contraindicações para o acesso enteral como:

- Falência de função intestinal.
- Obstrução intestinal completa.

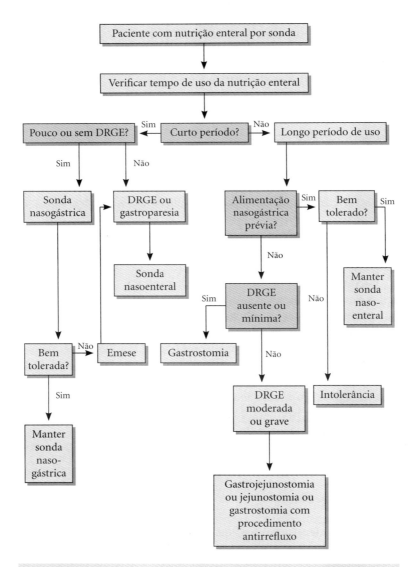

Figura III-2 – Fluxograma para acesso enteral (adaptado de Baker et al.). DRGE = doença do refluxo gastroesofágico.

4 ACESSO ENTERAL

- Fístula intestinal baixa de alto débito.
- Risco elevado de infecção oportunista (relativa em, por exemplo, cirurgia maxilofacial).
- Aspectos éticos (por exemplo, paciente terminal).

Na prática diária, as sondas mais utilizadas para a administração gástrica ou intestinal são as nasogástrica e nasoenteral para curtos períodos (< 6 a 8 semanas) e gastrostomia e jejunostomia para períodos prolongados (> 6 a 8 semanas). Não existem dados suficientes na literatura para a recomendação absoluta a respeito do melhor local da alimentação enteral (gástrico *versus* pós-pilórico).

Embora a utilização de NE pós-pilórica seja a via preferida em prematuros, estudos não demonstraram que essa represente menor frequência de complicações ou maior índice de crescimento comparado com a via gástrica.

De forma geral, sugere-se que a alimentação gástrica seja o método preferido devido aos seguintes fatores:

- Estímulo à resposta fisiológica digestiva e hormonal.
- Manutenção da função antimicrobiana do suco gástrico com menor incidência de diarreia.
- Possibilidade de infusão em bolo.
- Melhor tolerabilidade de dietas hiperosmolares.
- Facilidade de locação e manutenção das sondas.
- Uso do estômago como reservatório com liberação gradual dos nutrientes para o intestino, com possibilidade de uso de maiores volumes e menor risco de *dumping*.

No entanto, frequentemente apresenta algumas restrições que dificultam seu uso como doença do refluxo gastroesofágico (DRGE), gastroparesia, aspiração, vômitos e/ou dificuldade de proteção de vias aéreas.

A alimentação orogástrica está indicada para prematuros (principalmente < 34 semanas com reflexo imaturo de vômitos) ou lactentes < 4 meses que são respiradores nasais obrigatórios. Também é utilizada em pacientes com atresia de coanas e fratura de base de crânio (ou suspeita).

A alimentação nasogástrica é o modo mais simples, de baixo custo, de fácil inserção e largamente utilizada para a nutrição enteral. No entanto, sofre deslocamento facilmente e é desconfortável. É preferida para ser utilizada por curtos períodos, embora alguns pacientes mantenham por tempo prolongado com locação cíclica (por exemplo, para nutrição noturna). Pode causar irritação na pele e mucosa, além de complicações como sangramento, sinusite, otite média e obstrução nasal.

A sonda nasogástrica (SNG) é a mais comumente utilizada em crianças sem restrição de idade, podendo ser de PVC, poliuretano ou silicona.

A sonda de PVC é a menos desejável, pois pode liberar material potencialmente tóxico de ésteres de talato através de soluções lipídicas e, caso seja mantida por mais de quatro dias, torna-se rígida, podendo causar lesões do trato digestório.

A locação em casos com maior dificuldade pode ser realizada com a ajuda de endoscopia ou fluoroscopia. A inserção às cegas tem o risco potencial de mau posicionamento traqueal, pulmonar ou pleural de 0,5 a 15%, dependendo do estado clínico do paciente, especialmente naqueles com ausência de reflexo de tosse (encefalopatias, coma). Portanto, a verificação da posição correta da sonda pode ser observada por aspiração do conteúdo gástrico ou intestinal, mas deve ser confirmada radiologicamente.

Estudo que avaliou a ocorrência de erro do posicionamento da sonda (nasogástrica ou nasojejunal) demonstrou ocorrência inicial em 15,9% dos pacientes e em 20,9% em pelo menos uma vez durante a internação.

Um especial desafio é a locação "às cegas" da sonda pós-pilórica ou jejunal, sendo que a migração espontânea ocorre somente em 5 a 15% dos pacientes. Utiliza-se de técnica protocolada de posicionamento lateral direito com insuflação gástrica, angulação da extremidade e movimentação horária durante a inserção com maior sucesso de locação intestinal. É questionável se o uso de medicações pró-cinéticas, como metoclorpramida ou eritromicina, pode facilitar a passagem transpilórica da sonda, entretanto o nível de sucesso desse procedimento depende fortemente do grau de experiência do profissional executante.

A locação endoscópica de sonda pós-pilórica/jejunal pode ser feita tanto pelo método de fio guia diretamente no intestino quanto por pinça com manobras de fórceps movendo o endoscópio para a posição pós-pilórica. A vantagem da locação endoscópica é a possibilidade adicional de avaliação das condições da mucosa gastrintestinal e a desvantagem de necessitar de outros profissionais.

Pode obter-se acesso jejunal e drenagem gástrica simultânea com a utilização de sondas de dois ou três lúmens. Posiciona-se a porção distal no intestino (duodeno ou jejuno) e um segundo lúmen maior da mesma sonda é posicionado no estômago para drenagem. Apresenta desvantagem quanto a rigidez, custo elevado e necessidade de locação por meio de radioscopia ou endoscopia. Outra opção é o uso de duas sondas com locações distintas, que têm o problema de causar maior desconforto, podendo ser utilizadas principalmente em pacientes sedados em unidades de terapia intensiva.

4 ACESSO ENTERAL

Todas as sondas devem ser locadas com técnica adequada e somente liberadas para utilização de infusão da dieta após verificação de posicionamento correto por meio de radiografia.

A gastrostomia utiliza sondas de silicona ou poliuretano e pode ser compatível com sonda jejunal. Apresenta vantagens como menor possibilidade de deslocamento ou obstrução (diâmetro interno de 16 a 20Fr). Entretanto, é mais invasiva, pode apresentar complicações locais (granuloma, infecção, irritação da pele) ou sistêmicas (peritonite, perfuração intestinal, abscesso e sangramento), além de poder exacerbar a DRGE (ver Capítulo Complicações).

Pode ser locada cirurgicamente pela técnica de Witzel, laparoscopia ou percutânea (endoscopia ou fluoroscopia). Atualmente, a indicação cirúrgica fica limitada a pacientes com anormalidades anatômicas (estenose de esôfago, cirurgias abdominais prévias ou DRGE grave com necessidade de fundoplicatura e/ou piloroplastia), contraindicações da laparoscopia (ascite, grande hepato ou esplenomegalia) ou por motivos econômicos. A via percutânea apresenta menor incidência de complicações e de sintomas da DRGE secundários, menor desconforto após o procedimento e pode ser utilizada mais precocemente.

Descrevem-se complicações associadas à locação clássica de gastrostomia, sendo que as menores ocorrem entre 13 e 40%, e as maiores, entre 0,4 e 4%, além de apresentar índice de mortalidade associado ao procedimento de 0 a 1%.

As complicações podem ser:

- Sangramento – 0,6 a 1,2.
- Infecção da sonda – 3 a 30.
- Vazamento peritoneal.
- Perfuração intestinal.
- Implantação metastática de câncer de cabeça e pescoço – menos de 1.
- *Burried bumper syndrome.*

O uso de antibioticoprofilaxia à intervenção reduz o risco de infecção de pele, principalmente em pacientes de risco, como imunodeficientes, oncológicos em quimioterapia, leucopênicos, diabéticos e desnutridos, sendo que uma dose única 30 minutos antes do procedimento reduz o risco de infecção de 29% para 7%.

Com relação à prevenção da *burried bumper syndrome* (ver Capítulo Complicações), orienta-se evitar tração excessiva da sonda, além da recomendação de evitar a mobilização até, no mínimo, o segundo dia após o procedimento.

Para reduzir o estigma da GT e melhorar a qualidade de vida de pacientes, dispositivos de GT para NE foram desenvolvidos, especialmente para pacientes pediátricos. Existem diferentes tipos de *buttons* disponíveis, sendo que o sistema de conexão externa pode ser facilmente removido, mantendo somente um pequeno orifício, indicando-se predominantemente para pacientes em que se esperam problemas relacionados à ostomia.

A realização da gastrostomia não necessita de fundoplicatura mandatória, exceto em pacientes com comprometimento neurológico e com pHmetria alterada.

A alimentação jejunal é útil para pacientes com DRGE e/ou gastroparesia, vômitos frequentes (por exemplo, oncológico em quimioterapia) ou com elevado risco de aspiração pulmonar. Apresenta a vantagem de transpor um estômago com dismotilidade, entretanto perde a parte gástrica do processo digestivo e a atividade bactericida do estômago.

Deve ser utilizada com bomba de infusão e em velocidade mais lenta, uso de fórmulas de menor osmolalidade, além do risco de deslocamento retrógrado para o estômago e maior probabilidade de obstrução pelo diâmetro reduzido.

A alimentação nasojejunal é usada primariamente por curto período em pacientes que necessitam transpor o estômago. Também pode ser usada por períodos maiores em pacientes em ventilação mecânica ou naqueles com limitação pela anestesia ou procedimento cirúrgico. Dentre as sondas enterais descrevem vários fabricantes como Dobb-Hoff®, Freka®, Flexiflo®, Fiocare® etc.

As sondas pós-pilóricas apresentam certa dificuldade para locação correta e sofrem deslocamento facilmente com necessidade de confirmação radiológica antes do início da alimentação. Podem ser locadas no estômago e aguardar a migração pós-pilórica pelo peristaltismo sem diferença da progressão com ou sem o uso de peso na extremidade distal. A literatura já demonstrou a ineficácia da metoclopramida na progressão transpilórica, sendo ainda questionada a ação da eritromicina.

A alimentação gastrojejunal pode ser usada para NE prolongada em pacientes com DRGE grave e com restrições a procedimentos antirreflexo ou por período curto naqueles que têm gastrostomia, mas que apresentaram intolerância à alimentação gástrica. Apresenta dificuldade quanto à locação (sondas longas), com deslocamento (retrógrado para o estômago). Em neuropatas, não existem diferenças com relação às complicações (infecção, pneumonia aspirativa ou esofagite) entre a gastrostomia com procedimento antirreflexo e a gastrojejunostomia.

4 ACESSO ENTERAL

No caso de extensão da gastrostomia, uma sonda jejunal é locada através da gastrostomia, sendo posicionada radiologicamente por um guia ou endoscopicamente com locação e fixação com clipes após o ligamento de Treitz para reduzir o risco de migração retrógrada e/ou disfunção da sonda causada por obstrução ou torção.

A jejunostomia cirúrgica pode ser útil para pacientes com NE jejunal prolongada (> 6 meses), mas é tecnicamente mais difícil e apresenta maior risco de complicações (volvo, vazamento, intussuscepção etc.).

As indicações potenciais de jejunostomia incluem:

- Vômito incoercível.
- Impossibilidade de acesso gástrico.
- Refluxo recorrente com deslocamento de sonda nasojejunal.
- Gastroparesia.
- DRGE grave (refratária).
- Estenose gástrica (piloro).

Por vezes é difícil determinar quando está indicada a transição ou troca do tipo de suporte nutricional de um paciente. Avaliam-se alguns fatores como estabilidade da condição clínica, estado ou desenvolvimento neurológico, função motora gastrintestinal, função digestiva, função mucosa, adequação da excreção, disposição emocional e ambiente.

BIBLIOGRAFIA

Ackerman MH, Mick DJ. Technologic approaches to determining proper placement of enteral feeding tubes. AACN Adv Crit Care 2006;17:246-249.

Araujo-Preza CE, Melhado ME, Gutierrez FJ et al. Use of capnometry to verify feeding tube placement. Crit Care Med 2002; 30:2255-2259.

ASPEN Board of Directors and the Clinical Guidelines Task Force. Guidelines for the use of parenteral and enteral nutrition in adult and pediatric patients. JPEN 2002; 26(1 Suppl):1SA-138SA.

Baker SS, Baker RD, Davis AM. Pediatric nutrition support. Massachusetts: Jones and Bartlett Publishers; 2007.

Baskin WN. Acute complications associated with bedside placement of feeding tubes. Nutr Clin Pract 2006;21:40-55.

Berseth CL, Bisquera JA, Paje VU. Prolonging small feeding volumes early in life decreases the incidence of necrotizing enterocolitis in very low birth weight infants. Pediatrics 2003;111:529-534.

Booth CM, Heyland DK, Paterson WG. Gastrintestinal promotility drugs in the critical care setting: a systematic review of the evidence. Crit Care Med 2002;30:1429-1435.

Deswarte-Wallace J, Firouzbakhsh S, Finklestein JZ. Using research to change practice: enteral feedings for pediatric oncology patients. J Pediatr Oncol Nurs 2001;18:217-212.

Ellett MLC, Maahs J, Forsee S. Prevalence of feeding tube placement errors & associated risk factors in children. Am J Matern Child Nurs 1998;23:234-239.

Fan AC, Baron TH, Rumalla A, Harewood GC. Comparison of direct percutaneous endoscopic jejunostomy and PEG with jejuna extension. Gastrointest Endosc 2002; 56:890-894.

Gharpure V, Meert KL, Sarnaik AP, Metheny NA. Indicators of postpyloric feeding tube placement in children. Crit Care Med 2000;28:2962-2966.

Hendry PJ, Akyurekli Y, McIntyre R et al. Bronchopleural complications of nasogastric feeding tubes. Crit Care Med 1986;14: 892-894.

Heyland DK, Dhaliwal R, Drover JW et al. Canadian Critical Care Clinical Practice Guidelines Committee. Canadian clinical practice guidelines for nutrition support in mechanically ventilated, critically ill adult patients. JPEN 2003;27:355-373.

Heyland DK, Drover JW, Dhaliwal R, Greenwood J. Optimizing the benefits and minimizing the risks of enteral nutrition in the critically ill: role of small bowel feeding. JPEN 2003;26(6 Suppl):S51-S57.

Ho KM, Dobb GJ, Webb SAR. A comparison of early gastric and post-pyloric feeding in critically ill patients: a meta-analysis. Intens Care Med 2006;32:639-649.

Hoepffner N, Schroder O, Stein J. Enteral nutrition by endoscopic means; II. Complications and management. Z Gastroenterol 2004;42:1393-1398.

Jeejeebhoy KJ. Enteral feeding. Curr Opin Gastroenterol 2005;21:187-191.

Kawati R, Rubertsson S. Malpositioning of fine bore feeding tube: a serious complication. Acta Anaesthesiol Scand 2005;49:58-61.

Loser C, Aschl G, Hebuterne X et al. ESPEN guidelines on artificial enteral nutrition – percutaneous endoscopic gastrostomy (PEG). Clin Nutr 2005;24:848-861.

Loser C, Aschl G, Hebuterne X, Mathus-Vliegen EM et al. ESPEN guidelines on artificial enteral nutrition-percutaneous endoscopic gastrostomy (PEG). Clin Nutr 2005;24:848-861.

Meert KL, Daphtary KM, Metheny NA. Gastric vs small-bowel feeding in critically ill children receiving mechanical ventilation: a randomized controlled trial. Chest 2004;126:872-878.

Metheny N, McSweeney M, Wehrle MA, Wiersema L. Effectiveness of the auscultatory method in predicting feeding tube location. Nurs Res 1990;39:262-267.

Metheny NA, Meert KL, Clouse RE. Complications related to feeding tube placement. Curr Opin Gastroenterol 2007;23: 178-182.

Metheny NA, Meert KL. Monitoring feeding tube placement. Nutr Clin Pract 2004; 19:487-495.

Metheny NA, Reed L, Wiersema L et al. Effectiveness of pH measurements in predicting feeding tube placement: an update. Nurs Res 1993;42:324-331.

Metheny NA, Schnelker R, McGinnis J et al. Indicators of tubesite during feedings. J Neurosc Nurs 2005;37:320-325.

Metheny NA, Spies M, Eisenberg P. Frequency of nasoenteral tube displacement and associated risk factors. Res Nurs Health 1986;9:241-247.

Metheny NA, Titler MG. Assessing placement of feeding tubes. Am J Nurs 2001;101: 36-45.

Metheny NA. Preventing respiratory complications of tube feedings: evidence-based practice. Am J Crit Care 2006;15:360-369.

Ockenga J, Suttmann U, Selberg O et al. Percutaneous endoscopic gastrostomy in AIDS and control patients: risks and outcome. Am J Gastroenterol 1996;91:1817-1822.

Park RHR, Allison MC, Lang J et al. Randomised comparison of percutaneous endoscopic gastrostomy and nasogastric tube feeding in patients with persisting neurological dysphagia. BMJ 1992;304:1406-1409.

Rassias A, Ball P, Corwin HL. A prospective study of tracheopulmonary complications associated with the placement of narrow-bore enteral feeding tubes. Crit Care 1998; 2:25-28.

Raval MV, Phillips D. Optimal enteral feed-

4 ACESSO ENTERAL

ing in children with gastric dysfunction: surgical jejunostomy vs image-guided gastrojejunal tube placement. J Pediatr Surg 2006;41:1679.

Raval MV, Phillips JD. Optimal enteral feeding in children with gastric dysfunction: surgical jejunostomy vs image-guided gastrojejunal tube placement. J Pediatr Surg 2006;41:1679-1682.

Richardson DS, Branowicki PA, Zeidmanj-Rogers L et al. An evidence-based approach to nasogastric tube management: special considerations. J Pediatr Nurs 2006;21:388-393.

Roy S, Rigal M, Doit C et al. Bacterial contamination of enteral nutrition in a pediatric hospital. J Hosp Infect 2005;59:311-316.

Schroder O, Hoepffner N, Stein J. Enteral nutrition by endoscopic means; I. Techniques, indications, types of enteral feed. Z Gastroenterol 2004;42:1385-1392.

Waitzberg DL, Plopper C, Terra RM. Access routes for nutritional therapy. World J Surg 2000;24:1468-1476.

CAPÍTULO 5

Administração da Nutrição Enteral

A infusão de nutrição enteral (NE) deve ser iniciada de forma gradual e o aumento da velocidade de infusão e a concentração dependem de alguns fatores como:

- Idade.
- Condição clínica, principalmente quanto à morfologia e à funcionalidade do trato digestório.
- Fórmula (polimérica ou hidrolisada).
- Via (estômago ou intestinal).

Basicamente, existem dois tipos de oferta de NE por sonda: contínua e intermitente. A alimentação intermitente pode ser realizada em bolo, sendo definida como a infusão por gravidade ou seringa em aproximadamente 15 minutos ou através de frascos em 30 a 45 minutos com ou sem o uso de bomba de infusão, determinando-se quantidade, velocidade de infusão e duração. É conveniente para uso ambulatorial e geralmente reservada para pacientes com nutrição gástrica devido ao fato de que através do acesso pós-pilórico pode não tolerar grandes volumes. Se tolerado, prefere-se administração em bolo no estômago por ser mais fisiológica (simulando uma refeição), de baixo custo, rápida e menos restritiva. Pode associar-se à infusão em bolo diurna com gravitacional noturna,

5 ADMINISTRAÇÃO DA NUTRIÇÃO ENTERAL

mantendo a oferta nutricional com menor limitação do tempo utilizado para terapia nutricional, bem como possibilitando descanso dos responsáveis.

No entanto, pacientes com comprometimento da função do trato digestório apresentando gastroparesia, distensão gástrica, diarreia, *dumping* e vômitos, principalmente com o uso de dietas hipercalóricas e/ou hiperosmolares, podem beneficiar-se da infusão contínua.

A infusão contínua com bomba de infusão está indicada principalmente na NE pós-pilórica, sendo também interessante em alguns pacientes com gastrostomia ou sonda nasogástrica em uso de leite materno ordenhado. É particularmente útil em pacientes desnutridos que temporariamente necessitam de uma quantidade de calorias considerável para *catch-up* e que não toleram grandes volumes em bolo.

Prematuros, críticos ou desnutridos em jejum prolongado podem necessitar de pequena velocidade de infusão inicial de 0,5 a 1ml/kg/h com acuracidade da bomba de infusão de 5% e, inclusive, indicação do uso de "bomba seringa".

Pacientes críticos, com doença intestinal ou síndromes disabsortivas (por exemplo, intestino curto), parecem necessitar de menor oferta calórica com maior ganho de peso quando se realiza infusão contínua com velocidade menor de 3kcal/min, sugerindo melhor absorção pelo menor efeito termogênico.

Deve-se ressaltar que durante a infusão contínua as gorduras não emulsificadas, como o leite materno ordenhado, e alguns nutrientes modulares, como o TCM, podem precipitar na sonda, resultando em perda energética significativa, além de grande infusão inadvertida de lipídios quando a sonda é lavada com água no final da infusão, podendo causar desconforto abdominal, evitando-se, a partir do uso de "bomba seringa", troca frequente do sistema a cada 4 horas e elevação da extremidade da seringa.

Sugere-se a administração em infusão contínua, com ou sem pausa noturna, por meio de bomba de infusão nas seguintes situações:

- Pacientes críticos (com ou sem pausa noturna).
- Acesso jejunal.
- Pacientes com doenças disabsortivas.
- Desnutrição grave.
- Prematuros e/ou baixo peso ao nascimento.
- Após jejum prolongado.
- Presença de distúrbios gastrintestinais:
  - retardo do esvaziamento gástrico;
  - refluxo, regurgitação, vômitos;

148 PARTE III NUTRIÇÃO ENTERAL

– diarreia associada a infusão rápida;
– cólicas;
– distensão abdominal.

A intolerância alimentar pode ser contornada a partir do uso de fórmulas com menor densidade calórica, menor velocidade de infusão ou volume mantendo o paciente hidratado com monitorização rigorosa da diurese, densidade urinária, balanço hídrico e ganho de peso.

Evita-se a diluição inicial de dietas enterais pelo maior risco de intolerância associada à contaminação secundária e à diarreia. O início e a progressão da NE são guiados por parâmetros clínicos e protocolos devido à ausência de estudos clínicos prospectivos e controlados comparando os diferentes métodos.

Geralmente, inicia-se com fórmula isotônica com infusão contínua na velocidade de 1 a 2ml/kg/h para pacientes de até 35 a 40kg com programação de atingir uma oferta de 25% das calorias totais no primeiro dia e progressão a 0,5 a 1ml/kg/h a cada 6 a 24 horas alcançando a meta em 24 a 48 horas.

Caso utilize a administração em bolo, infunde-se um volume de 2,5 a 5ml/kg em 5 a 8 vezes por dia, com aumento gradual do volume (25% ao dia) e dos intervalos, até atingir a frequência de 5 vezes por dia, sendo que o volume máximo é determinado pela tolerância do paciente e ganho de peso.

As fórmulas expostas à temperatura ambiente por diferentes períodos têm predisposição à contaminação e à multiplicação de micro-organismos.

A fim de prevenir a contaminação, não se recomenda a utilização prolongada e a reutilização dos componentes do sistema de administração por mais de 24 horas.

O início da oferta enteral em prematuros é dependente da idade gestacional e das condições clínicas. O único fator isolado que demonstrou menor risco de desenvolver enterocolite necrosante (ECN) em prematuros com peso < 1.500g foi o uso do aleitamento materno (4 vezes menos).

A *minimal enteral feeding* (MEF) é iniciada lentamente a 0,5 a 1ml/kg/dia e com progressão até 10 a 20ml/kg/dia, sendo considerado um método para iniciar o trato digestório de prematuros, estimulando hormônios intestinais sem, no entanto, apresentar consenso a respeito de seus efeitos benéficos na profilaxia da ECN.

Embora pareça interessante estimular a nutrição enteral precoce, não existe respaldo da literatura a respeito de seus efeitos benéficos na ECN, bem como quando está indicada. Outros fatores que ainda não demonstraram associação com a etiologia/profilaxia da ECN são: forma de pro-

5 ADMINISTRAÇÃO DA NUTRIÇÃO ENTERAL

gressão da NE, reintrodução de dieta após ECN, vantagem de acesso pós-pilórico, vantagem da infusão contínua ou risco da cateterização umbilical.

Demonstrou-se que o uso de bilirrubina indireta diminui estatisticamente os eventos adversos como regurgitação, vômitos, aspiração, pneumonia, diarreia e alteração da glicemia.

Pode-se ainda realizar nutrição combinando técnicas para transição de uma modalidade para outra, como, por exemplo, metade da infusão noturna e restante fracionada de forma intermitente durante o dia ou por via oral.

BIBLIOGRAFIA

Anderton A. Reducing bacterial contamination enteral tube feeds. Br J Nurs 1995; 17:368-377.

Barrington KJ. Umbilical artery catheters in the newborn: effects of position of the catheter tip. Cochrane Database Syst Rev. 1999(1): CD000505. doi: 10.1002/14651858. CD000505.

Berseth CL, Bisquera JA, Paje VU. Prolonging small feeding volumes early in life decreases the incidence of necrotizing enterocolitis in very low birth weight infants. Pediatrics 2003;111:529-534.

Bohnhorst B, Muller S, Dordelman M et al. Early feeding after necrotizing enterocolitis in preterm infants. J Pediatr 2003;43:484-487.

Bombell S, McGuire W. Delayed introduction of progressive enteral feeds to prevent necrotising enterocolitis in very low birth weight infants. Cochrane Database Syst Rev 20082):CD001970. doi:10.1002/14651858. CD001970.pub2.

Dusick AM, Poindexter BB, Ehrenkranz RA et al. Growth failure in the preterm infant: can we catch up? Semin Perinatol 2003;27:302-310.

Evidence Based Care Guideline for Infants with Necrotizing Enterocolitis. http://www.cincinnatichildrens.org/svc/alpha/h/gealthpolicy/ev-based/default/htm; also available on the www.guideline.gov website. Accessed November 1, 2007.

Greer F, McCormick A, Loker J. Changes in fat concentration of human milk during delivery by intermittent bolo and continous mechanical pump infusion. J Pediatr 1984;105;745-749.

Harrington M, Lyman B. Special considerations for the pediatric patient. In Guenter P, Silkroski M (eds). Tube Feeding: Practical Guidelines and Nursing Protocols. Gaithersburg, MD: Aspen Publishers; 2001. pp. 139-188.

Henderson G, Anthony MY, McGuire W. Formula milk versus maternal breast milk for feeding preterm or low birth weight infants. Cochrane Database Syst Rev. 2007; CD002972. doi: 10.1002/14651858. CD002972. pub2.

Kamitsuka MD, Horton ML, Williams MA. The incidence of necrotizing enterocolitis after introducing standardized feeding schedules for infants between 1250 and 2500 grams and less than 34 weeks of gestation. Pediatrics 2000;10:379-384.

Kennedy KA, Tyson JE, Chamnanvanakij S. Rapid versus slow rate of advancement of feedings for promoting growth and preventing necrotizing enterocolitis in parenterally fed low-birth-weight infants. Cochrane Database Syst Rev. 2000;(2):CD001241. Update in Cochrane Database Syst Rev 2008;(2): CD001241.

Kennedy KA, Tyson JE, Chamnanvanakij S. Rapid versus slow rate of advancement of feeding for promoting growth and preventing necrotizing enterocolitis in parenterally fed low-birth-weight infants (Review). Cochrane database Syst Rev 2000;2: CD001241.

Kennedy KA, Tyson JE, Chamnanvanikij S. Early versus delayed initiation of progressive enteral feedings for parenterally fed low birth weight or preterm infants. Cochrane Database Syst Rev 2000;(2):CD001970.

Kohn CL. The relationship between enteral fórmula contamination and lenght of enteral delivery set usage. JPEN 1991;15:567-571.

LaGamma EF, Ostertag SG, Birenbaum H. Failure of delayed oral feedings to prevent necrotizing enterocolitis. Results of study in verylow-birthweight neonates. Am J Dis Child 1985;139:385-389.

Lord L, Harrington M. Enteral nutrition implementation and management. In Merritt R (ed). The ASPEN. Nutrition Support Practice Manual. 2nd ed. Silver Spring, MD: American Society for Parenteral and Enteral Nutrition; 2005. pp. 76-89.

Marchand V. Enteral nutrition tube feedings. In Baker S, Baker R, Davis A (eds). Pediatric nutrition support. Boston, MA: Jones and Bartlett; 2007. pp. 249-260.

McClure RJ, Newell SJ. Randomized controlled study of clinical outcome following trophic feeding. Arch Dis Child Fetal Neonatal Ed 2000;82:F29-F33.

McGuire W, Bombell S. Slow advancement of enteral feed volumes to prevent necrotising enterocolitis in very low birth weight infants. Cochrane Database Syst Rev 2008(2):CD001241.doi:10.1002/14651858. CD001241.pub.

McKeown RE, Marsh TD, Amarnath U et al. Role of delayed feeding and of feeding increments in necrotizing enterocolitis. J Pediatr 1992;121:764-770.

Narayanan I, Singh B, Harvey D. Fat loss during feeding of human milk. Arch Dis Child 1984;59:475-477.

Nevin-Folino N, Miller M. Enteral nutrition. In Queen Samour P, King Helm K,

Lang CE (eds). Handbook of pediatric nutrition. 2nd ed. Boston, MA: Jones and Bartlett; 2004. pp. 499-524.

Premji S, Chessell L. Continuous nasogastric milk feeding versus intermittent bolo milk feeding for premature infants less than 1500 grams. Cochrane Database Syst Rev. 2002(4):CD001819. doi:10.1002/14651858. CD001819.

Rees CM, Pierro A, Eaton S. Neurodevelopmental outcomes of neonates with medically and surgically treated necrotizing enterocolitis. Arch Dis Child 2007;92:F193-F198.

Schanler RJ, Lau C, Hurst NM et al. Randomized trial of donor human milk versus preterm formula as substitutes for mothers'own milk in the feeding of extremely premature infants. Pediatrics 2005; 116:400-406.

Schanler RJ, Schulman RJ, Lau C et al. Feeding strategies for premature infants: randomized trial of gastrintestinal priming and tube feeding method. Pediatrics 1999; 103:434-439.

Shang E, Geiger N, Sturm JW, Post S. Pump-assisted enteral nutrition can prevent aspiration in bedridden percutaneous endoscopic gastrostomy patients. JPEN 2003;28:180-183.

Stocks R, Davies D, Allen F, Sewell D. Loss of breastmilk nutrients during tube feeding. Arch Dis Child 1985;60:164-166.

Tepaske R, Binnekade JM, Goedhart PT et al. Clinically relevant differences in accuracy of enteral nutrition feeding pump systems. JPEN 2006;30:339-343.

Tyson JE, Kennedy KA. Trophic feedings for parenterally fed infants. Cochrane Database Syst Rev. 2005(3): CD000504. doi:10. 1002/14651858.CD000504.pub2.

Wilson DC, Cairns P, Halliday HL et al. Randomized controlled trial of an aggressive nutritional regimen in sick very low birth weight infants. Arch Dis Child Fetal Neonatal Ed 1997;77:F4-F11.

CAPÍTULO 6

Nutrição Enteral Específica

Descrevem-se alguns aspectos relacionados a situações com indicação de terapia nutricional específica.

HEPATOPATIA

Pacientes com hepatopatia desenvolvem desnutrição por vários fatores, como:

Anorexia
• Central ou mediada por mediadores inflamatórios.
• Distensão abdominal:
  – hepatomegalia;
  – ascite.

Má absorção
• Deficiência de sais biliares.
• Dismotilidade pela hipertensão porta.
• Supercrescimento bacteriano intestinal.

Aumento do metabolismo
• Infecção associada.
• Sangramento do trato digestório (hipertensão porta e/ou coagulopatia).

Idade
- Inicialmente com alta necessidade para o crescimento.
- Evolução para insuficiência hepática crônica.

As doenças hepáticas agudas geralmente não necessitam de intervenção nutricional específica, sendo que as crônicas sem colestase geralmente necessitam apenas de alterações para possíveis fatores nutricionais etilógicos, como, por exemplo, erros inatos do metabolismo.

Indica-se a terapia nutricional nas seguintes situações:
- Desnutrição – peso esperado < 80% do ideal.
- Diminuição do percentil de peso ou índice de massa corporal (IMC).
- Oferta calórica consistentemente menor que o desejado.
- Deficiência nutricional refratária (por exemplo, vitaminas lipossolúveis).

A nutrição enteral está indicada quando o paciente evolui com desnutrição mesmo com oferta oral total. Pode ser realizada por meio do uso de suplementos após ou entre as refeições orais, associação de infusão noturna ou infusão contínua (24 horas), caso apresente diarreia ou vômitos.

Descrevem-se as recomendações gerais da terapia nutricional:
- Oferta calórica de 120 a 200kcal/kg/dia em lactentes.
- Proteínas – adequadas para a faixa etária, sem necessidade de restrição.
- Lipídios – 35 a 50% do total de calorias (sendo 50% na forma de TCM). Caso apresente intolerância, suspeitar de insuficiência pancreática associada.
- Carboidratos – polímeros de glicose como fonte para facilitar a tolerância.
- Vitaminas – a deficiência das vitaminas lipossolúveis pode estar presente principalmente quando associada à colestase e à desnutrição. A administração enteral geralmente é eficaz, exceto para a vitamina K, sendo que os produtos para uso enteral geralmente não são adequados quanto à proporção de vitaminas D e E para a vitamina A (que pode alcançar nível tóxico).

Vitamina A:
- Melhor absorção das lipossolúveis;
- Dose – 7,5mg (= 25.000U) por dia.
- Manter nível sérico de 300-400µg/litro.

Vitamina D:
- Reposição previne ou corrige a osteomalacia, mas não a osteoporose.
- Dose – 0,025µg/kg/dia.
- Monitorização de cálcio, fósforo e paratormônio.

6 NUTRIÇÃO ENTERAL ESPECÍFICA

Vitamina E:
- Dose – 25UI/kg/dia.
- Nível sérico – 5-15µg/l.

Vitamina K:
- Dose – 2,5 a 5mg/dia, VO (até 5 a 10mg/dia).
- Monitorização com coagulograma.

• Minerais:

Cálcio e fósforo:
- Geralmente sem deficiência, exceto na deficiência de vitamina D.
- Necessidade proporcional à oferta calórica (> 150% com necessidade).

• Oligoelementos:

Cobre e manganês – possível hepatotoxicidade (colestase).

Zinco:
- A deficiência pode contribuir para anorexia e distúrbio do crescimento.
- Deficiência secundária à perda urinária sugerida mas não confirmada por nível sérico.
- Dose – 1mg/kg/dia.

CARDIOPATIA

Pacientes com cardiopatia congênita frequentemente têm desnutrição e atraso de crescimento, com incidência de 80% dos pacientes internados, podendo necessitar de aumento das necessidades energéticas em 22 a 29%.

Os fatores associados à desnutrição são:

• Aumento das necessidades energéticas
- insuficiência cardíaca congestiva;
- hipóxia;
- hipertensão pulmonar;
- redução do débito cardíaco;
- taquipneia.

• Diminuição da oferta energética
- anorexia;
- dispneia associada à alimentação;
- utilização insuficiente dos nutrientes;
- taquipneia;
- infecções de repetição.

Indicações de NE nas seguintes situações:

• Taquipneia.

154 PARTE III NUTRIÇÃO ENTERAL

- Inabilidade de ganho de peso com dieta por VO.
- Fadiga com alimentação.
- Caquexia cardíaca.
- Prematuridade.

Recomendações gerais

Terapia nutricional enteral:

- Calorias – 150 a 189kcal/kg/dia.
- Infusão contínua.
- Monitorizar evolução quanto à necessidade de nutrição parenteral.

Situação no pós-operatório:

- Quilotórax
  - dieta com uso de TCM;
  - rever necessidade de NP;
- Enteropatia perdedora de proteína
  - secundária à linfangiectasia;
  - associada com ascite, hipoproteinemia, má absorção e linfopenia;
  - dieta: hiperproteica e restrita em TCL (rica em TCM).

PNEUMOPATIA

Displasia broncopulmonar

Os pacientes com displasia broncopulmonar (DBP) podem ter problemas nutricionais devido ao fato de ficarem em ventilação mecânica por longos períodos sem estimulação oral, distúrbio de sucção e deglutição associado à taquipneia. Apresentam menor ganho de peso até os primeiros 2 anos de vida em relação aos pacientes hígidos devido aos seguintes fatores:

- Aumento das necessidades energéticas
  - aumento do metabolismo basal;
  - necessidades para o crescimento e reparo tecidual;
  - aumento do trabalho respiratório;
  - hipóxia;
  - uso ineficiente das calorias;
  - prematuridade: redução de estoques de gordura e glicogênio;
  - infecções de repetição.
- Diminuição da oferta energética
  - restrição hídrica: 75 a 90ml/kg/dia;
  - diminuição da oferta;

6 NUTRIÇÃO ENTERAL ESPECÍFICA

- dificuldade na alimentação;
- hipóxia;
- prematuridade: imaturidade da função intestinal e renal.

Associam-se às complicações relacionadas ao uso de medicamentos como diuréticos com espoliação de sódio, potássio e cloro, além de corticoides com redução de absorção de cálcio e fósforo, levando a prejuízo no crescimento.

A terapia nutricional inclui:
- Oferta calórica – mínimo de 120 a 130kcal/kg/dia.
- Proteína – 2g/kg/dia.
- Fórmulas:
  - aumento da densidade calórica;
  - alto teor de gordura.

Fibrose cística

Os pacientes com fibrose cística apresentam algumas especificidades como associação da insuficiência pancreática com perda de nutrientes e aumento de gasto energético pela alteração da função pulmonar.

Aumento das perdas nutricionais
- Diminuição da lipase pancreática.
- Diminuição da protease pancreática.
- Diminuição do bicarbonato pancreático:
  - acidose duodenal;
  - precipitação de sais biliares;
  - diminuição da formação de micélia;
  - limitação da ativação da lipase.
- Vômitos – tosse e/ou doença do refluxo gastroesofágico.

Aumento das necessidades energéticas
- Hipóxia.
- Taquipneia.
- Infecções respiratórias recorrentes.
- Tosse crônica.

Apresentam várias alterações associadas como:
- Insuficiência pancreática com redução da absorção de 80% das gorduras e 50% das proteínas.

156 PARTE III NUTRIÇÃO ENTERAL

- Má absorção de vitaminas lipossolúveis associada à esteatorreia (vitaminas A, D, E, K), além de vitamina B_{12} (porém raramente com manifestação clínica).
- Hiponatremia pelas perdas excessivas no suor.
- Redução de nível de zinco em 30%.

A reposição de enzima pancreática aumenta a absorção de gorduras em 80 a 90%, preferido-se as resistentes ao pH ácido.

Dose de enzima pancreática (lipase):

Lactentes
- 1.000-2.000U/120ml de fórmula;
- 500-1.000U/g de gordura (TCL).

≤ 4 anos
- 1.000U/kg por refeição;
- 500U/kg por lanche.

> 4 anos
- 500U/kg por refeição;
- 200U/kg por lanche;
- 500-4.000U/g de gordura (TCL).

Dose máxima
- 2.500U/kg por refeição;
- 10.000U/kg/dia.

Oferta
A terapia nutricional inclui:

- Quarenta por cento das calorias totais como lipídios com adequação da dose das enzimas com o uso de TCM e TCL (para oferta de ácidos graxos essenciais).
- Micronutrientes:
  - suplementação de vitaminas lipossolúveis (mesmo com o uso de enzimas e controle da esteatorreia);
  - suplementação de vitaminas hidrossolúveis (o dobro da RDA).

Proposta de uso de suplemento hipercalórico por VO, mas caso mantenha baixa ingestão rever o uso de NE para uso noturno ou intermitentemente diurno.

6 NUTRIÇÃO ENTERAL ESPECÍFICA

NEFROPATIA

Os rins são importantes órgãos na homeostase do organismo, com necessidade de suporte nutricional especializado. Realizam controle eletrolítico, minerais e da composição do volume extra e intracelular, bem como da osmolalidade.

Exercem atividade no controle de aminoácidos, equilíbrios acidobásico e hormonal com ativação da vitamina D para a absorção de cálcio e regulação de paratormônio, secreção de eritropoetina e hormônio de crescimento.

Ocorre perda de nutrientes, particularmente proteína e vitaminas, além de perda de apetite com redução da ingestão.

A intervenção nutricional é necessária para a prevenção de distúrbios de crescimento. Depende mais do grau de comprometimento do que da etiologia da lesão, tendo como fatores:

- Idade.
- Diagnóstico e estágio da doença.
- Terapia associada (diálise).
- Comorbidades.
- Hidratação.
- Taxa de ingestão e utilização dos nutrientes.

As indicações de terapia nutricional na insuficiência renal aguda e crônica estão descritas nos quadros III-17 e III-18.

Quadro III-17 – Terapia nutricional na insuficiência renal aguda.

Insuficiência renal aguda	Lactente	Criança	Adolescente
Proteína (g/kg/dia)	1-2,5	1-1,8	0,8-1
Energia (kcal/kg/dia)	> 100	70-100	> 55
Sódio, potássio, cloro e bicarbonato	Necessidades variáveis durante a doença		
Cálcio/fósforo	Evitar sais de alumínio, rever o uso de quelante de fósforo		
Magnésio	Monitorizar necessidades		
Oligoelementos e vitaminas	Oferecer RDA e suplementar se necessário		
Oferta hídrica	Manter euvolêmico (perdas insensíveis de 30ml/100kcal) + perdas de diurese e evacuação		

Quadro III-18 – Terapia nutricional na insuficiência renal crônica.			
Insuficiência renal crônica	**Lactente**	**Criança**	**Adolescente**
Proteína (g/kg/dia)	1,6-2,5	1-1,5	0,8-1,2
Energia (kcal/kg/dia)	100-110	70-90	40-50 (M) 45-55 (F)
Sódio	1-2	1-3	3-4
Potássio	Restrição após filtração glomerular < 10% 1-3mEq/kg/dia		
Acidose	Citrato de sódio: 1-4mEq/kg/dia		
Cálcio	400-600	800	1.200
Fósforo	Restrição, evitar soja	600	800
Magnésio	Monitorizar necessidades		
Oligoelementos	Oferecer RDA; suplementar zinco e cobre Ferro se terapia de troca		
Vitaminas	Complexo B com vitamina C		
Oferta hídrica	Adequar necessidades		

OBESIDADE (PACIENTE HOSPITALIZADO)

Descrevem-se as recomendações para pacientes obesos hospitalizados:

• Uso de IMC para triagem.

• Cuidado com possível risco nutricional – alterações laboratoriais, como perfil lipídico, glicemia, fósforo e hemograma completo.

• Se possível, avaliação das necessidades energéticas com o uso de calorimetria indireta.

• Evitar o uso de dietas hipo ou hipercalóricas durante a internação, com prescrição de oferta idêntica aos não obesos.

Para cálculo das necessidades calóricas, utilizar algumas adequações como:

• Peso ajustado: [(peso atual – ideal) × ¼] + peso ideal.

• Cálculo de peso ajustado para o percentil 90 do IMC.

• Uso de fórmula com 11 a 14kcal/kg/dia (peso atual) para pacientes maiores.

NEUROPATIA

As necessidades energéticas de pacientes com comprometimento do desenvolvimento neurológico apresentam variações, como demonstrado a seguir.

- Cinco a 12 anos (ambulatorial) – 14kcal/cm de altura.
- Cinco a 12 anos (hospitalar) – 11kcal/cm de comprimento.
- Paralisia cerebral com atividade normal – 15kcal/cm de altura.
- Paralisia cerebral com menor atividade – 10kcal/cm de altura.
- Mielomeningocele – 50% para a idade (~7kcal/cm de altura).
- Síndrome de Down:
  - 5 a 12 anos (meninos): 16kcal/cm de altura;
  - 5 a 12 anos (meninas): 14kcal/cm de altura.

BIBLIOGRAFIA

Abitbol C, Chan JC, Trachtman H et al. Growth in children with moderate renal insufficiency: measurement, evaluation, and treatment. J Pediatr 1996;129:s3-s8.

Bougle D, Iselin M, Kayhat A. Duhamel JF et al. Nutritional treatment of congenital heart disease. Arch Dis Child 1986;61:799-801.

Bozinksi MEA, Albert JM, Ushanalini V et al. Bronchopulmonary dysplasia and postnatal growth in extremely premature black infants. Early Develop 1990;21:83.

Cameron JW, Rosenthal A, Olsen AD. Malnutrition in hospital children with congenital heart disease. Arch Pediatr Adolesc Med 1995;149:1098.

Davidson S, Schrayer A, Wielunksy E et al. Energy intake, growth and development in ventilated very-low-birth-weight infants with and without bronchopulmary dysplasia. Am J Dis Child 1990;144:553.

Ellis L, Kalnins D, Corey M et al. Do infants with cystic fibrosis need a protein hydrolysate formula? A prospective, randomized, comparative study. J Pediatr 1998;132:270-276.

Foreman JW, Abitbol CL, Trachtman H et al. Nutritional intake in children with renal insufficiency: a report of the growth failure in children with renal diseases study. J Am Coll Nutr 1996;15:579-585.

Forstner GG, Gall DG, Corey M. Digestion and absorption of nutrients in cystic fibrosis. In Sturgess JM (ed). Perspectives in cystic fibrosis. Toronto: Imperial Press; 1980. pp. 137-148.

Grey V, Lands L, Pall H, Drury D. Monitoring of 25-OH vitamin D levels in children with cystic fibrosis. J Pediatr Gastroenterol Nutr 2000;30:314-319.

Jesuit C, Dillon C, Compher C. American Society for Parenteral and Enteral Nutrition (A.S.P.E.N.) Board of Directors and Lenders CM. ASPEN. Clinical Guidelines: Nutrition Support of Hospitalized Pediatric Patients With Obesity. JPEN 2010;34:13-20.

Krebs NF, Westcott JE, Arnold TD et al. Abnormalities in zinc homeostasis in young infants with cystic fibrosis. Pediatr Res 2000; 48:256-261.

Munck A, Navarro J. Nutritional management of cystic fibrosis in children. Arch Pediatr 2000;7:396-401.

Nutrition recommendations for infants, children and adolescents with end stage renal disease. In Nelson P, Stove J (eds). A clinical guide to nutrition care in end stage renal disease. 2nd ed. Chicago: American Dietetic Association; 1994.

Pereira GR, Baumgart S, Bennett MJ et al. Use of high-fat fórmula for premature infants with bronchopulmonary dysplasia: metabolic, pulmonary, and nutritional studies. J Pediatr 1994;124:605-611.

Puangco MA, Schanler RJ. Clinical experience in enteral nutrition support for premature infants with bronchopulmonary dysplasia. J Perinatol 2000;20:87-91.

Rosenblum ND, Balfe JW. Nutrition and metabolism. In Barratt TM, Avner ED, Harmon WG (eds). Pediatric nephrology. Baltimore, MD: Lippincott, Williams and Wilkins; 1999. pp. 117-131.

Rosenfeld M, Casey S, Pepe M, Ramsey BW. Nutritional effects of long-term gastrostomy feedings in children with cystic fibrosis. J Am Diet Assoc 1999;99:191-194.

Skiper A, Ratz NB. Enteral nutrition. In Skipper A (ed). Dietitian's handbook of enteral and parenteral nutrition. 2nd ed. Gaithersburg, MD: Aspen Publishers Inc; 1998. pp. 441-480.

Vaisman N, Pencharz PB, Corey M et al. Energy expenditure of patients with cystic fibrosis. J Pediatr 1987;111:496-500.

Warady BA, Alexander SR, Watkins S et al. Optimal care of the pediatric end-stage renal disease patient on dialysis. Am J Kidney Dis 1999;33:567-583.

Wilson DC, Kalnins D, Stewart C et al. Challenges in the dietary treatment of cystic fibrosis related diabetes mellitus. Clin Nutr 2000;19:87-93.

Wingen AM, Fabian-Bach C, Schaefer F, Mehls O. Randomised multicentre study of a low-protein diet on the progression of chronic renal failure in children. European Study Group of Nutritional Treatment of Chronic Renal Failure in Childhood. Lancet 1997;349:1117-1123.

Winklhofer-Roob BM. Cystic fibrosis: nutritional status and micronutrients. Curr Opin Clin Nutr Metab Care 2000;3:293-297.

CAPÍTULO 7

Nutrição Enteral Precoce

A alimentação precoce tem vários benefícios, como menor tempo de internação, custo e incidência de complicações.

Considera-se ideal iniciar a nutrição enteral até 48 horas após a admissão, existindo trabalhos que sugerem benefícios do início em menos de 24 horas.

Sugere-se que a alimentação enteral deva ser iniciada no pós-operatório sem esperar pela eliminação de flatos ou movimento, sabendo-se que a motilidade do intestino delgado retorna ao normal em 6 a 8 horas, do estômago depois de 24 a 48 horas e do cólon recupera-se após 48 a 72 horas.

O início de alimentação após a realização de acesso enteral prolongado (por exemplo, gastrostomia) representa um dogma de que a alimentação deva esperar até que se observe o retorno da motilidade intestinal pelo receio de que estaria associada a complicações pela suposta ação dos anestésicos que resultam em íleo prolongado e, caso o paciente seja alimentado precocemente, possa apresentar vômitos e aspiração pulmonar.

Trabalhos sugerem a liberação da gastrostomia para alimentação após poucas horas do procedimento de locação (2 horas em adultos e 6 horas em pacientes pediátricos).

Pacientes no período neonatal que iniciaram alimentação mínima por sonda nasogástrica 24 horas após a cirurgia de anomalias gastrintestinais

161

162

toleraram a alimentação sem complicações, evacuaram e tiveram alta precoce, entretanto, a presença de distensão, sepse ou piora do estado geral deve alertar quanto à necessidade de interrupção da alimentação.

BIBLIOGRAFIA

Ekingen G, Ceran C, Guvenc BH et al. Early enteral feeding in newborn surgical patients. Nutrition 2005;21:142-146.

Lewis SJ, Egger M, Sylvester PA, Thomas S. Early enteral feeding versus "nil by mouth" after gastrintestinal surgery: systematic review and meta-analysis of controlled trials. BMJ 2001;323:1-5.

Lucha Jr PA, Butler R, Plichta J, Francis M. The economic impact of early enteral feeding in gastrintestinal surgery: a prospective survey of 51 consecutive patients. Am Surg 2005;71:187-190.

Melis M, Fichera A, Ferguson MK. Bowel necrosis associated with early jejunal feeding. Arch Surg 2006;141:701-704.

Sanchez C, Lopez-Herce J, Carrillo A et al. Early transpyloric enteral nutrition in critically ill children. Nutrition 2007;23:16-22.

Werlin SL, Glicklich M, Cohen RD. Early feeding after percutaneousendoscopic gastrostomy is safe in children. Gastrointest Endosc 1994;40:692-693.

CAPÍTULO 8

Nutrição Enteral Domiciliar

Já está estabelecido que a nutrição enteral domiciliar é segura e efetiva, além de o paciente ficar mais ativo e satisfeito em sua casa. Observa-se aumento progressivo das indicações de nutrição domiciliar em pacientes com quadro clínico estável e controlado.

As principais situações que utilizam da nutrição enteral domiciliar são alterações digestivas (35%), doenças neuromusculares (35%), neoplasias (11%), distúrbios do crescimento e desenvolvimento (8%).

As indicações provavelmente vão continuar aumentando seguindo os avanços nos cuidados clínicos, como o desenvolvimento de bombas de infusão de mais baixo custo, seguras e mais portáteis.

Ressalta-se a importância do acompanhamento dos pacientes por uma equipe multiprofissional com colaboração do sistema primário de saúde.

Um dos fatores mais importantes é o treinamento antes da alta e a educação continuada dos responsáveis e/ou paciente quanto às técnicas que incluem:

- Locação, manejo e manutenção da sonda.
- Preparação e estoque da dieta.
- Administração, manipulação e operação das bombas de infusão ou gotejamento de equipo.
- Monitorização, identificação, prevenção e manejo das complicações.

BIBLIOGRAFIA

Agostoni C, Axelson I, Colomb V et al. The need for nutrition support teams in pediatric units: a commentary by the ESPGHAN Committee on Nutrition. J Pediatr Gastroenterol Nutr 2005;41:8-11.

Develuy W, Guimber D, Mention K et al. Home enteral nutrition in children: an 11-year experience with 416 patients. Clin Nutr 2005;24:48-54.

Goulet O, Koletzko B. Nutritional support in children and adolescents. In Sobotka L (ed). Basics in clinical nutrition. 3rd ed. Prague: Galen; 2004. pp. 439-454.

CAPÍTULO 9

Complicações da Nutrição Enteral

Pacientes pediátricos recebendo nutrição enteral (NE) devem ser monitorizados regularmente quanto a crescimento, oferta hídrica, calórica e de nutrientes, eficácia terapêutica, clínica e laboratorial, intolerâncias e outros possíveis efeitos adversos.

Descrevem-se os principais tipos de complicações da NE:

- Gastrintestinal:
  - diarreia;
  - náuseas, vômitos;
  - constipação;
  - flatulência;
  - distensão abdominal.
- Técnicas:
  - resíduo;
  - aspiração pulmonar;
  - posicionamento;
  - locação;
  - manutenção;
  - obstrução.
- Psicológica.
- Metabólicas.
- Infecciosas.

166 PARTE III NUTRIÇÃO ENTERAL

A diarreia é uma das complicações mais frequente, sendo caracterizada por mudança na frequência, consistência e quantidade das fezes com três ou mais episódios de evacuação ao dia. A partir do diagnóstico de diarreia deve-se investigar a etiologia por meio de anamnese, exame clínico e/ou exames laboratoriais (a fresco de fezes, coproculturas, pesquisa de substâncias redutoras etc.).

As principais causas da diarreia são:

* Infusão rápida da NE.
* Contaminação da NE.
* Excesso de caloria ou volume de dieta.
* Infecções gastrintestinais – *C. difficile, Salmonella, Shigella, E. coli* etc.
* Doença/inflamação intestinal – doença de Crohn, retocolite ulcerativa.
* Mau posicionamento da sonda da dieta.
* Dieta sem fibras solúveis.
* Hiperosmolaridade da NE.
* Hipoalbuminemia.
* Intolerância à lactose.
* Má absorção de gordura, sais biliares.
* Hiperglicemia.
* Medicamentos – antiácidos, laxantes, xaropes com potássio e/ou fósforo.

O tratamento da diarreia depende da causa, devendo-se enfatizar a importância da manutenção da oferta nutricional independentemente, sugerindo-se a elaboração de protocolos de investigação e conduta nutricional.

O vômito é um problema observado especialmente em pacientes críticos de unidades de terapia intensiva. Não é necessária a indicação de NE pós-pilórica (em detrimento da via gástrica) em todos pacientes críticos, exceto naqueles que apresentem sinais de intolerância.

Deve-se adequar a infusão com alteração da forma de alimentação: redução da velocidade de infusão (por exemplo, infusão contínua em maior tempo), concentração da fórmula ou redução do volume infundido, o que, infelizmente, está associado à consequente diminuição da oferta total.

Na literatura, o uso de pró-cinético é duvidoso, sendo utilizado para o tratamento medicamentoso da doença do refuxo gastroesofágico (DRGE) por meio da prescrição de bloqueadores H_2 ou inibidores da bomba de próton.

9 COMPLICAÇÕES DA NUTRIÇÃO ENTERAL

O procedimento antirrefluxo deve ser reservado para aqueles que foram refratários ao tratamento conservador, que melhoraram com o uso de nutrição enteral pós-pilórica, mas que não pode ser usada por período prolongado, deslocamento e/ou obstrução da sonda.

Em geral, o desenvolvimento de refluxo gastroesofágico após gastrostomia aparentemente é mínimo, não existindo respaldo de literatura sobre a indicação de um procedimento profilático antirrefluxo, pois este não é inócuo, apresentando complicações inerentes ao procedimento, além de potencial ativação de reflexo, resultando em ânsia ou vômitos. Indica-se a fundoplicatura apenas para pacientes com comprometimento neurológico e phmetria alterada.

A constipação intestinal pode ser secundária à inatividade do paciente, baixa oferta hídrica ou uso de medicamentos. Sugere-se para controle e/ou prevenção o uso de dietas com fibras, hidratação adequada (principalmente quando em uso de dietas com fibras solúveis) e/ou uso de laxativos em casos refratários.

A ocorrência de cólicas, flatulência e/ou distensão abdominal têm várias causas, como volume excessivo de dieta, administração rápida da dieta ou intolerância à lactose. Sugerem-se algumas medidas como adequar o volume ou diminuir a velocidade de infusão da dieta, uso de bomba de infusão e/ou troca para uma dieta sem lactose.

Existem resultados conflitantes quanto à associação de volume residual, assim como sua quantidade elevada à pneumonia aspirativa e, inclusive, sem correlação estatística com níveis de mortalidade.

Volumes residuais elevados em si têm pouco significado, não existindo um valor preciso. Devem-se associar os resultados obtidos com o risco de intolerância do trato digestório caso o paciente apresente outros sinais e sintomas como vômitos, distensão, constipação etc. No entanto, devem ser valorizados, pois podem estar associados ou ser secundários a outras alterações, como hipoperfusão, distúrbios de digestão/absorção, uso de medicações (sedação, drogas vasoativas etc.), infecção, traumatismo cranioencefálico ou hiperglicemia.

Embora a hiperglicemia não tenha demonstrado efeito de retardo do esvaziamento gástrico especificamente em pacientes críticos, essa alteração foi observada em pacientes saudáveis e diabéticos por meio da redução da atividade eferente vagal e inibição da liberação do óxido nítrico do plexo mesentérico e, inclusive, o uso de drogas pró-cinéticas nesta população pode ter efeitos adversos.

O principal receio do resíduo é a associação com a ocorrência de aspiração broncopulmonar, no entanto, esta pode ocorrer mesmo quando não

168 PARTE III NUTRIÇÃO ENTERAL

apresentam volumes elevados, não deixando de considerar o fato de que os pacientes aspiram mais frequentemente quando apresentam resíduo.

A interpretação da associação de resíduo com aspiração deve considerar dois problemas: uso de métodos imprecisos para o diagnóstico e valor aferido.

As medidas sofrem influência de vários fatores, como tipo da sonda, posição da sonda, existindo controvérsias quanto à influência da posição do paciente. Além disso, as medições frequentes de volume residual são um fator relevante para a demora, subalimentação e obstrução da sonda.

Está contraindicado o uso de corantes em dietas com a finalidade de diagnóstico da aspiração gástrica por associação destes com hipotensão, acidose metabólica e óbitos.

Conforme orientação do ASPEN, o resíduo deve ser avaliado a cada 4 horas em pacientes críticos com infusão contínua e a dieta suspensa caso apresente valor maior ou igual ao infundido naquele intervalo. Se a nutrição for através de bolo, deve ser verificado antes da próxima infusão e suspenso caso seja maior do que a metade do volume infundido previamente.

Podem-se utilizar medicações pró-cinéticas para pacientes com resíduos elevados, sendo que as duas mais utilizadas são a metoclopramida e a eritromicina. A primeira aumenta o esvaziamento gástrico pela ação inibidora da ação dopaminérgica no intestino, e a segunda, com a promoção da motilidade proximal do trato digestório pela ativação dos receptores da motilina.

Existem trabalhos que sugerem um efeito pró-cinético comparável da eritromicina com doses menores (~30%), além de dose única para facilitar a locação das sondas pós-pilóricas. No entanto, existe restrição a seu uso devido à indução de resistência bacteriana.

A broncoaspiração pode causar complicações como hipóxia e pneumonia, sendo definida como a inalação de material na via aérea que inclui secreção nasofaríngea, bactéria, líquidos, alimentos e/ou secreção gástrica. Existem fatores de risco como sedação, posição supina, presença de sondas, mau posicionamento da sonda, ventilação mecânica, vômitos, alimentação em bolo, má higiene oral, aspirações frequentes etc.

Vários métodos são propostos para diagnosticar aspiração broncopulmonar, como administração de tecnécio-99, cultura de secreção endobronquial, faríngea ou pesquisa de pepsina em secreção traqueal.

Existem evidências quanto à associação de aumento do refluxo gastroesofágico e probabilidade de aspiração pulmonar associados à posição supina sem elevação de decúbito ($0°$). A única intervenção isolada que

9 COMPLICAÇÕES DA NUTRIÇÃO ENTERAL

demonstrou eficácia estatística quanto à diminuição da aspiração pulmonar é a elevação do decúbito (> 30°). Dentre as estratégias para manter o decúbito elevado, incluem a enfatização na prescrição médica, educação continuada da equipe e uso da posição de Trendelenburg reverso. Recomenda-se manter o paciente em decúbito elevado de 30° a 45°, sendo que procedimentos de enfermagem de curta duração não necessitam de suspensão da administração pelo risco de redução da oferta nutricional final. Entretanto, caso seja prolongado ou apresente sintomatologia, a infusão deve ser interrompida com reinício ao seu final.

Outro questionamento é a indicação/necessidade de posicionamento pós-pilórico, sendo que não é recomendado para todos pacientes, pois existe controvérsia na literatura quanto à diminuição da aspiração broncopulmonar em pacientes de terapia intensiva, além da dificuldade da locação com consequente demora para o início da alimentação intestinal.

A avaliação do posicionamento pode ser realizada por meio da medida do pH, carpinografia, aspiração de conteúdo para avaliação da quantidade, ausculta e radiografia. Ressalta-se que o mau posicionamento da sonda pode ocorrer mesmo sem observação de nenhum sintoma respiratório.

O volume residual pós-pilórico geralmente é menor do que o gástrico, sendo que um aumento abrupto dos valores pode sugerir deslocamento da sonda para o estômago. A aferição da medida do pH sofre influência do uso de bloqueadores gástrico e apresenta dificuldade de diferenciar a localização esofágica da intestinal caso seja ≥ 6. O método da ausculta é adicional, mas não é confiável para determinar a localização da sonda utilizando-se de outros como a capnografia, sendo que também não diferencia entre várias localizações no trato digestório, como, por exemplo, esofágica ou gástrica. Portanto, é mandatória a realização de exame radiológico para a confirmação da locação de sonda para a nutrição enteral.

A introdução da sonda para a nutrição enteral com mandril por via nasal ou oral é atribuída ao enfermeiro, sendo ele o responsável de verificar o posicionamento da sonda à radiografia de controle cada vez que introduzir ou reintroduzir o cateter, antes de infundir água, medicamentos ou NE, conforme resolução RCD n° 63/2000 da ANVISA e portaria n° 277/2003 do COFEN.

Recomenda-se para o controle do posicionamento da sonda:

- Marcar a sonda nasoenteral imediatamente após a radiografia de controle na altura da narina para observar se há exteriorização.
- Observar a sonda à radiografia de tórax/abdome de rotina.

A passagem transpilórica espontânea ocorre em poucos pacientes e, mesmo tendo migrado, a extremidade distal pode retornar ao estômago. Como dificilmente é realizado o controle radiológico frequente, recomenda-se o controle do pH do líquido aspirado, uma vez por dia (pH duodenal = 6-8), além da medida da parte externa da sonda.

Sondas de PVC locadas por mais de quatro a cinco dias tornam-se rígidas e podem causar sangramento, inflamação ou perfuração. Com manutenção adequada, os cateteres para nutrição enteral de poliuretano têm durabilidade de aproximadamente 30 a 60 dias. Em caso de retirada acidental, o cateter para NE pode ser repassado, no mesmo paciente, depois de lavado com água e sabão. Utilizar seringa para lavagem interna e verificar a integridade do cateter e, caso apresente sinais como rigidez, rachaduras, furos ou secreções aderidas deve ser desprezado. É essencial a aderência a protocolos e cuidadosa supervisão dos procedimentos.

As sondas de gastrostomia/jejunostomia devem ser mantidas com a inserção limpa e seca. Em caso de vazamento de líquido gástrico/jejunal ou de dieta e sinais de dermatite ou infecção (eritema, calor, dor, edema, secreção) ao redor do estoma rever avaliação de grupo de prevenção e tratamento de feridas.

Vários problemas frequentemente observados estão associados ao uso de sondas inadequadas para nutrição enteral, por exemplo as urinárias (Folley®), como remoção prematura, aspiração, vazamento de secreção na pele, intussuscepção intestinal, peritonite.

A fixação de sonda com balonete deve ser mantida com insuflação de quantidade adequada de água no *cuff*, devendo seguir as instruções do fabricante, além de características individuais dos pacientes, pois, caso esteja excessivamente inflada, pode causar desconforto, dor, distensão ou dificuldade de progressão da dieta.

As sondas com disco ou placa de fixação externa devem permanecer em contato com a parede abdominal para evitar vazamento sem, no entanto, exercer pressão excessiva na pele. Em caso de saída acidental da sonda, repassar uma nova sonda se o trajeto da gastrostomia já estiver bem formado.

No entanto, o tracionamento excessivo pode causar a *burried bumper syndrome*, na qual a válvula interna causa infiltração na mucosa gástrica com consequente dor, obstrução e/ou infecção, enquanto a frouxidão pode levar a vazamento com lesão de pele ou deslocamento da extremidade distal com obstrução gástrica ou intestinal.

9 COMPLICAÇÕES DA NUTRIÇÃO ENTERAL

A obstrução da sonda está associada a vários fatores como:

- Acúmulo de sedimentos – principalmente em uso de infusão lenta de dietas hipercalóricas ou com fibra.
- Diâmetro estreito.
- Sondas de silicona – mais do que de poliuretano.
- Administração inadequada de medicações.
- Alimentação gástrica – mais que intestinal provavelmente pelo contato com a secreção ácida gástrica.
- Aferições frequentes de resíduo.
- Lavagem insuficiente após seu uso.

Limita-se o volume de água estéril necessária para lavagem das sondas após infusão de dieta ou medicação em 1 a 3ml para recém-nascidos e 3 a 5ml para lactentes, a fim de evitar hidratação excessiva, particularmente naqueles que necessitam de restrição fluídica.

O uso prolongado de sondas pode causar privação da experiência normal da alimentação oral, aversão oral ou alteração da imagem corporal. A prevenção deve ser realizada por meio de treinamento da sucção e deglutição, introdução de sucção não nutritiva com chupeta, gustação de variados alimentos (permitidos), terapia fonoaudiológica e iniciação de alimentação oral tão logo seja possível.

As complicações metabólicas podem ocorrer principalmente relacionadas com distúrbio hídrico, da glicose, eletrolítico e/ou oligoelementos.

Em relação aos distúrbios hídricos, descrevem-se a ocorrência de hiper-hidratação ou desidratação. Observa-se maior risco da ocorrência de hidratação excessiva principalmente em pacientes desnutridos, com doença de base como cardiopatias, hepatopatias ou nefropatias, e naqueles que necessitaram de hidratação por via intravenosa prévia. Sugere-se o controle rigoroso da oferta hídrica e do peso, além da avaliação da disponibilidade do uso de dietas hipercalóricas.

A desidratação pode ocorrer com o uso de dietas hiperosmolares, secundária a aumento de perdas por diarreia, fístulas etc. ou inadequação da oferta hídrica. Recomenda-se adequação da oferta líquida, reposição das perdas e/ou uso de dietas isotônicas.

A hiperglicemia está principalmente associada a desequilíbrio entre a oferta de glicose e a produção/administração da insulina, devendo, para tal, adequar a oferta de insulina necessária e/ou utilizar dietas com menor oferta de glicose e evitando dietas com sacarose. No caso da hipoglicemia, avaliar a suspensão súbita da dieta ou outra oferta como soro glicosado ou nutrição parenteral (principalmente à noite) ou uso excessivo de insulina.

Anormalidades dos eletrólitos, vitaminas, minerais e oligoelementos estão principalmente relacionadas à síndrome de realimentação ou superalimentação, sendo este último também associado a alterações pulmonares e/ou hepáticas descritas no item Necessidades nutricionais.

As complicações infecciosas podem ser consequentes da contaminação das soluções, podendo apresentar-se desde uma gastroenterite até quadros graves como sepse.

São descritas infecções locais na narina, orelha e/ou garganta durante o uso de sondas e, inclusive, a avaliação antecipada da necessidade do uso prolongado de NE com indicação precoce de gastrostomia ou jejunostomia pode evitar tais problemas.

A contaminação da NE pode ocorrer em qualquer ponto do processo: produção, preparação, estuque ou administração, sendo particularmente importante nos pacientes imunossuprimidos, principalmente prematuros e/ou com alterações da barreira gastrintestinal.

As dietas enterais são, por si, meios de cultura potenciais para o crescimento de patógenos. Outro ponto importante é o risco de contaminação com a água utilizada para lavagem e hidratação do paciente.

Embora os alimentos não sejam estéreis, as soluções de NE estão disponíveis em sistemas abertos ou fechados, sendo que o último apresenta menor risco com manuseio meticuloso, sendo considerado estéril. Os produtos em pó não são necessariamente estéreis com risco de contaminação na produção que inclui mistura, reconstituição ou diluição de módulos e fórmulas com água e/ou armazenamento dentro de frasco reservatório.

O critério de contaminação de fórmulas enterais orientado pelo FDA inclui qualquer crescimento aeróbio em placa de ágar > 10^4UFC/ml, três ou mais amostras > 10^3UFC/ml ou qualquer cultura isolada com crescimennto de *Bacillus cerus, Listeria monocytogenes, Staphylococcus aureus* ou coliformes.

Os locais críticos de contaminação são as unidades de dietética/cozinha e de internação (enfermaria ou UTI), descrevendo que 30 a 57% das fórmulas hospitalares e mais de 80% das domiciliares são contaminadas com bactéria.

O crescimento bacteriano subsequente das dietas contaminadas dependerá das condições de armazenamento, sendo que as que não foram utilizadas imediatamente devem ser refrigeradas para reduzir a multiplicação bacteriana que também altera a composição da fórmula.

As técnicas de higiene, principalmente das mãos, e práticas estéreis são fatores primordiais para a prevenção da contaminação na preparação, principalmente para NE com sistema aberto.

9 COMPLICAÇÕES DA NUTRIÇÃO ENTERAL

As sondas são frequentemente colonizadas por bactérias, embora uma contaminação retrógrada seja minimizada a partir da menor manipulação possível do sistema. Simulando as condições de uso clínico, 24% dos sistemas de nutrição enteral contêm $\geq 10^5$UFC/ml de bactérias em 24 horas, sendo contraindicada a reutilização de componentes do sistema de administração e troca diária.

O ASPEN recomenda os seguintes prazos de validade após início da infusão e exposição à temperatura ambiente conforme o tipo de dieta ou de sistema:

- 4 horas:
  - fórmula em sistema aberto (recém-nascidos);
  - fórmulas em pó (reconstituídas);
  - leite materno ordenhado;
  - módulos.
- 8 horas – fórmulas em sistema aberto hospitalar.
- 12 horas – fórmulas em sistema aberto domiciliar.
- 24 a 48 horas – fórmulas em sistema fechado (conforme recomendações do fabricante).

No entanto, devido a fatores climáticos, econômicos e culturais, preferem-se menores prazos de validade com orientação de validade até 24 horas apenas para as fórmulas em sistema fechado, ao passo que as demais apresentações (inclusive dietas artesanais) podem ficar expostas à temperatura ambiente por até 4 horas, devendo ser refrigeradas imediatamente para armazenamento e descartadas após 24 horas, independente de sua utilização.

Um sistema de alimentação enteral pode ser conectado inadvertidamente em outro sistema como vascular, cateter peritoneal, traqueostomia etc. A prevenção deste problema inclui alguns cuidados como:

- Utilizar apenas equipos específicos para nutrição enteral de cor e modelo diferenciados.
- Uso de seringa exclusiva e identificada para irrigar e aspirar as sondas.
- Separar e identificar bombas de infusão para utilização exclusiva com NE.
- Não adaptar equipamentos de uso por via intravenosa para utilização enteral.
- A via dos tubos e cateteres com sentidos diferentes (intravenosa com sentido cefálico e entéricas com sentido craniocaudal).
- Identificar o frasco de dieta enteral com anúncio: "CUIDADO – USO EXCLUSIVO ENTERAL", devido ao fato de que nutrição parenteral em sistema "3 em 1" se apresenta com cor branca semelhante a leite ou outras dietas.

A NE, a partir do leite materno apresenta alguns aspectos específicos importantes como a contaminação desde a coleta até a oferta, visto que não é estéril, além do risco de transmissão de hepatite B, bactérias etc. Também ocorre perda de fatores imunológicos, lipídios e vitaminas lipossolúveis durante a estocagem do leite materno.

As dietas enterais com leite humano devem ser estocadas sob refrigeração ou congelamento exclusivos, preferindo o uso de leite materno fresco ou que tenha sido retirado e refrigerado de 2 a 6ºC por até 48 horas. Caso não esteja disponível, a utilização do leite congelado deve ser iniciada a partir da amostra retirada há mais tempo e o descongelamento do leite deve ser homogêneo, pois pode resultar em distribuição desigual dos componentes.

Prefere-se o uso de seringa para infusão de leite materno ordenhado, pois, frequentemente, são oferecidos pequenos volumes, além do fato de evitar a aderência de gordura ao equipo de infusão.

O uso prolongado de sonda ou ostomias em pacientes com acometimento neurológico está associado a complicações como diarreia, constipação, obstrução, infecções ao redor da sonda, deslocamento, vazamento e problemas com a válvula. Também são descritas estresse, dificuldade de descanso, restrição de mobilidade, alterações no relacionamento e perda de paladar. Entretanto, mesmo com esses problemas, 86% das famílias descrevem um impacto positivo após a realização do procedimento para suporte nutricional.

A prevenção das complicações deve ser realizada a partir da escolha de fórmulas adequadas, modo de oferta, monitorização regular, supervisão dietética e adequação para a idade e condição clínica do paciente.

Existem algumas recomendações e cuidados gerais para a administração da NE:

- Iniciar a infusão **somente** após certeza da localização adequada da sonda.
- Verificar **periodicamente** o posicionamento da sonda.
- Manter o paciente **sempre** em decúbito elevado (30-45º).
- **Nunca** adicionar substâncias, medicamentos ou alimentos às fórmulas.
- **Sempre** lavar a sonda antes e após cada infusão.

Embora exista o risco de possíveis complicações, a NE é um meio relativamente seguro e efetivo para a recuperação do estado nutricional, condição clínica e crescimento dos pacientes pediátricos, especialmente com o uso de protocolos e aplicação de controle de qualidade.

BIBLIOGRAFIA

AACN. Practice alert: ventilator-associated pneumonia. American Association of Critical-Care. AACN Clinical Issues: Advanced Practice in Acute & Critical Care. 2005; 16:105-109.

An Zoeren-Grobben D, Moison RMW, Ester WM, Berger HM. Lipid peroxidation in human milk and infant formula: effect of storage, tube feeding and exposure to phototherapy. Acta Paediatr 1993;82:645-649.

Anderson KR, Norris DJ, Godfrey LB et al. Bacterial contamination of tube-feeding formulas. JPEN 1984;8:673-678.

Anderton A, Nwoguh CE, McKune I et al. A comparative study of the numbers of bacteria present in enteral feeds prepared and administered in hospital and the home. J Hosp Inf 1993;23:43-49.

Anderton A. Reducing bacterial contamination enteral tube feeds. Br J Nurs 1995; 17:368-377.

Beattie TK, Anderton A. Decanting versus sterile pre-filled nutrient containers – the microbiological risks in enteral feeding. Int Environ Health Res 2001;11:81-93.

Beattie TK, Anderton A. Bacterial contamination of enteral feeding systems due to faulty handling procedures – a comparison of a new system with two established systems. J Hum Nutr Diet 1998;11:313-321.

Bott L, Husson MO, Guimber D et al. Contamination of gastrostomy feeding systems in children in a home-based enteral nutrition program. J Pediatr Gastroenterol Nutr 2001;33:266-270.

Cameron A, Gussler JD (eds). Contamination of enteral feeding products during clinical usage. Columbus, Ohio: Ross Laboratories; 1987.

Chapman MJ, Nguyen NQ, Fraser RJL. Gastrintestinal motility and prokinetics in the critically ill. Curr Opin Crit Care 2007; 13:187-194.

Cohen J, Aharon A, Singer P. The paracetamol absorption test: a useful addition to the enteral nutrition algorithm? Clin Nutr 2000;19:213-215.

Davis AT, Fagerman KE, Downer FD, Dean RE. Effect of enteral feeding bag composition and freezing and thawing upon vitamin stability in an enteral feeding solution. JPEN 1986;10:245-246.

De Leeuw IH, Vandewoude MF. Bacterial contamination of enteral diets. Gut 1986; 27(Suppl 1):56-67.

Drakulovic MB, Torres A, Bauer TT et al. Supine body position as a risk factor for nosocomial pneumonia in mechanically ventilated patients: a randomised trial. Lancet 1999;354:1851-1858.

ECRI. Preventing misconnections of lines and cables. [No authors listed]. Health Devices. 2006;35:81-95. PMID: 16610452 [PubMed – indexed for MEDLINE].

Elpern EH, Stutz L, Peterson S et al. Outcomes associated with enteral tube feedings in a medical intensive care unit. Am J Crit Care 2004;13:221-227.

Food and Drug Administration, Centers for Devices and Radiological Health. Safety Assessment of di(2-ethylhexyl)phthalate (DEHP) Released from PVC Medical Devices. Rockville, MD: Food and Drug Administration; 2002.

Frias J, Vidal-Valverde C. Stability of thiamine and vitamins E and A during storage of enteral feeding formula. J Agric Food Chem 2001;49:2313-2317.

Fruhwald S, Holzer P, Metzler H. Intestinal motility disturbances in intensive care patients pathogenesis and clinical impact. Intensive Care Med 2007;33:36-44.

Galt LG, Josephson RV. Stability and osmolality of a nutritional food supplement during simulated nasogastric administration. Am J Hosp Pharm 1982;39:1009-1012.

Guenter P, Hicks RH, Simmons D et al. Enteral feeding misconnections: a consortium position statement. Jt Comm J Qual Patient Saf 2008;34:285-292.

Hamosh M, Ellis LA, Pollock D et al. Breastfeeding and the working mother: effect of time and temperature of short term storage on proteolysis, lipolysis, and bacterial growth in milk. Pediatrics 1996;97:492-498.

Helman Jr DL, Sherner III JH, Fitzpatrick TM et al. Effect of standardized orders and provider education on head-of-bed positioning in mechanically ventilated patients. Crit Care Med 2003;31:2285-2290.

Heyland DK, Cook DJ, Dodek PM. Prevention of ventilatorassociated pneumonia: current practice in Canadian intensive care units. J Crit Care 2002;17:161-167.

Hofstetter J, Allen Jr LV. Causes of non-medication-induced nasogastric tube occlusion. Am J Hosp Pharm 1992;49:603-607.

Hsu TC, Chen NR, Sullivan MM et al. Effect of ambient temperature on contamination and physical stability of one-liter ready-to-hang enteral delivery systems. Nutrition 2000;16:165-167.

Isch JA, Rescorla FJ, Scherer LRT et al. The development of gastroesophageal reflux after percutaneous endoscopic gastrostomy. J Pediatr Surg 1997;32:321-323.

Kohn CL. The relationship between enteral formula contamination and length of enteral delivery set usage. JPEN 1991;15:567-571.

Light VL, Slezak FA, Porter JA et al. Predictive factors for early mortality after percutaneous endoscopic gastrostomy. Gastrointest Endosc 1995;42:330-335.

Lord LM. Restoring and maintaining patency of enteral feeding tubes. Nutr Clin Pract 2003;18:422-426.

Lowry KR, Fly AD, Izquierdo OA, Baker DH. Effect of heat processing and storage on protein quality and lysine bioavailability of a commercial enteral product. JPEN 1990;14:68-73.

Lukan JK, McClave SA, Stefater AJ et al. Poor validity of residual volumes as a marker for risk of aspiration. Crit Care Med 2005;33:324-330.

Malhotra AK, Deorari AK, Paul VK et al. Gastric residuals in preterm babies. J Trop Pediatr 1992;38:262-264.

Marcuard SP, Perkins AM. Clogging of feeding tubes. JPEN 1988;12:403-405.

Marik PE, Zaloga GP. Gastric versus post-pyloric feeding: a systematic review. Crit Care 2003;7:R46-R51.

Mathus-Vliegen EMH, Bredius MWJ, Binnekade JM. Analysis of sites of bacterial contamination in an enteral feeding system. JPEN 2006;30:519-525.

McClave SA, Dryden GW. Critical care nutrition: reducing risk of aspiration. Semin Gastrointest Dis 2003;14:2-10.

McClave SA, Lukan JE, Stefater JA et al. Poor validity of residual volume as a marker for risk of aspiration in critically ill patients. Crit Care Med 2005;33:324-330.

McClave SA, Snider HL, Lowen CC et al. Use of residual volume as a marker for enteral feeding intolerance: prospective blinded comparison with physical examination and radiographic findings. JPEN 1992;16:99-105.

Metheny NA, Clouse RE, Chang YH et al. Tracheobronchial aspiration of gastric contents in critically ill tube-fed patients: frequency, outcomes, and risk factors. Crit Care Med 2006;34:1-9.

Metheny NA, Schallom L, Oliver DA, Clouse RE. Gastric residual volume and aspiration in critically ill patients receiving gastric feedings. Am J Crit Care 2008;17:512-519.

Metheny NA, Stewart J, Nuetzel G et al. Effect of feeding-tube properties on residual volume measurements in tube-fed patients. JPEN 2005;29:192-197.

Metheny NA. Preventing respiratory complications of tube feedings: evidence-based practice. Am J Crit Care 2006;15:360-369.

Metheny NA. Risk factors for aspiration. JPEN 2002;26(6 Suppl):S26-S31.

Neely AN, Mayes T, Gardner J et al. A microbiologic study of enteral feeding hang time in a burn hospital: can feeding costs be reduced without compromising patient safety? Nutr Clin Pract 2006;21:610-616.

Nguyen NQ, Chapman M, Fraser RJ et al. Prokinetic therapy for feed intolerance in critical illness: one drug or two? Crit Care Med 2007;35:1-7.

Okuma T, Nakamura M, Totake H, Fukunaga Y. Microbial contamination of enteral feeding formulas and diarrhea. Nutrition 2000;16:719-722.

Orozco-Levi M, Torres A, Ferrer M et al. Semirecumbent position protects from

9 COMPLICAÇÕES DA NUTRIÇÃO ENTERAL

pulmonary aspiration but not completely from gastroesophageal reflux in mechanically ventilated patients. Am J Respir Crit Care Med 1995;152:1387-1390.

Powell KS, Marcuard SP, Farrior ES, Gallagher ML. Aspirating gastric residuals causes occlusion of small-bore feeding tubes. JPEN 1993;17:243-246.

Robbins ST, Beker LT. Infant Feedings: Guidelines for Preparation of Formula and Breastmilk in Health Care Facilities. Chicago, IL: American Dietetic Association; 2004.

Roy S, Rigal M, Doit C et al. Bacterial contamination of enteral nutrition in a pediatric hospital. J Hosp Infect 2005;59:311-316.

Rufián-Henares JÁ, Guerra-Hernández E, García-Villanova B. Evolution of fatty acid profile and lipid oxidation during enteral formula storage. JPEN 2005;29:204-211.

Rupp ME, Weseman RA, Marion N, Iwen PC. Evaluation of bacterial contamination of a sterile, non-air-dependent enteral feeding system in immunocompromised patients. Nutr Clin Pract 1999;14:135-137.

Silva, CCR, Saconato H, Atallah AN. Metoclopramide for migration of naso-enteral tube. Cochrane Database os Systematic Reviews; 1, 2006.

Simon T, Fink AS. Current management of endoscopic feeding tube dysfunction. Surg Endosc 1999;13:403-405.

Smith SW, Camfield C, Camfield P. Living with cerebral palsy and tube feeding: a population-based follow-up study. J Pediatr 1999;135:307-310.

Sulaman E, Udall JN, Brown RF et al. Gastroesophageal reflux and Nissen fundoplication following percutaneous endoscopic gastrostomy in children. J Pediatr Gastroenterol Nutr 1998;26:269-273.

Tablan OC, Anderson LJ, Besser R et al. Guidelines for preventing healthcare-associated pneumonia, 2003: recommendations of CDC and the Healthcare Infection Control Practices Advisory Committee. MMWR 2004;53:1-36.

Torres A, Serra-Batlles J, Ros E et al. Pulmonary aspiration of gastric contents in patients receiving mechanical ventilation: the effect of body position. Ann Intern Med 1992;116:540-543.

Van Alsenoy J, de Leeuw I, Delvigne C, Vandewoude M. Ascending contamination of a jejunostomy feeding reservoir. Clin Nutr 1985;4:95-98.

Van der Voort PH, Zandstra DF. Enteral feeding in the critically ill: comparison between the supine and prone positions: a prospective crossover study in mechanically ventilated patients. Crit Care 2001;5:216-220.

Vonberg RP, Gastmeier P. Hospital-acquired infections related to contaminated substances. J Hosp Inf 2007;65:15-23.

Wallace JR, Payne RW, Mack AJ. Inadvertent intravenous breast milk. Lancet 1972;1:1264-1266.

Zaloga GP. Aspiration-related illnesses: definitions and diagnosis. JPEN 2002;26(6 Suppl):S2-S7.

CAPÍTULO 10

Administração de Medicamentos

Deve-se avaliar a interação droga-nutriente quanto à farmacocinética: absorção (biodisponibilidade), distribuição (afinidade para tecidos específicos), metabolismo (indução ou inibição enzimática) e eliminação (excreção renal).

Existem fatores de risco e efeitos potenciais na interação de medicamentos e nutrição enteral em crianças, como imaturidade da função de órgãos, alta necessidades de nutrientes, composição corporal, desenvolvimento e meio de oferta (tipos de sonda). Algumas situações específicas devem ser enfatizadas na faixa etária pediátrica como queimados, convulsivos, prematuros e oncológicos.

O melhor uso de medicações em pacientes recebendo nutrição enteral (NE) inclui uma técnica de administração que mantenha a biodisponibilidade sem causar complicações como obstrução, redução da eficácia ou aumento de toxicidade.

As apresentações comerciais de medicamentos para uso enteral podem ser sólidas (cápsulas, comprimidos) ou líquidas (solução, elixir e suspensão) com princípio ativo misturado com excipiente (ingrediente sem ação terapêutica).

As soluções são misturas líquidas homogêneas com o princípio ativo dissolvido total e uniformemente no diluente que sempre contém água

178

10 ADMINISTRAÇÃO DE MEDICAMENTOS 179

e/ou outros solventes, dependendo da solubilidade, com variação da viscosidade e osmolalidade e apresentando a desvantagem de poder aumentar a instabilidade por hidrólise ou oxidação.

Suspensões são heterogêneas, pois contêm o princípio ativo flutuando em um meio que contém agentes em suspensão com desvantagem de espessamento e aumento da viscosidade com potencial para decantação de partículas dispersas, devendo ser misturadas imediatamente antes da administração.

A administração de medicações sofre a influência de alguns fatores como diferença entre local de infusão e absorção (gástrica ou intestinal), superfície intestinal funcionante e características da sonda (diâmetro, comprimento e composição), além do fato de a dose e a posologia terem sido calculadas para pacientes saudáveis e com fisiologia intestinal íntegra além da necessidade de jejum.

O local de locação da sonda influencia a absorção, pois existem diferenças específicas ou necessidades de meio para dissolução e absorção, como acontece com a administração de ferro que apresenta melhor absorção duodenal após dissolução ácida gástrica.

Podem ocorrer interações medicamentosas com alteração de compatibilidade e estabilidade de drogas ou nutrientes, sendo orientado que diferentes drogas podem ser administradas pelo mesmo acesso enteral, mas não misturadas com as dietas enterais.

A interação de alguns fatores da dieta como o tipo e a concentração proteica, fibras, minerais, pH, viscosidade e osmolalidade influencia a ação de certas drogas.

A associação de diferentes drogas pode modificar a estrutura molecular e a formação de complexos com alteração nas propriedades físico-químicas e solubilidade, resultando em uma mistura sem possibilidade de previsão de sua estabilidade e compatibilidade.

O esmagamento e a diluição de medicações causam risco de obstrução da sonda enteral que pode ser atenuado a partir da lavagem logo após sua infusão, além de poder alterar a ação do princípio ativo (aumento ou diminuição) principalmente naqueles com revestimento de liberação.

As drogas de apresentação para uso injetável não são adequadas para administração enteral. Mesmo as apresentações líquidas devem ser rediluídas com água estéril, dependendo da viscosidade e da osmolalidade, sabendo-se que as suspensões geralmente apresentam viscosidade muito maior do que soluções. A diluição deve ser de, no mínimo, 50%. A lavagem após infusão de medicamentos deve ser restrita nos pacientes pediátricos, mas com um mínimo de 5ml.

180

PARTE III NUTRIÇÃO ENTERAL

Formulações líquidas de medicações contêm excipientes, edulcorantes e estabilizantes, além dos eletrólitos que, invariavelmente, aumentam a osmolalidade com o potencial de causar diarreia.

Comparam-se no quadro III-19 as osmolalidades de alguns alimentos como suco de laranja (601), gelatina (735) e leite integral (285) e alguns medicamentos frequentemente utilizados por via enteral.

Quadro III-19 – Osmolalidades de alguns alimentos e medicamentos utilizados por via enteral.

Medicamento	Osmolalidade (mOsm/kg)
KCl elixir a 10% (10mEq/ml)	3.000-4.350
Sulfato ferroso	4.700
Multivitamínico	5.700
Hidrato de cloral (50mg/ml)	4.400
Lactulose (0,67g/ml)	3.600
Fosfato de sódio (Fleet®) (0,5g/ml)	7.250
Digoxina elixir (50mg/l)	1.350-3.000
Furosemida (10mg/5ml)	3.938
Fenobarbital (4mg/ml)	7.417
Ranitidina (15mg/ml)	2.360
Dexametasona (1mg/ml)	10.737
Carbonato de cálcio	3.140
Ergocalciferol (8.000U/ml)	16.277

BIBLIOGRAFIA

Altman E, Cutie AJ. Compatibility of enteral products with commonly employed drug additives. Nutr Supp Serv 1984;4:8-24.

Beckwith MC, Feddema SS, Barton RG, Graves C. A guide to drug therapy in patients with enteral feeding tubes: dosage form selection and administration methods. Hosp Pharm 2004;39:225-237.

Belknap DC, Seifert CF, Peterman M. Administration of medications through en-

teral feeding catheters. Am J Crit Care 1997; 6:382-392.

Boullata JI, Hudson LM, Spencer CT et al. Drug administration by feeding tube: results of a practice-based survey. Nutr Clin Pract 2007;22:126.

Burns PE, McCall L, Worsching R. Physical compatibility of enteral formulas with various common medications. J Am Diet Assoc 1988;88:1094-1096.

Dickerson RN. Medication administration

10 ADMINISTRAÇÃO DE MEDICAMENTOS

considerations for patients receiving enteral tube feedings. Hosp Pharm 2004;39:84-89.

Franceschinis E, Voinovich D, Grassi M et al. Self-emulsifying pellets prepared by wet granulation in high-shear mixer: influence of formulation variables and preliminary study on the in vitro absorption. Int J Pharm 2005;291:87-97.

Gilbar PJ. A guide to enteral drug administration in palliative care. J Pain Symptom Manage 1999;17:197-207.

Holtz L, Milton J, Sturek JK. Compatibility of medications with enteral feedings. JPEN 1987;11:183-186.

Leff RD, Roberts RJ. Enteral drug administration practices: report of a preliminary survey. Pediatrics 1988;81:549-551.

Lehmann S, Barber JR. Giving medications by feeding tube: how to avoid problems. Nursing 1991;21:58-61.

Madigan SM, Courtney DE, MaCauley D. The solution was the problem. Clin Nutr 2002;21:531-532.

Magnuson BL, Clifford TM, Hoskins LA, Bernard AC. Enteral nutrition and drug administration, interactions, and complications. Nutr Clin Pract 2005;20:618-624.

Matteucci ME, Brettmann BK, Rogers TL et al. Design of potent amorphous drug nanoparticles for rapid generation of highly supersaturated media. Molec Pharm 2007;4:782-793.

McConnell EA. Giving medications through an enteral feeding tube. Nursing 1998;28:66.

Seifert CF, Johnston BA. A nationwide survey of long-term care facilities to determine the characteristics of medication administration through enteral feeding catheters. Nutr Clin Pract 2005;20:354-362.

Strom JG, Miller SW. Stability of drugs with enteral nutrient fórmulas. Ann Pharmacother 1990;24:130-134.

White R, Bradnam V. Handbook of Drug Administration via Enteral Feeding Tubes. London, UK: Pharmaceutical Press; 2007.

CAPÍTULO 11

Prescrição da Nutrição Enteral

Devem-se considerar os seguintes fatores para a prescrição de nutrição enteral:

- Necessidades dos nutrientes e calorias ajustados para idade e condição clínica.
- História de alergia e intolerância de alimentos.
- Função intestinal.
- Local e via de oferta.
- Características da fórmula.
- Método de administração.
- Fatores sociais.
- Custo.

Para a maioria dos pacientes pediátricos, as fórmulas infantis para a idade (partida ou seguimento) ou as dietas enterais-padrão poliméricas são suficientes e bem toleradas com a melhor relação custo-benefício. No entanto, existem várias outras fórmulas especializadas para doenças, produzidas para atender às necessidades específicas de pacientes, como diminuição do tamanho e capacidade absortiva ou digestiva do intestino, insuficiências pancreática, hepática, renal ou pulmonar. Existem também dietas adequadas para cada idade e situações específicas como alergia a leite de vaca ou outros alimentos e erros inatos do metabolismo.

182

11 PRESCRIÇÃO DA NUTRIÇÃO ENTERAL

Por exemplo, paciente com encefalopatia crônica secundária a afogamento de 8 anos de idade com 20kg e insuficiência respiratória crônica dependente de ventilação mecânica com gastrostomia e traqueostomia que apresentou agudização do quadro respiratório e necessidade de internação em unidade de terapia intensiva pediátrica sem antecedente sugestivo de aspiração pulmonar.

Fases:

- Cálculo da oferta calórica – 1.500kcal/dia.
- (contra)Indicações – sem contraindicações do trato digestório.
- Via de acesso – gastrostomia (sem contraindicação).
- Administração – infusão com bomba de infusão em 18 horas e padrão de dietas do serviço é sistema fechado.
- Tipo de dieta – pela faixa etária e sem alterações absortivas, indica-se dieta polimérica pediátrica com fibras de densidade calórica de 1,5 (1.000ml = 1.500kcal).
- Cálculo da oferta hídrica – aproximadamente 760ml em 1.000ml e, portanto, "faltam" ~750ml para infusão (250ml de água 3 vezes/dia).
- Complicações – distensão abdominal, sinais de aspiração pulmonar (observar distensão abdominal, vômitos e decúbito).

Portanto: dieta polimérica pediátrica com fibras (1.000ml/1.500kcal) em sistema fechado com bomba de infusão a 55,5ml/h por gastrostomia em 18 horas + 250ml, 3 vezes/dia de água filtrada e fervida.

Obs.: manter o paciente em decúbito elevado rigoroso a 30°.

A seguir (na página seguinte), demonstra-se um exemplo de ficha para prescrição de nutrição enteral.

PRESCRIÇÃO PEDIÁTRICA

Nome: _____ Registro: _____ Peso: _____
Fórmula: _____ na concentração de: _____ kcal/30ml
Adições: _____
Concentração final: _____ kcal/30ml
Outros: _____

DIETA: _____ kcal/dia
[ ] padrão
[ ] padrão com fibra
[ ] hipercalórica
[ ] semielementar
[ ] elementar
[ ] módulo: Proteína: _____ Carboidrato: _____ Lipídio: _____
[ ] outra: _____

VIA:
Oral: *ad libidum* ou _____ ml
Sonda:
( ) Nasogástrica   ( ) Orogástrica   ( ) Gastrostomia
( ) Nasojejunal   ( ) Gastrojejunal   ( ) Jejunostomia

MÉTODO DE ADMINISTRAÇÃO:
[ ] bomba de infusão [ ] iniciar _____ ml/h para meta de _____ ml/h em horas
[ ] gotejamento   [ ] iniciar _____ ml bolo em _____ min _____ vez(es)/dia
[ ] 30min [ ] 60min [ ] aumentar em _____ ml cada dia para meta de _____ ml
                    em _____ min _____ vez(es)/dia
[ ] bolo (seringa) [ ] iniciar _____ ml bolo em _____ min _____ ves(es)/dia
   (10-20min)   [ ] aumentar em _____ ml cada dia para meta de _____ ml
                    bolo em _____ min _____ vez (es)/dia
[ ] oral   oferecer por VO a cada _____ minuto(s) em
                    _____ minuto(s) e infundir o restante por sonda

OUTRAS:
[ ] lavar a sonda com _____ ml de água após cada dieta
[ ] água para hidratação _____ ml vez(es)/dia com volume total de _____ ml/dia
   (com _____ ml/dia de água na dieta)
[ ] decúbito elevado de 30° a 45°

MONITORIZAÇÃO:
[ ] observar distensão abdominal a cada _____ hora(s)
[ ] curativo e avaliação da sonda/ostomia a cada _____ hora(s)
[ ] balanço hídrico a cada _____ hora(s)
[ ] peso diário
[ ] verificar resíduo a cada _____ hora (s) e avisar se > _____ ml
[ ] outras: _____

Responsável: _____ Data: _____

CAPÍTULO 12

Nutrição Enteral *versus* Nutrição Parenteral

Embora o processo de administração da nutrição pela via enteral pareça menos complexa do que através da via parenteral, também existem complicações e efeitos adversos associados como desconexão enteral, má locação e deslocamento de acesso enteral, anormalidades metabólicas, complicações mecânicas relacionadas a sonda, aspiração broncopulmonar, intolerância gastrintestinal relacionada a contaminação de fórmula e interação droga-nutriente, sugerindo-se o uso de protocolos e/ou algoritmos para minimizar esses problemas.

Descrevem-se alguns benefícios da nutrição enteral (NE) em relação à nutrição parenteral como:

- Menor custo.
- Facilidade de uso.
- Administração mais segura.
- Suporte mais fisiológico.
- Manutenção de integridade do trato digestório.
- Menor risco de complicações metabólicas e infecciosas.

A NE estimula as respostas gastrintestinais de forma semelhante à oferta de alimentos por via oral. A presença de nutrientes no trato diges-

186

tório estimula a função neuroendócrina gastrintestinal, afeta a motilidade e a digestão por meio da secreção de enzimas digestivas e hormônios gastrintestinais e mantém o trofismo da mucosa intestinal, incluindo o tecido linfoide, principalmente com o uso de proteína íntegra. Estima-se que a NE tenha de duas a quatro vezes menos custo do que a nutrição parenteral (NP) em pacientes internados ou ambulatoriais.

A administração da NE está associada a melhores resultados clínicos e maior segurança, sendo mais fácil de manipular do que a NP, com menor margem de erros e complicações metabólicas. Embora a NE não reduza de forma geral a mortalidade quando comparada com a NP, a prescrição de NP para pacientes desnutridos incapazes de tolerar a NE aumenta o risco de infecção.

Com base em diversos trabalhos, é inquestionável a superioridade da nutrição enteral em relação à parenteral e, por conseguinte, recomenda-se seu uso sempre que o trato digestório esteja funcionante tanto hospitalar como ambulatorialmente.

No entanto, ressalta-se que, independente do meio utilizado, o mais importante é assegurar a oferta das necessidades nutricionais para os pacientes da forma mais segura e efetiva, inclusive podendo utilizar-se da sua associação.

BIBLIOGRAFIA

Axelrod D, Kazmerski K, Iyer K. Pediatric enteral nutrition. JPEN 2006;30:S21-S26.

Braunschweig CL, Levy P, Sheean PM et al. Enteral compared with parenteral nutrition: a meta-analysis. Am J Clin Nutr 2001; 74:534-542.

Briassoulis G, Zavras N, Hatzis T. Malnutrition, nutritional indices, and early enteral feeding in critically ill children. Nutrition 2001;17:548-557.

Briassoulis GC, Zavras NJ, Hatzis MT. Effectiveness and safety of a protocol for promotion of early intragastric feeding in critically ill children. Pediatr Crit Care Med 2001;2:113-121.

Chellis MJ, Sanders SV, Webster H et al. Early enteral feeding in the pediatric intensive care unit. JPEN 1996;20:71-73.

De Lucas C, Moreno M, López-Herce J et al.

Transpyloric enteral nutrition reduces the complication rate and cost in the critically ill child. J Pediatr Gastroenterol Nutr 2000; 30:175-180.

Deswarte-Wallace J, Firouzbakhsh S, Finklestein JZ. Using research to change practice: enteral feedings for pediatric oncology patients. J Pediatr Oncol Nurs 2001;18:217-223.

Develuy W, Guimber D, Mention K et al. Home enteral nutrition in children: an 11-year experience with 416 patients. Clin Nutr 2005;24:48-54.

Forchielli ML, Bines J. Enteral nutrition. In Walker WA, Watkins JB (eds). Nutrition in pediatrics: basic science and clinical applications. Hamilton, Ontario: BC Decker, Inc; 1996. pp. 945-956.

Goulet O, Koletzko B. Nutritional support in children and adolescents. In Sobotka L (ed). Basics in clinical nutrition. 3rd ed. Prague: Galen; 2004. pp. 439-454.

Griffiths RD. Is parenteral nutrition really that risky in the intensive care unit? Curr Opin Clin Nutr Metab Care 2004;7:175-181.

Kawagoe JY, Segre CA, Pereira CR et al. Risk factors for nosocomial infections in critically ill newborns: a 5-year prospective cohort study. Am J Infect Control 2001;29: 109-114.

PARTE IV

NUTRIÇÃO PARENTERAL

ROBERTO JOSÉ NEGRÃO NOGUEIRA

CAPÍTULO 1

Introdução, Histórico e Pontos Relevantes Pertinentes à Nutrição Parenteral

BREVE HISTÓRICO E POSIÇÃO GERAL DA NUTRIÇÃO PARENTERAL NA PRÁTICA CLÍNICA

A nutrição parenteral (NP) é uma combinação de nutrientes para uso por via intravenosa e composta por aminoácidos cristalinos, glicose, emulsões de lipídios, eletrólitos, minerais, vitaminas e água estéril.

As formulações podem ser 2 em 1 (com glicose e aminoácidos como macronutrientes) ou 3 em 1 (além dos aminoácidos e glicose, também a presença de lipídios). A solução 3 em 1 (*all in one*) foi introduzida em 1974, na França, e depois também utilizada em centros britânicos.

Avanços na área de nutrição e particularmente na NP são notáveis nos últimos 50 anos, como será observado a seguir.

Nos fins de 1960 Dudrick, Vars e Rhoads observaram que o estado nutricional era fator importante para a sobrevida de pacientes em pós--operatório que necessitavam de jejum. Surgiram as primeiras formulações parenterais, as quais eram obtidas a partir de hidrolisados de proteínas, cuja fonte principal era a caseína, além da presença de fibrinas e dextrose. Esses tipos de substratos não eram adequados, podendo ocasionar complicações, como as relacionadas ao excesso de alumínio na solução, e toxicidade hepática.

Os macronutrientes para NP foram sendo desenvolvidos. Surgiram os aminoácidos cristalinos como fonte de proteína.

191

As emulsões lipídicas só começaram a ser utilizadas, regularmente, a partir de 1980. Nessa mesma época o centro regulador norte-americano (*Food and Drug Administration – FDA*) aprovou a utilização de soluções 3 em 1 para adultos. Também nos anos 1980 os triglicerídeos de cadeia média (TCM) foram introduzidos como fonte de lipídios. A partir desta data, houve a possibilidade do uso de lipídios estruturados com quantidades iguais de óleo de soja, fonte de triglicerídeo de cadeia longa (TCL) e TCM.

Nos idos de 1990 novos óleos, como os de oliva e peixe, tornam-se disponíveis para uso por via intravenosa.

O avanço tecnológico foi tamanho que hoje é possível o uso da NP como terapia domiciliar.

Porém, é uma terapia sujeita a riscos. Um exemplo é a morte de pacientes sob NP, devido à incompatibilidade do cálcio com o fósforo, em 1994, nos Estados Unidos da América.

Outras complicações incluem as relacionadas a cateteres, doenças hepatobiliares, e distúrbios relacionados a anormalidades metabólicas.

As complicações podem ser minimizadas com a monitorização cuidadosa e a utilização da NP supervisionada por uma equipe multiprofissional de terapia nutricional (EMTN).

Hoje se preconiza a atuação de uma EMTN com, ao menos, os seguintes profissionais: enfermeiro, farmacêutico, médico e nutricionista. Desenvolvimento de protocolos, programas educacionais e assegurar o cumprimento das normas de boa prática e conduta são tarefas da EMTN.

INDICAÇÃO E OBJETIVOS DA NP

De modo geral, a NP está indicada quando há falência intestinal, ou seja, o trato digestório não consegue ingerir, digerir e absorver a quantidade suficiente de macronutrientes e/ou água e minerais para manter a saúde e o crescimento.

Nos desnutridos, deve-se considerar como tempo de indicação um intervalo menor (aproximadamente a metade do tempo), pois há menores reservas, e a desnutrição tem efeitos deletérios nas funções teciduais com imunossupressão, alteração nas funções musculares e diminuição das reservas cardíacas e respiratórias.

Em pediatria o fato é ainda mais relevante. Para exemplificar um prematuro de 1kg tem somente 1% de gordura e 8% de proteína, com reserva não proteica de somente 110kcal/kg de peso. Uma criança de 1 ano de

1 INTRODUÇÃO, HISTÓRICO E PONTOS RELEVANTES

idade com 10,5kg tem 220kcal/kg/dia de reserva não proteica. De fato, prematuro pequeno tem reserva suficiente para sobreviver apenas quatro dias de jejum, e recém-nascido a termo, apenas 12 dias. Ao padecerem de alguma doença, estas reservas podem encurtar de modo significativo. Os prematuros com menos de 30 semanas de gestação podem ser particularmente refratários à progressão da nutrição enteral. Adicionalmente, deve-se levar em conta que há grande crescimento do sistema nervoso central no último trimestre da gestação e nos primeiros dois anos de vida. Nesses casos, a indicação precoce, já nas primeiras 24 horas após o nascimento, parece ser benéfica para diminuir o balanço nitrogenado negativo, melhorar a demanda de energia e a tolerância à glicose, sem efeitos metabólicos adversos.

Assim, a NP está indicada, de modo geral, quando o trato digestório não puder ser utilizado em 1 a 2 dias em recém-nascidos, 5 a 7 dias em crianças e 7 a 10 dias em adultos.

A NP parece ser benéfica nas seguintes situações: suporte nutricional perioperatório em pacientes de cirurgia cardíaca, pulmonar e/ou gastrintestinal, enterocolite necrosante, pós-operatório de cirurgia gastrintestinal e malformações congênitas tais como gastrosquise, onfalocele, atresia intestinal e hérnia diafragmática.

Entre os casos clínicos com indicação de NP destacam-se desnutridos (moderada ou gravemente), fístula gastrintestinal, síndrome do intestino curto, pacientes críticos que necessitem de jejum e pancreatite aguda necrótica grave.

A NP só pode ser iniciada se o paciente estiver estável do ponto de vista hemodinâmico e metabólico. Além disso, algumas situações impõem cautela extrema para a utilização da NP, como pode ser observado no quadro IV-1.

Os objetivos da utilização da NP são variados. Pode-se dizer que serve para manter o peso e a condição nutricional ou, ainda, melhorá-la. Nas crianças menores, o ganho de peso também é o objetivo a ser alcançado. Além disso, é importante para aumentar ou repor os estoques de proteínas, normalizar alteração laboratorial, reduzir a morbidade e mortalidade e melhorar a qualidade de vida.

Para tanto a monitorização é fundamental. A NP pode e deve ser mudada e adaptada às variações dos eletrólitos e do sistema tampão do paciente, desde que os limites farmacotécnicos permitidos sejam respeitados. Um exemplo é a infusão de acetato que pode favorecer o equilíbrio acidobásico do paciente.

A monitorização da repleção proteica pode ser feita com a dosagem de pré-albumina, albumina e transferrina, respeitando-se a meia-vida de

194   PARTE IV NUTRIÇÃO PARENTERAL

Quadro IV-1 – Condições clínicas em que a nutrição parenteral deve ter seu início retardado ou avaliado com cautela.

Condição	Comentários pertinentes
Glicemia	Se > 200mg/dl tentar controle da glicemia antes de início da NP
Uremia	Se grave tentar controle da uremia antes de início da NP
Distúrbios do sódio	Cuidado se sódio > 150 ou < 130mEq/litro. Avaliar também de acordo com a idade
Distúrbios do potássio	Cuidado se potássio < 3mEq/litro. Avaliar também de acordo com a idade
Distúrbios do magnésio	Cuidado se magnésio < 1,2mEq/litro. Avaliar também de acordo com a idade
Distúrbio do cálcio	Cuidado se cálcio ionizado < 0,8mMol/litro. Avaliar também de acordo com a idade
Distúrbios do cloro	Cuidado se cloreto > 115 ou < 85mEq/litro. Avaliar também de acordo com a idade
Distúrbios do bicarbonato	Cuidado se bicarbonato > 35 ou < que 15mEq/litro. Avaliar também de acordo com a idade
Distúrbios do fósforo	Cuidado se fósforo < 2mg/dl. Avaliar também de acordo com a idade

Modificado de Canada et al., 2009.

cada uma delas (48 horas, 21 dias e 7 dias, respectivamente) na hora de interpretar os resultados ou mesmo solicitar os exames. Sabe-se que a albumina sérica é um marcador pobre de depleção e repleção proteicas devido a sua longa meia-vida e estoque corporal. Mas, por outro lado, é um excelente marcador de prognóstico.

Hoje a NP é indicada com mais parcimônia. Exemplo é o que vem ocorrendo em adultos nos quais, ao contrário do que se acreditava anteriormente, a NP não parece ter benefícios no prognóstico das exacerbações da doença de Crohn e na colite ulcerativa, nem na pancreatite quando a terapêutica for inferior a uma semana.

NP CENTRAL (NPc) E NP PERIFÉRICA (NPp)

Para mais detalhes, recomenda-se também a leitura do Capítulo Acesso Venoso.

NPp

Sabe-se que uma veia periférica, de paciente adulto, suporta no máximo 900mOsm/litro. De fato, em adultos a osmolaridade deve variar entre 600 e 900mOsm/litro, com grande risco de flebite e necessidade do sítio de inserção a cada 48 a 72 horas. No entanto, para acesso em veia periférica de crianças considera-se razoavelmente seguro se a osmolaridade da solução for menor que 600mOsm/litro. Além disso, a concentração de cálcio deve ser menor que 5mEq/litro e a de potássio menor que 40mEq/litro.

A presença de lipídios teria duplo benefício na NPp. O primeiro por ser fonte energética menos osmolar que a glicose. O segundo porque a solução de lipídios tem certo efeito tampão protegendo a veia.

O motivo principal para a limitação da utilização da NPp é que não há fluxo suficientemente rápido para diluir a solução. Portanto, o tempo de utilização deve ser curto e o médico prescritor deve saber que não há possibilidade de contemplar todas as necessidades nutricionais do paciente.

Devido a estas limitações não é recomendada na desnutrição grave e nos pacientes gravemente enfermos. Também há limitações para sua utilização quando há necessidade aumentada de eletrólitos, de restrição de fluidos, de utilização da NP maior que duas semanas ou na presença de disfunção renal ou hepática.

Assim, se é necessária a utilização de NP por tempo mais prolongado ou mesmo com concentração maior de nutrientes, é necessária a locação de cateter central.

NPc

O cateter venoso central deve ser locado dentro da veia cava superior ou inferior. A punção deve ser realizada via percutânea a partir de uma veia de grosso calibre, como são os casos das veias jugulares, femorais e as subclávias. Outra opção é a punção a partir de veia periférica com progressão do cateter para as veias centrais, sendo nominado de PICC (cateter central a partir de inserção percutânea periférica).

Caso o tempo necessário de NP for prolongado, está indicado o cateter tunelizado do tipo Broviac® ou Hickman®. Nestes, a porção extravascular é tunelizada no subcutâneo e uma válvula (*cuff*) de Dracon é implantada no subcutâneo, permitindo que haja melhor fixação e aumentando a distância da entrada da veia e inibindo a migração de micro-organismos. Trabalhos mostram que para a NP prolongada as opções são a utilização de PICC ou Broviac® ou, ainda, o Hickman®.

Embora possam ser utilizados para a infusão de NP, os dispositivos totalmente implantados, conhecidos como Portcat®, necessitam de agulha própria para punção e são mais úteis para procedimentos intermitentes como as quimioterapias.

De modo geral, os cateteres que provocam menor risco de trombose e menos traumáticos são os feitos de silicona e poliuretano e, portanto, podem ser utilizados por tempo prolongado.

Em relação ao sítio de inserção, estudos em adultos mostram que na veia subclávia há menor risco de infecção. No entanto, isto não foi demonstrado em crianças. Nas crianças, ao contrário dos adultos, também é possível a punção da femoral.

Qualquer que seja o sítio de punção, a radiografia para a visualização da extremidade e trajeto do cateter é indispensável. A necessidade do exame radiológico não é somente para ver se a locação está na veia, mas também para que se assegure que a extremidade não está dentro do coração. De fato, a posição ideal da extremidade do cateter é ao menos 0,5cm fora do coração para lactente pequeno e 1cm em lactentes maiores. Para crianças de mais idade e para os adultos, o cateter deve estar fora do saco pericárdico, ou seja, acima da carina. Tratando-se de locação femoral, a extremidade deve estar acima das veias renais.

As veias umbilicais podem ser uma opção em recém-nascidos, mas o risco de complicações trombóticas limita esse uso. As artérias umbilicais podem ser utilizadas com risco um pouco menor que as veias. Nas artérias, a extremidade deve estar acima do diafragma e seu uso deve ser menor que cinco dias.

Para a prática da NP, o ideal é que seja locado cateter de um único lúmen e este seja utilizado exclusivamente para esta infusão, mas sabe-se que, na prática clínica, nem sempre isto é possível e, assim, utilizam-se os cateteres de múltiplos lúmens. Estudos comparando lúmen simples com múltiplo mostram incidência de infecção de 5% e 20%, respectivamente. No entanto, em adultos demonstrou-se que o risco entre o uso de mono ou múltiplo lúmen era igual desde que um dos lumens fosse utilizado somente para NP, nos outros lúmens não se administravam sangue e derivados nem se mensurava a pressão venosa central.

SOLUÇÃO 2 EM 1 E SOLUÇÃO 3 EM 1

Generalidades

A NP pode ser administrada sob a forma de 2 em 1 ou 3 em 1, como já visto anteriormente.

1 INTRODUÇÃO, HISTÓRICO E PONTOS RELEVANTES

Como a solução contém mais de 100 espécies químicas diferentes, recomenda-se que o farmacêutico responsável pela manipulação da NP tenha toda a titulação e capacidade para tal procedimento, inclusive para alertar eventuais incompatibilidades prescritas. De fato, variações de pH e outras promovidas pelas misturas podem passar despercebidas aos olhos do médico prescritor. Além disso, existe sempre a possibilidade de os contaminantes minerais serem introduzidos na formulação de modo inadvertido.

Alguns serviços optam por utilizar somente soluções 2 em 1, infundindo o lipídio em "Y", porém isto não assegura a estabilidade, pois os elementos serão misturados na linha venosa. Como os riscos de instabilidade são grandes, tem sido recomendada a administração de NP com o uso de filtro terminal (ver adiante).

Vantagens e desvantagens

A maior vantagem é a constante, contínua e simultânea infusão de todos os componentes da NP, o que só ocupará uma única bomba de infusão e linha venosa. Assim, há diminuição da possibilidade de contaminação e menos tempo despendido pela enfermagem. É mais fácil de administração domiciliar e de estabelecer restrição hídrica.

No entanto, comparada à formulação 2 em 1, ela é mais suscetível à separação dos componentes e à desestabilização de equilíbrios entre eletrólitos e minerais. Assim, a principal desvantagem da administração 3 em 1 está relacionada à maior possibilidade de incompatibilidade. De fato, o pH mais baixo pode tornar a solução de lipídios menos estável e o fato de o material ser opaco impede a visualização de eventuais precipitações que possam ocorrer. Além disso, mais medicações são incompatíveis com a solução 3 em 1 e a oclusão do cateter é mais comum.

Filtros

Ajudam na eliminação ou diminuição da possibilidade de infusão de partículas, precipitados minúsculos, micro-organismos, pirógenos e ar. Se a solução for 2 em 1, eles devem ter 0,22µm, e caso 3 em 1, 1,2µm.

Independentemente da utilização dos filtros, qualquer sinal de desestabilização da NP implica sua interrupção.

Recém-nascidos

Em recém-nascidos é mais comum a administração de solução 2 em 1 com lipídios separadamente por um conector em "Y" na mesma linha

198 **PARTE IV** NUTRIÇÃO PARENTERAL

venosa. O motivo para tal procedimento é devido às maiores necessidades de cálcio, magnésio e fósforo. Outro fato é que a solução de aminoácidos é mais ácida em recém-nascidos, diminuindo o pH final da solução, o que compromete a estabilidade dos lipídios. Como já dito anteriormente, a infusão em "Y"não é garantia de que não haverá precipitação da solução. Assim, de modo geral, recomenda-se que a infusão de lipídios seja à parte para evitar o aumento do risco da precipitação de cálcio e fósforo. Porém, é importante considerar que o lipídio é uma solução iso-osmolar e com pH não ácido e, portanto, ambiente mais favorável para a reprodução de micro-organismos.

Em trabalho de Driscoll et al. em 2010, oito recém-nascidos receberam várias combinações de aminoácidos (1%, 1,5%, 3% e 4%), glicose (5% e 10%), TCL e TCM (2% e 4%) e concentrações convencionais de aditivos. O pH das soluções 3 em 1 foi de 5,17 a 5,72. O trabalho mostrou que a solução de TCL e TCM é estável, desde que a concentração de aminoácidos seja de, no mínimo, 2%.

Considerando-se o que foi dito tradicionalmente, as soluções 3 em 1 para recém-nascidos e especialmente para prematuros tem sido evitada devido aos seguintes argumentos:

• solução de aminoácidos especiais para prematuro têm pH mais baixo, o que desestabiliza os lipídios;
• a adição de HCl cisteína acidifica ainda mais a solução;
• há grande necessidade de cálcio;
• o volume de solução é pequeno devido ao tamanho da criança.

ESTABILIDADE DA NP

Considerações gerais

A desestabilização da NP é potencialmente letal e requer atenção cuidadosa. Um dos motivos que ocasiona alteração da estabilidade é a adição de altas concentrações de cátions divalentes, como o cálcio, o magnésio e o ânion fósforo. Pode ocorrer em solução 2 em 1 e 3 em 1.

Adicionalmente no caso da solução 3 em 1, pela diminuição do pH, há decréscimo do potencial de superfície nas partículas de gordura com redução das forças repulsivas necessárias para a prevenção da agregação. Elementos catiônicos como o sódio, o potássio, o cálcio, o magnésio, o zinco, o cromo, o cobre e o manganês podem contribuir para que isto ocorra.

A instabilidade da solução de lipídios pode ocorrer em três fases: formação do creme, coalescência e quebra. O maior risco de infundir

1 INTRODUÇÃO, HISTÓRICO E PONTOS RELEVANTES

soluções instáveis é o de ocasionar embolia pulmonar, obstruindo os pequenos capilares dos pulmões (4,9μm de diâmetro interno). A estabilidade física dos lipídios nas soluções de NP 3 em 1 depende também de que a concentração final de lipídios não seja inferior a 20g/litro (2%). A instabilidade da solução parenteral pode ocorrer imediatamente ou após algum tempo do preparo. De modo geral, considera-se que ela não deva ser utilizada após 30 horas em temperatura ambiente. Porém, esse espaço de 30 horas pode ser menor se em uma solução 3 em 1 for adicionada grande quantidade de cálcio e fósforo por exemplo. Por precaução, não se utiliza a solução por mais de 24 horas.

Os lipídios e a estabilidade da solução

Os lipídios são compostos de uma fase de óleo no interior dispersos em uma fase aquosa externa. O equilíbrio das fases polares e não polares é responsável pela estabilidade da solução. As regiões polares criam uma carga negativa ou potencial zeta na superfície da gotícula gordurosa que provoca repulsão entre as partículas lipídicas de mesma carga. Quando a carga da superfície se torna menos negativa, há agregação das gotículas gordurosas formando glóbulos de gordura maiores que 1 mícron de diâmetro. Dessa forma, a emulsão torna-se instável e os glóbulos podem alojar-se na vasculatura do pulmão, comprometendo a função respiratória.

As reduções de pH e as adições de eletrólitos podem afetar a estabilidade dos lipídios. De fato, o pH deve estar entre 6 e 9, pois o pH baixo degrada a emulsão fosfolipídica. Caso pH diferente deste, pode haver quebra na emulsão, tornando-se visível pela ausência de uniformidade da solução e, portanto, não segura para o uso. Além disso, quando introduzidos na NP 3 em 1 os lipídios devem ter uma concentração mínima. De fato, a concentração de lipídios abaixo de 2%, ou até 2,5% em alguns casos, pode ser instável.

Outros fatores que influenciam na estabilidade

A maior parte das soluções de aminoácidos oferece certa proteção, funcionando como um tampão e reduzindo a tendência de as gotículas de lipídios tornarem-se coalescentes. Como podem fazer uma barreira de proteção, os aminoácidos devem ser misturados com a glicose e os eletrólitos antes da adição de lipídios. No entanto, alguns aminoácidos acidificantes, como o asparato e o glutamato, podem desestabilizar a solução. De fato, a relação de aminoácidos básicos sobre aminoácidos ácidos não deve ser menor que 1,5.

200 PARTE IV NUTRIÇÃO PARENTERAL

Lembrando que o pH das soluções de aminoácidos cristalinos normalmente fica entre 5,2 e 7,0, àqueles que estão por volta de 5,3 já não servem para utilização em solução 3 em 1. Muitos aminoácidos pediátricos têm o pH de 5,4 a 5,7 e estão próximos da faixa de perigo para a utilização 3 em 1. Na NP neonatal, é frequente o uso de cisteína ocasionando pH menor que 5,0 e promovendo à desestabilização da solução de lipídios.

O conteúdo de outros macronutrientes e minerais também influencia na estabilidade da solução de NP. O maior fator desestabilizador é a acidez excessiva e uma quantidade inadequada de eletrólitos. Por ser uma solução ácida a adição de glicose pode desestabilizar a mistura. De fato, se o pH cai para abaixo de 5,5, a NP tem sua estabilidade comprometida.

O excesso de cálcio e magnésio pode reduzir ou neutralizar a carga negativa da superfície, removendo as forças repulsivas e permitindo que as partículas de lipídio se combinem e precipitem.

Ouros elementos que podem desestabilizar a solução de NP são os oligoelementos, as vitaminas e a adição de drogas variadas. Como exemplo a adição de ferro dextrano não é segura na solução 3 em 1.

Fatores físicos como temperatura, material da bolsa de NP, exposição à luz e oxigênio, além do tempo de conservação de insumos, são importantes.

CÁLCIO E FÓSFORO

Embora tenha relação com o tópico anterior, devido a sua importância, as relações dos minerais cálcio e fósforo são tratadas à parte.

O maior componente que influencia esta estabilidade é o pH final da solução, de modo que um pH mais baixo favorece a presença de um sal mais estável (sal monobásico de cálcio e fósforo), já a presença de pH mais alto favorece a presença de um sal menos estável (fosfato dibásico) que carreia íons cálcio livres, favorecendo a formação de precipitados.

Na NP neonatal isto é um problema real, pois estas crianças precisam de quantidade grande de cálcio e fósforo para promover a formação óssea. A adição de cisteína teria assim uma função dupla, ou seja, diminuir o pH da solução e também como um aminoácido semiessencial dessa faixa de idade. Visto que a solução 3 em 1 requer pH menos ácido, esta é desencorajada no período neonatal (ver texto anterior).

Há curvas que procuram atestar a quantidade de fósforo e cálcio que podem ser utilizadas. O problema é que estas curvas foram criadas com quantias fixas de aminoácidos, glicose, cálcio e fósforo. Os outros componentes que podem influenciar a estabilidade não foram considerados.

1 INTRODUÇÃO, HISTÓRICO E PONTOS RELEVANTES

Para fins didáticos, encontram-se listados os fatores que influenciam a estabilidade da infusão de cálcio e fósforo e são:

- pH: quanto menor o pH, mais forma monobásica de fosfato de cálcio e, portanto, mais cálcio e fósforo podem ser solubilizados;
- aminoácidos: quanto maior a concentração, menor o risco de precipitação. A adição de cisteína na dose de 30mg/g de aminoácidos aumenta significativamente a solubilidade do cálcio e fósforo;
- temperatura: quanto maior a temperatura, maior a possibilidade de precipitação;
- fonte de cálcio: gluconato é o usado. Não usar cloreto de cálcio porque este libera muito mais cálcio para a solução, favorecendo a ocorrência de precipitação;
- tempo de estocagem: quanto menor, mais seguro;
- ordem da mistura: adicionar fósforo antes do cálcio. Esse último bem depois.

Infelizmente não existe uma fórmula que garanta a compatibilidade de cálcio e fósforo na solução parenteral. Assim, para crianças menores, recomenda-se a substituição por fósforo orgânico (glicerofosfato de cálcio ou D-frutose 1,6-difosfato de sódio ou glicose 1-fosfato de sódio), para diminuir este risco de precipitação.

Estima-se que o risco de precipitação é menor se o produto de ambos for menor que 150/litro (cálcio em mEq multiplicado por fosfato em mMol tem que ser menor que 150).

A incorporação óssea é muito importante em crianças e, particularmente, recém-nascidos. Estima-se que a relação cálcio:fósforo de 1,7 para 1 seja suficiente para conseguir 57% da taxa de incorporação intrauterina com o uso de dose máxima de cálcio de 76mg/kg/dia.

Porém, a limitação, muitas vezes necessária, da infusão de cálcio e fósforo pode resultar em osteopenia e raquitismo.

Devido à gravidade, tanto o médico que prescreve quanto o farmacêutico que prepara a NP devem ter conhecimento das necessidades e da probabilidade de precipitação da relação cálcio e fósforo.

RECOMENDAÇÕES GERAIS DE CÁLCULO E PREPARO

A NP deve ser feita em local apropriado e seguir as normatizações previstas pela legislação (portaria 272, de 8 de abril de 1998 da secretaria de Vigilância Sanitária do Ministério da Saúde). Além de seguir as normas de boas práticas previstas na portaria, algumas recomendações importantes estão listadas a seguir:

202 PARTE IV NUTRIÇÃO PARENTERAL

- Nas soluções 3 em 1, deve-se tomar o cuidado de não ultrapassar a concentração de glicose de 12,5%.
- Toda a administração e troca de NP deve seguir as técnicas de assepsia e precauções universais.
- As soluções 3 em 1 devem ser trocadas a cada 24 horas ou em menor intervalo se apresentarem indícios de contaminação ou alteração na integridade dos produtos contidos na solução.
- Nos casos em que a solução de lipídios seja administrada separadamente, a troca desta deve ser feita a cada 12 horas. Sempre respeitar a velocidade máxima de infusão de lipídios (ver Capítulo Lipídios).
- Bombas de infusão devem ser utilizadas para a administração segura da NP. Lembrar que todos os alarmes devem permanecer ligados e acionados.
- O enfermeiro que recebe a NP deve conferir se está certo o nome do paciente e se há quantidade correta de todos os constituintes da formulação. Não administrar o produto caso haja qualquer inconformidade.
- A solução de NP deve ser retirada do refrigerador 30 a 60 minutos antes da administração.
- De modo geral, a administração em "Y" com outras substâncias e medicamentos também não é recomendada.

Para a manufatura da NP, é importante a presença de um farmacêutico que tenha conhecimento e pratique as boas práticas de manipulação e cálculo da NP. As regras básicas de preparo são:

- Misturar a solução de aminoácidos e glicose antes de colocar lipídios na solução. Isso manterá o pH mais próximo do neutro para que a quantidade de cátions possa ser administrada.
- Quanto maior a valência da solução maior é a possibilidade de desestabilização. Assim, nas misturas 3 em 1 as concentrações dos monovalentes (sódio e potássio) e divalentes (magnésio e cálcio) devem ser menos que 130mMol e 8mMol/litro, respectivamente.

CÁLCULO DA OSMOLARIDADE

A osmolaridade da NP é determinada por vários fatores, sendo os mais importantes a glicose, os aminoácidos e os minerais. Há várias maneiras de se calcular a osmolaridade aproximada da NP antes de ela ser manipulada, como será visto a seguir.

Um dos modos é multiplicando por 5 a quantidade de grama de glicose, por 10 a quantidade em grama de aminoácido, por 1,3 a 1,5 a quantidade por grama de lipídio e multiplicando-se o total de eletrólitos por 1.

1 INTRODUÇÃO, HISTÓRICO E PONTOS RELEVANTES

Outra possibilidade de cálculo de osmolaridade é a que segue – osmolaridade de aminoácidos = % solução de aminoácidos × 100 + osmolaridade da glicose = % solução de glicose × 50 + osmolaridade dos lipídios = 1,7mOsm grama + osmolaridade do sódio e potássio = 2mOsm/mEq + osmolaridade do cálcio = 1,4mOsm/mEq + osmolaridade do magnésio = 1mOsm/mEq.

Em 2004, Pereira da Silva et al. desenvolveram a seguinte fórmula para cálculo em recém-nascidos:

$$Osmolaridade\ (mOsm/litro)$$

$$(A \times 8) + (G \times 7) + (Na \times 2) + (P \times 0,2) - 50$$

onde:

G = glicose (g/litro)
A = aminoácidos (g/litro)
Na = sódio (mEq/litro)
P = fósforo (mg/dl)

Uma quarta possibilidade que temos utilizado com frequência é a seguinte:

Some os seguintes dados:

- Aminoácidos: divida o valor obtido como grama de aminoácido pelo volume total da solução e a seguir multiplique por 100 e por 100 novamente.
- Glicose: divida o valor obtido em grama de glicose pelo volume total da solução e a seguir multiplique por 100 e por 50.
- Eletrólitos: calcule a quantidade total de sódio e potássio em mMol (neste caso é igual à em mEq), e a seguir veja a quantidade obtida em mMol/litro de solução e multiplique o valor por 2.
- Minerais: calcule a quantidade total de cálcio e magnésio em mMol (neste caso é metade do valor em mEq), e a seguir veja a quantidade obtida por litro de solução final. Multiplique o valor da soma de ambos por 1,4.
- Exemplo de utilização dessa última fórmula:

NP com volume total de 1.800ml (1,8 litro):

- Aminoácido a 10% – 300ml → 30g → 30/1.800 = 0,0166 × 100 = 1,66 × 100 = 166,66.
- Glicose a 50% – 260ml → 130g → 130/1.800 = 0,0722 × 100 = 7,222 × 50 = 361,11.
- NaCl a 20% – 20ml → 68mEq → 68mMol/1,8l → 37,77mMol/1,0l → 37,77 × 2 = 75,55.

204 PARTE IV NUTRIÇÃO PARENTERAL

- KCl a 19,1% – 12ml → 30mEq.
- Fosfato de K (2mEq/ml) – 15ml → 30mEq.
- K → 30 + 30 = 60mEq → 60mMol/1,8l → 33,33mMol/1,0l → 33,33 × 2 = 66,66.
- Gluconato de Ca a 10% – 15ml → 7,5mEq → 3,75mMol/1,8l → 2mMol/litro → 2 × 1,4 = 2,9.
- Sulfato de Mg a 10% – 10ml → 8mEq → 8mMol/1,8l → 4,4mMol/litro → 4,4 × 1,4 = 6,16.

Somar todos os valores obtidos (já que neste momento estão todos corrigidos por litro da solução):

$$166,66 + 361,11 + 75,55 + 66,66 + 2,9 + 6,16 = 679,04.$$

Deve-se saber que nenhum desses cálculos é exato.

MEDICAÇÕES E SUA COMPATIBILIDADE COM A NP

Define-se interação medicamentosa nutriente quando há alteração na propriedade ou no efeito esperado de um ou de ambos. O assunto é amplamente complexo e ainda não estudado com o grau de importância na prática clínica.

Quando se trata de NP, as interações podem ser físicas, farmacêuticas ou farmacocinéticas. O ideal é, sempre que possível, administrar a NP em linha venosa única e exclusiva, evitando qualquer possibilidade de interação. Sabe-se que, na prática clínica, nem sempre isto é possível.

As interações de drogas podem ocorrer de três maneiras distintas. A primeira devido às interações fisiológicas, as quais podem ocorrer o tempo todo; a segunda está relacionada à mudança do comportamento da droga, não atingindo a concentração e eficácia esperada; e a terceira refere-se a interações da droga na própria mistura de infusão.

A primeira maneira pode ser exemplificada pela hiperglicemia relacionada ao uso de esteroides. No segundo caso, uma solução ocasionando alteração de pH pode provocar distúrbio no transporte de medicações. No terceiro caso, o pH da solução pode alterar a ionização dos elementos e provocar precipitações.

De fato, uma droga que não é ionizada em pH de 5,0 pode ser inteiramente dissociada em pH de 7,0 e vice-versa. Isso significa que a compatibilidade da droga com a NP só pode ser aplicada com determinado produto naquela concentração, fluxo, equipamento e adaptadores. A extrapolação dos dados pode ser errônea.

1 INTRODUÇÃO, HISTÓRICO E PONTOS RELEVANTES

Devido à particularidade da NP, na qual vários minerais convivem em um pH que deve ser ideal, há uma diferença importante em considerar-se se o medicamento ou nutriente adicional será infundido junto à mistura da NP ou em "Y" na mesma linha venosa. De fato, quando a droga ocasiona mudanças significativas no pH, ela não poderá ser injetada com a NP. Isso ocorre com frequência nos produtos que contêm solvente próprio. Há situações extremas de ausência de outra venóclise e necessidade de fazer determinado medicamento por via intravenosa. Se o medicamento pode ser feito rapidamente, o procedimento consiste em parar a infusão de NP, infundir uma solução compatível com o medicamento e a NP (geralmente solução fisiológica ou glicosada a 5%), infundir o medicamento novamente e infundir a solução compatível para "lavar" o cateter antes de reiniciar a NP. Quando o tempo necessário para a infusão do medicamento for maior, lembrar que há possibilidade de hipoglicemia rebote. Dessa maneira, é importante o controle de fita glicêmica no período de interrupção da NP e sempre que possível diluir o medicamento em soro glicosado. Se a NP está com grande quantidade de glicose, o gotejamento deve ser diminuído, previamente à interrupção, antes da administração da droga.

Para medicações infundidas em "Y" com a NP, deve-se lembrar e observar que a compatibilidade é diferente se a solução da NP for 2 em 1 ou 3 em 1, pois a compatibilidade pode ser bem diferente.

Quando da administração de um medicamento por via intravenosa, recomenda-se que seja avaliada a bula e as recomendações mais recentes do fabricante e do farmacêutico que manipula a NP e observar a faixa etária. Exemplo recente de interação grave, não relatada antes, é a relação de ceftriaxona e o risco de interação com o cálcio presente na solução de NP. Óbitos foram descritos em razão da precipitação de complexos intravasculares e pulmonares de cálcio com ceftriaxona. Por esta razão, a ceftriaxona não deve ser administrada nem que seja em cateter diferente se houver alguma solução contendo cálcio sendo infundida. O intervalo para o uso de ceftriaxona e a infusão de qualquer solução que contenha cálcio deve ser de 48 horas. Assim, se o paciente estiver usando ceftriaxona e a NP tem que ser instalada, recomenda-se que ela seja formulada sem cálcio nas primeiras 48 horas após a última dose de ceftriaxona e que seja providenciada a troca de ceftriaxona por antibiótico de espectro equivalente. Se não for possível a administração de NP sem cálcio, sua introdução deve ser adiada por 48 horas.

Finalmente, deve-se dizer que há medicamentos que podem ser compatíveis para ser adicionados às soluções de NP. Estes são adicionados

206 — PARTE IV NUTRIÇÃO PARENTERAL

diretamente à fórmula pelo farmacêutico responsável pela NP. Esses são: os antagonistas H_2, a insulina regular e a heparina não fracionada. Essa prática é mais frequente em formulação destinada a adultos, sendo pouco utilizada e mesmo controversa na infância.

TRANSIÇÃO DA NP

Se a função gastrintestinal está restabelecida, não há motivo para não iniciar a nutrição oral ou enteral.

O período que engloba o início da nutrição oral e/ou enteral em que ainda existe nutrição parenteral é chamado de transição. Nos pacientes pediátricos, recomenda-se que a NP seja mantida até que o trato digestório possa ser responsável por 80% das necessidades nutricionais. Nos pacientes adultos, o efeito inibidor do apetite pelo uso da NP foi bem demonstrado. Estudo demonstra que se a NP é responsável por mais de 25% das necessidades nutricionais, o apetite estará inibido, mas, ainda assim, recomenda-se que a NP seja interrompida quando a oferta oral consiga atingir 60% das necessidades nutricionais.

A descontinuidade abrupta da NP pode provocar hipoglicemia rebote nos pacientes que não estiverem recebendo dieta por via oral ou enteral suficiente para manter o nível de glicemia. Um dos modos de evitar esse fato é a diminuição gradativa da NP ou a infusão de soro com glicose após sua interrupção. A monitorização dos níveis capilares de glicose é necessária na retirada da NP.

CUSTOS

Deve incluir não só o preço da mistura, mas também a locação do acesso, a monitorização laboratorial e o tratamento das complicações.

BIBLIOGRAFIA

Anderson ADG, Palmer D, MacFie J. Peripheral parenteral nutrition. Br J Surg 2003; 90:1048-1054.

ASPEN. Board of Directors and The Clinical Guidelines Task Force. Guidelines for the use of parenteral and enteral nutrition in adult and pediatric patients. JPEN 2002; 26(1 Suppl):1SA-138SA. Errata 2002:26: 144.

Barrington KJ. Umbilical artery catheters in the newborn: effects of position of the catheter tip. Cochrane Database Syst Rev 2000;2:CD000505.

Bethune K, Allwood M, Grainger C, Wormleighton C. British Phamaceutical Nutrition Group Working Party. Use of filters during the preparation and administration of parenteral nutrition: position

1 INTRODUÇÃO, HISTÓRICO E PONTOS RELEVANTES

paper and guidelines prepared by a British pharmaceutical nutrition group working party. Nutrition 2001;17:403-408.

Canada T, Crill C, Guenter P, ASPEN. (American Society Parenteral for Parenteral and Enteral Nutrition). Parenteral nutrition handbook. 2009. pp. 70-87, 129-161, 163-183, 185-196, 235-252.

Carvalho WB, Leite HP. Nutritional support in the critically ill child. Roger's Textbook of Pediatric Intensive Care. 4th ed. Lippincott Williams & Wilkins; 2008. pp. 1500-1505.

Colonna F, Candusso M, de Vonderweid U et al. Calcium and phosphorus balance in very low birth weight babies on total parenteral nutrition. Clin Nutr 1990;9:89-95.

Costello I, Powell C, Williams AF. Sodium glycerophosphate in the treatment of neonatal hypophosphataemia. Arch Dis Child Fetal Neonatal Ed 1995;73:44F-45F.

Darling JC, Newell SJ, Dear PR. Placement of neonatal central venous catheter tips in the right atrium: a practice to be avoided. Arch Dis Child Fetal Neonatal Ed 2001;85: F146.

Denne SC, Poindexter BB. Evidence supporting early nutritional support with parenteral amino acid infusion. Semin Perinatol 2007;31:56-60.

Devlieger H, Meyers Y, Willems L et al. Calcium and phosphorus retention in the preterm infant during total parenteral nutrition. A comparative randomised study between organic and inorganic phosphate as a source of phosphorus. Clin Nutr 1993; 12:277-281.

Draper HH, Yuen DE, Whyte RK. Calcium glycerophosphate as a source of calcium and phosphorus in total parenteral nutrition solutions. JPEN 1991;15:176-180.

Driscoll DF. Physiochemical stability of lipids emulsions of varying oil composition. Clin Nut 2001;20(Suppl 4):8-10.

Driscoll DF, Bistrian BR, Demmelmair H, Koletzko B. Pharmaceutical and clinical aspects of parenteral lipid emulsions in neonatology. Clin Nutr 2008;27:497-503.

Driscoll DF, Silvestri AP, Bistrian BR. Stability of MCT/LCT – Based total nutrient admixtures for neonatal use over 30 hours at room temperature: applying pharmacopoeia standards. JPEN 2010;34:305-312.

Eggert LD, Rusho WJ, MacKay MW et al. Calcium and phosphorus compatibility in parenteral nutrition solutions for neonates. Am J Hosp Pharm 1982;39:49-53.

Feferbaum R, Delgado AF, Szczupak MCM. Nutrição parenteral. In Feferbaum R, Falcão MC. Nutrição do recém-nascido. Editora Atheneu; 2003; pp. 329-342.

Food and Drug Administration. Safety alert/ hazards of preciptation associated with parenteral nutrition. Am J Hosp Pharm 1994;51:1427-1428.

Gil KM, Skeie B, Kvetan V, Askanasi J, Freidman MI. Parenteral nutrition and oral intake: effect of glucose and fat infusions. JPEN 1991;15:426-432.

Hanning RM, Atkinson SA, Whyte RK. Efficacy of calcium glycerophosphate vs conventional mineral salts for total parenteral nutrition in low-birth-weight infants: a randomized clinical trial. Am J Clin Nutr 1991;54:903-908.

Hanning RM, Mitchell MK, Atkinson SA. In vitro solubility of calcium glycerophosphate versus conventional mineral salts in pediatric parenteral nutrition solutions. J Pediatr Gastroenterol Nutr 1989;9:67-72.

Hardy G, Puzovic M. Formulation, stability, and administration of parenteral nutrition with new lipid emulsions. Nutr Clin Pract 2009;24:616-625.

Jonkers CF, Prins F, Van Kempen A et al. Towards implementation of optimum nutrition and better clinical nutrition support. Clin Nutr 2001;20:361-366.

Kerner JA, Poole RL. The use of IV fat in neonates. Nutr Clin Pract 2006;21:374-380.

Koletzko B, Goulet O, Hunt J et al. For the Parenteral Nutrition Guidelines Working Group. Guidelines on Paediatric Parenteral Nutrition of the European Society of Paediatric Gastroenterology, Hepatology and Nutrition (ESPGHAN) and the European Society for Clinical Nutrition and Metabolism (ESPEN), Supported by the European Society of Paediatric Research (ESPR). J

Paediatr Gastroenterol Nutr 2005. pp. S1-S4, S39-S46, S54-S62, S63-69, S70-S75, S76-S84.

Koretz RL, Lipman TO, Klein S. AGA technical review: parenteral nutrition. Gastroenterology 2001;121:970-1001.

Minton A, Barnett MI, Cosslett AG. The compatibility of selected drugs on Y-sited delivery of total parenteral nutrition (TPN) admixtures. Clin Nutr 1997;16:45.

Mirtallo JM. The complexity of mixing calcium and phosphate. Am J Hosp Pharm 1994;51:1535-1536.

Nehme AE. Nutritional support of the hospitalized patient. JAMA 1980;283:1906-1908.

Pereira da Silva L, Virella D, Henriques G et al. A simple equation to estimate the osmolarity of neonatal parenteral nutrition solutions. JPEN 2004;28:34-37.

Pessoto MA. Nutrição parenteral. In Marba STM, Mezzacappa Filho F. (orgs.). Manual de neonatologia UNICAMP. Editora Revinter; 2009. pp. 80-89.

Prinzivalli M, Ceccarelli S. Sodium D-fructose-1,6-diphosphate vs sodium monohydrogen phosphate in total parenteral nutrition: a comparative in vitro assessment of calcium phosphate compatibility. JPEN 1999;23:326-332.

Puntis JWL, Booth IW. The place of a nutritional care team in paediatric practice. intensive therapy and clinical monitoring. Intensive Ther Clin Monit 1990;11:132-136.

Raupp P, von Kries R, Pfahl HG et al. Glycero vs glucosephosphate in parenteral nutrition of premature infants: a comparative in vitro evaluation of calcium/phosphorus compatibility. JPEN 1991;15:469-473.

Ribeiro DO, Lobo BW, Volpato NM et al. Influence of the calcium concentration in the presence of organic phosphorus on the physicochemical compatibility and stability of all-in-one admixtures for neonatal use. Nutr J 2009;8:51.

Ronchera-Oms CL, Jime´nez NV, Peidro J. Stability of parenteral nutrition admixtures containing organic phosphates. Clin Nutr 1995;14:373-380.

Schuster M, Nave H, Piepenbrock S et al. The carina as a landmark in central venous catheter placement. Br J Anaesth 2000;85: 192-194.

Sirois PO. ASPEN (American Society for Parenteral and Enteral Nutrition). Pediatric nutrition in your pocket. 2002. pp. 280-282.

Task Force for the Revision of Safe Practices for Parenteral Nutrition. Safe Practices for Parenteral Nutrition. JPEN 2004;28 (Suppl):S39-S70. Errata 2006;30:177.

Twomey PL, Atching SC. Cost effectiveness of nutritional support. JPEN 1985;9:3-10.

Windsor AC, Kanwar S, Li AG et al. Compared with parenteral nutrition, enteral feeding attenuates the acute phase response and improves disease severity in acute pancreatitis. Gut 1998;42:431-435.

CAPÍTULO 2

Energia e Carboidratos*

ENERGIA

O suprimento de energia é necessário para o metabolismo basal, a atividade física, o crescimento e a correção de eventual desnutrição. Energia em excesso acarreta hiperglicemia e depósito de gordura no fígado, entre outras complicações. Por outro lado, a falta de suprimento de energia resultará em desnutrição com alteração do crescimento como um todo.

Para o cálculo das necessidades de energia necessária, pode-se recorrer a algumas equações que existem na literatura, mas, para cada paciente, devem ser considerados todos os aspectos que envolvem a internação, inclusive a tolerância à evolução da nutrição parenteral (NP). Essa tolerância pode ser aferida pela observação de dados como a dosagem de triglicerídeos, de enzimas hepáticas, presença de colestase etc.

As necessidades de energia podem ser obtidas pela soma de fatores, a saber: taxa metabólica basal, termogênese da dieta, atividade física e crescimento.

---

* Para melhor compreensão do tema recomenda-se também a leitura dos capítulos 1 e 12 desta parte.

Taxa metabólica basal

Definida como a quantidade de energia para a manutenção dos processos vitais do organismo e para o processamento da alimentação. É mensurada com o paciente em repouso, em ambiente termoneutro e com 12 a 18 horas de jejum, logo após o despertar e antes das atividades físicas diárias. A taxa metabólica basal pode estar aumentada em condições como inflamação e doença crônica.

Termogênese da dieta

É a quantidade de energia necessária para a digestão da alimentação, absorção e parte da síntese e é afetada pela via de administração da nutrição. Corresponde a aproximadamente 10% das necessidades de energia. Na NP, a termogênese da dieta pode modificar-se de acordo com seu modo de administração (contínua é diferente da cíclica).

Atividade

É a quantidade de energia gasta na atividade física, seja esportiva, seja não esportiva. Deve-se lembrar que diminui muito em uma criança acamada. Nos pacientes em NP, estima-se que seja obtida pela multiplicação pelos seguintes fatores de correção:

- 1,0 se dormindo; 1,2 acamado acordado ou sentado calmamente; 1,4-1,5 para ativo.

De modo geral, no paciente internado, consideram-se os valores de 1,1 ou 1,2.

Crescimento

Particularmente importante nos dois primeiros anos de vida e na adolescência. Representa a aproximadamente 30 a 35% da energia em recém-nascidos e é ainda maior em prematuros.

Em crianças com NP de longo prazo, a monitorização do crescimento e da composição corporal deve ser efetuada rotineiramente.

Crescimento na recuperação nutricional

Há necessidade de caloria extra. Pode ser calculada extrapolando-se os dados para o percentil 50 de peso para a altura atual. Essas calorias têm que ser aumentadas gradualmente (ver capítulo Complicações).

2 ENERGIA E CARBOIDRATOS

Cálculo

Há de se considerar que a energia pode variar de acordo com a doença de base e o estado nutricional do paciente. Quando possível, o ideal é calcular a energia necessária de forma individualizada com o emprego da calorimetria indireta. Existem, no entanto, dificuldades práticas para aplicá-la de modo rotineiro que incluem o custo e a disponibilidade do equipamento. Para que esse problema seja atenuado, foram desenvolvidas fórmulas, sendo as mais utilizadas a da Organização Mundial da Saúde (1985), a de Schofield (1985) e a de Harris Benedict (1919). A literatura é conflitante. Em seu estudo, Duro et al. verificaram que as três equações supracitadas subestimaram as necessidades de energia em crianças saudáveis. Por outro lado, Briassoulis et al. verificaram que, em crianças graves ou gravemente enfermas, elas superestimaram as necessidades.

Aparentemente, os piores resultados na infância foram os obtidos com a utilização da fórmula de Harris Benedict. Em estudo com 199 pacientes de 5 a 16 anos de idade, tanto a fórmula de Schofield quanto a da OMS foram comparáveis. Porém, em várias doenças e na desnutrição, essas fórmulas não são acuradas e devem ser utilizadas com cautela adicional se forem usadas em pacientes com NP.

Dificuldades adicionais são as encontradas nos recém-nascidos. Nos prematuros, preconiza-se a introdução precoce de NP devido a seu conhecido baixo estoque energético e proteico.

Em terapia intensiva, vários estudos não mostraram hipermetabolismo e até estimaram uma necessidade reduzida de energia. Assim, nesses pacientes sugere-se somente a utilização das fórmulas de predição de gasto de energia sem usar os fatores de estresse. A chave para isto está no fato de que o estado hipercatabólico inibe o crescimento, diminuindo as necessidades. O aumento das necessidades de energia é diretamente proporcional à gravidade da cirurgia e maior em lactentes e recém-nascidos em geral e prematuros em particular. Esse aumento é, no entanto, de curta duração e não necessita de acréscimo de energia, a não ser que haja alguma complicação.

Um exemplo dessa condição está presente, com frequência, em terapia intensiva, é o traumatismo encefálico em que há aumento considerável do consumo de energia. Porém, fatos como o bloqueio neuromuscular e a hipotermia diminuem o gasto.

Considera-se que a quantia de energia por via parenteral deva ser menor que a por via enteral. De fato, em pacientes sob NP, pode-se dizer que a necessidade energética é de 80 a 90% do que seria por via enteral.

212 PARTE IV NUTRIÇÃO PARENTERAL

O quadro IV-2 apresenta uma sugestão de meta energética a ser atingida quando em uso de nutrição parenteral.

Quadro IV-2 – Quantidade de energia sugerida para pacientes não criticamente enfermos em nutrição parenteral.

Idade	Energia: kcal/kg/dia
Pré-termo	90-120
Inferior a 6 meses	85-105
6-12 meses	80-100
1-7 anos	75-90
7-12 anos	50-75
12-18 anos	30-50

Modificado de Canada et al., 2009.

CARBOIDRATOS

A glicose, carboidrato comumente utilizado na NP, é vital para o sistema nervoso central, glóbulos vermelho e branco e para a medula renal. Supre 3,4kcal/g e a taxa máxima de oxidação de adultos e adolescentes é de 5mg/kg/min.

A glicose é amplamente utilizada como combustível pelo organismo. Durante a vida fetal, no terceiro trimestre de gestação, aproximadamente 7g/kg/dia (5mg/kg/min) cruzam a barreira placentária.

A tolerância à glicose pode ser influenciada por diversos fatores, como o estado metabólico, a gravidade da doença, a quantidade de liberação de hormônios contrarreguladores e o tipo de regime de NP utilizada (contínua ou cíclica). Assim, requer monitorização rígida principalmente nos primeiros dias de NP. De fato, quando administrada esta será diretamente oxidada para a produção de energia e glicogênio (glicogênese) e o excesso é direcionado para a produção e depósito de gordura (lipogênese). A produção basal de glicose é bastante diferente nas várias faixas de idade, sendo de 2mg/kg/min em adultos e de 8mg/kg/min em prematuros. Observa-se que a taxa de produção diminui gradualmente com a idade.

No entanto, situações clínicas podem mudar significativamente a taxa de oxidação de glicose. Isso foi demonstrado em estudo conduzido por Sheridan et al. em 1998, no qual se observou que, em crianças criticamente enfermas internadas devido à queimadura, a taxa não ultrapassou 5mg/

2 ENERGIA E CARBOIDRATOS

kg/min, o que está abaixo das necessidades calóricas. Em recém-nascidos, para prevenir hipoglicemia, a taxa de infusão da glicose está entre 3 e 4mg/kg/min, valores que são geralmente maiores nos prematuros extremos. Assim, para o cálculo da infusão de glicose, deve-se considerar, além da idade, o fato de ser ou não paciente criticamente enfermo e a desnutrição. Adicionalmente, drogas que prejudicam o metabolismo da glicose necessariamente têm que ser consideradas no cálculo da infusão de glicose. As mais comumente implicadas são: esteroides, análogos da somatostatina e tacrolimus.

O excesso de infusão de glicose ocasiona aumento da produção de gás carbônico (CO_2) e da ventilação minuto. A infusão excessiva de calorias sob a forma de glicose aumenta a taxa metabólica, ocasionando hiperglicemia e alterações hepáticas.

Um dos efeitos deletérios da infusão em excesso de glicose é a esteatose hepática, porém a contribuição para a colestase não está totalmente esclarecida. Aarsland et al., em dados publicados em 1996, estudaram homens adultos voluntários e observaram que a alimentação com quantidade grande de carboidratos aumentava o VLDL-colesterol (lipídio de muito baixa densidade). Aparentemente, pode-se concluir que o fígado utiliza como fonte de energia mais da oxidação de carboidratos que da oxidação de ácidos graxos.

Nos recém-nascidos, a infusão de glicose acima de 18g/kg/dia (equivalente a 12,5mg/kg/min) pode ocasionar um efeito benéfico pequeno. A infusão de glicose em recém-nascido a termo e crianças até 2 anos de idade não deve exceder 13mg/kg/min.

A hiperglicemia pode, devido à glicosúria, propiciar a diurese osmótica, prejudicar a condição imunológica e cicatrização e estar associada com hemorragia intracraniana com piora do prognóstico neurológico no traumatismo cranioencefálico (TCE).

O quadro IV-3 apresenta uma sugestão de início e progressão de infusão de glicose quando em de NP.

Uso de insulina

No recém-nascido há produção inadequada de insulina e imaturidade hepática. Especialmente nos prematuros, observa-se prejuízo para a glicogenólise.

Quando em uso de NP, pode haver resistência à insulina tanto pela infusão do substrato como pela própria doença de base. Embora em

PARTE IV NUTRIÇÃO PARENTERAL

Quadro IV-3 – Necessidades sugeridas de glicose na nutrição parenteral em g/kg/dia.

Peso/dia de NP (kg)	D1	D2	D3	D4
Até 3	10	14	16	18
3-10	8	12	14	16-18
10-15	6	8	10	12-14
15-20	4	6	8	10-12
20-30	4	6	8	Menor que 12
Maior que 30	3	5	8	Menor que 10

Modificado de Koletzko B et al., 2005.

adultos o uso de insulina para controlar a hiperglicemia esteja estabelecido, em crianças os dados são contraditórios. Sobretudo em prematuros, a resposta à insulina pode ocasionar profunda hipoglicemia de difícil controle.

BIBLIOGRAFIA

Aarsland A, Chinkes D, Wolfe RR. Contributions of de novo synthesis of fatty acids to total VLDL-triglyceride secretion during prolonged hyperglycemia/hyperinsulinemia in normal man. J Clin Invest 1996;98: 2008-2017.

Briassoulis G, Venkataraman S, Thompson A. Energy expenditure in critically ill children. Crit Care Med 2000;28:1166-1172.

Canada T, Crill C, Guenter P. ASPEN (American Society Parenteral for Parenteral and Enteral Nutrition). Parenteral nutrition handbook. 2009. pp. 163-183.

Carvalho WB, Leite HP. Nutritional support in the critically ill child. Roger's Textbook of Pediatric Intensive Care. 4th ed. Lippincott Williams & Wilkins. 2008. 86 pp. 1500-1505.

Duro D, Rising R, Cole C et al. New equations for calculatingthe components of energy expenditure in infants. J Pediatr 2002; 140:534-539.

Feferbaum R, Delgado AF, Szczupak MCM. Nutrição parenteral. In Feferbaum R, Falcão MC. Nutrição do recém-nascido. Atheneu, 2003; pp. 329-342.

Harris JA, Benedict FG. A biometric study of basal metabolismin man. Washington DC: Carnegie Institute of Washington; 1919.

Koletzko B, Goulet O, Hunt J, Kathrin K, Shamir R. For the Parenteral Nutrition Guidelines Working group. Guidelines on Paediatric Parenteral Nutrition of the European Society of Paediatric Gastroenterology, Hepatology and Nutrition (ESPGHAN) and the European Society for Clinical Nutrition and Metabolism (ESPEN), Supported by the European Society of Paediatric Research (ESPR). J Pediatr Gastroenterol Nutr 2005. pp. S5-S11; pp. S28-S32.

Pessoto MA. Nutrição parenteral. In Marba STM, Mezzacappa Filho F. Manual de neonatologia UNICAMP. 2ª ed. Revinter 2009; pp. 80-89.

2 ENERGIA E CARBOIDRATOS

Schofield WN. Predicting basal metabolic rate, new standards and review of previous work. Hum Nutr Clin Nutr 1985;39:5-41.

Shulman RJ, Philips S, ASPEN (American Society for Parenteral and Enteral Nutrition). Pediatric nutrition in your pocket. 2002. pp. 268-278.

Sunehag AL, Haymond MW, Schanler RJ et al. Gluconeogenesis in very low birth weight infants receiving total parenteral nutrition. Diabetes 1999;48:791-800.

WHO. World Health Organization. Energy and protein requirements. Report of a joint FAO/WHO/UNU expert consultation. Geneva: World Health Organization; 1985.

CAPÍTULO 3

Aminoácidos*

GENERALIDADES

A ligação dos aminoácidos formará os peptídios e estes as proteínas, que são os principais componentes estruturais e funcionais das células do organismo.

Os aminoácidos indispensáveis são os essenciais e estes não podem ser sintetizados pelo organismo e devem ser fornecidos na solução de nutrição parenteral (NP) (Quadro IV-4). Os aminoácidos que podem ser sintetizados a partir de outros aminoácidos são conhecidos como não essenciais. Ainda há os semiessenciais (condicionalmente essenciais), em que, em determinadas circunstâncias, a síntese é insuficiente para atender às demandas do organismo. Os semiessenciais são particularmente importantes nos recém-nascidos prematuros, grupo em que há alteração na síntese de determinados aminoácidos.

Os aminoácidos cristalinos, presentes na NP, fornecem 4kcal/g. Apesar de a quantidade de nitrogênio variar de acordo com a fórmula utilizada, assume-se que o fornecimento é de 16%, ou seja, cada 6,25g de proteína fornece 1g de nitrogênio.

---

* Para melhor compreensão do tema recomenda-se também a leitura dos capítulos 1 e 12 desta parte.

3 AMINOÁCIDOS

Quadro IV-4 – Classificação dos aminoácidos.

Essenciais	Não essenciais	Semiessenciais
Valina	Alanina	Arginina
Leucina	Ácido aspártico	Cisteína
Isoleucina	Asparaginase	Tirosina
Triptofano	Ácido glutâmico	Glicina
Fenilalanina	Glutamina	Prolina
Lisina	Serina	
Metionina		
Treonina		
Histidina		

Modificado de Koletzko et al., 2005.

Em comparação à nutrição enteral, as necessidades são menores na NP devido ao fato de não passar por metabolização no trato digestório. Além disso, o aproveitamento e as necessidades de aminoácidos específicos são diferentes. Em estudos experimentais em animais percebeu-se que 30 a 50% da ingestão de proteína é utilizada pelo trato intestinal de recém-nascidos. A utilização do aminoácido ramificado leucina é grande em crianças maiores e nos prematuros corresponde a aproximadamente 50% da ingestão dietética. A utilização da lisina é de 20%, e de glutamina, 50%.

Além da utilização pelo trato digestório, os aminoácidos são metabolizados e convertidos em outros aminoácidos dentro do intestino e na passagem pelo fígado. Quando se trata de NP, não farão a passagem pelo intestino e assim precisarão de uma oferta maior de alguns aminoácidos. Um exemplo é a conhecida conversão de fenilalanina em tirosina e de metionina em cisteína, aparentemente quando administradas por via parenteral a taxa de conversão é menor que por via digestória.

Outra vantagem da nutrição enteral é que no intestino são produzidos peptídios ativos (imunoglobulina A, por exemplo). De fato, estudos em animais mostram que os aminoácidos no intestino são destinados para a síntese de proteínas específicas. Desse modo, é possível a observação de deficiências ao mensurar-se o perfil de aminoácidos, durante a infusão da NP.

AMINOÁCIDOS ESPECÍFICOS

A glutamina é um aminoácido condicionalmente essencial em situações de estresse metabólico. É bem descrito o efeito positivo do uso de glutamina em pacientes adultos críticos, mas não há consenso sobre o uso em prematuros, e não há dados suficientes para a afirmação em crianças maiores nem para a adição desta em NP de crianças até o momento. De fato, estudo multicêntrico, duplo-cego e randomizado realizado em 721 lactentes de baixo peso ao nascer não logrou mostrar diminuição da mortalidade ou da incidência de sepse tardia com a suplementação de glutamina. Embora exista na Europa e no Brasil, não há nos Estados Unidos da América glutamina compatível para a utilização por via intravenosa.

A cisteína é metabolizada a partir da metionina – aminoácido essencial em qualquer idade – que fornece o radical enxofre e da serina que fornece o carbono, porém é considerada aminoácido semiessencial no período neonatal, devido à síntese insuficiente. Entre as suas funções, uma das mais importantes é o fato de ser o principal aminoácido a fazer parte da formação do tripeptídio glutationa. A glutationa é formada a partir da junção da cisteína, glicina e ácido glutâmico e tem importante função antioxidante em nosso organismo. Além disso, a cisteína é precursora da taurina.

A tirosina também é aminoácido semiessencial no período neonatal. É hidroxilada a partir da fenilalanina e, embora Denne em 1996 tenha demonstrado que a hidroxilação é eficaz, mesmo em prematuros, há uma série de relatos da limitação desta hidroxilação. Deve-se lembrar que o excesso de tirosina está relacionado à lesão cerebral com diminuição do coeficiente de inteligência. Assim, embora haja uma taxa mínima de infusão de tirosina razoavelmente bem estudada (18mg/kg/dia), não há um limite máximo seguro bem estabelecido em literatura.

A taurina é sintetizada a partir da metionina e cisteína, porém não é um aminoácido típico, pois, apesar de conter o grupo nitrogenado, não contém o grupo carboxila. A deficiência de taurina pode resultar em colestase e, portanto a suplementação pode prevenir o aparecimento desta em recém-nascidos. Outro problema associado à deficiência de taurina é a disfunção da retina reforçando a necessidade da suplementação. Uma discussão que pode ser levantada é se deve ser feita a reposição de taurina, diretamente ou só suplementar com metionina e cisteína. De fato, estudos demonstram a normalização dos níveis de taurina com a suplementação de cisteína.

TIPOS DE SOLUÇÕES DE AMINOÁCIDOS NA NP

As soluções variam em relação à concentração, podendo ser desde 3,5 até 20%. Na solução a 10%, a mais comum, em 100ml de aminoácido tem-se aproximadamente 40kcal, pois cada grama de aminoácido fornece 4kcal.

3 AMINOÁCIDOS

Eletrólitos e tamponantes, como o acetato e o cloreto, em variadas concentrações podem estar presentes nas soluções de aminoácidos.

De modo geral as soluções para uso pediátrico fornecem mais aminoácidos ramificados e menos aminoácidos não essenciais do que as soluções para adultos.

O quadro IV-5 traz uma comparação deste perfil de um fabricante, porém deve-se ter atenção, pois os valores podem variar de acordo com o fornecedor.

As soluções de aminoácidos cristalinos para recém-nascidos procuram mimetizar o perfil encontrado no leite materno e/ou sangue do funículo. Assim, há acréscimo de cisteína, taurina e tirosina e, frequentemente, aumento dos aminoácidos de cadeia ramificada – valina, leucina e isoleucina – e diminuição da metionina (precursora da cisteína e taurina), glicina e fenilalanina (precursora da tirosina).

Em algumas situações clínicas especiais em crianças maiores, podem ser utilizadas soluções com perfis característicos. A solução para encefalopatia hepática é modificada, de forma que há quantidade maior de aminoácidos de cadeia ramificada e diminuição de aminoácidos aromáticos (Quadro IV-6). Esse fato justifica-se, pois estes últimos podem atuar no cérebro como falsos neurotransmissores. Por sua vez, as soluções para nefropatas contêm apenas aminoácidos essenciais (Quadro IV-6).

CARNITINA

A carnitina não é um aminoácido propriamente dito, mas é sintetizada a partir de aminoácidos. Está presente no leite humano e de vaca, porém as soluções de NP não a contêm.

A carnitina é sintetizada no fígado a partir dos aminoácidos essenciais lisina e metionina. Seu papel principal é facilitar o transporte de ácidos graxos de cadeia longa pela membrana da mitocôndria para a oxidação e produção de energia.

Supõe-se que os recém-nascidos não tenham capacidade suficiente de sintetizá-la a partir do substrato dos aminoácidos essenciais e que o estoque disponível é muito pequeno. Se for constatada diminuição de níveis séricos e teciduais nos recém-nascidos deve-se considerar sua reposição, particularmente em casos de hipertrigliciredemia persistente ou, ainda, em lactentes que estão sob regime de NP exclusiva em período maior que quatro semanas. Porém, não há evidência clara do benefício do uso de suplementação de carnitina, principalmente em recém-nascidos.

220 PARTE IV NUTRIÇÃO PARENTERAL

Quadro IV-5 – Alguns tipos de solução para nutrição parenteral.

Aminoácidos	Solução para criança a 10%	Solução para recém-nascido a 10%	Solução para adulto a 10%
Ácido aminoacético	4,14g		
Ácido aspártico		6,00g	
Ácido glutâmico		10,00g	
Ácido málico	4,38g		
Acetato de lisina			9,31g (= lisina 6,60g)
Alanina	7,16g	8,00g	14,00g
Arginina	6,40g	8,40g	12,00g
Cisteína	0.38g	1,89g	
Cloridrato de ornitina		3,18g	
Fenilalanina	4,57g	4,20g	5,10g
Glicina		4,00g	11,00g
Histidina	4,14g	3,80g	3,00g
Isoleucina	6,40g	6,70g	5,00g
Leucina	10,75g	10,00g	7,40g
Lisina	7,09g	11,00g	6,60g
Metionina	4,62g	2,40g	4,30g
Prolina	16,19g	3,00g	11,20g
Serina	9,03g	4,00g	6,50g
Taurina		0,60g	1,00g
Tirosina	5,49g	0,45g	0,40g
Treonina	5,15g	3,70g	4,40g
Triptofano	1,83g	2,00g	2,00g
Valina	7,09g	7,60g	6,20g
Total de N	14,43g/litro	15g/litro	16,2g/litro
pH	5,7-6,3	5,5	5,5-6,3
Osm teórica	848mOsm/litro	780mOsm/litro	990mOsm/litro

*Comparação do perfil de um fabricante como exemplo. Deve-se ter atenção, pois os valores podem variar de acordo com o fornecedor.

3 AMINOÁCIDOS

Quadro IV-6 – Soluções do mercado para nefropata e hepatopata*.

Aminoácido	Nefropata	Hepatopata
Acetato de lisina	11,30g	
Alanina		3,75g
Arginina		3,00g
Cisteína		0,20g
Fenilalanina	11,00g	0,50g
Glicina		4,50g
Histidina	5,50g	1,20g
Isoleucina	7,00g	4,50g
Leucina	11,00g	5,50g
Lisina		3,80g
Metionina	11,00g	0,50g
Prolina		4,00g
Serina		2,50g
Treonina	5,00g	2,25g
Triptofano	2,50g	0,38g
Valina	8,00g	4,20g
Total de aminoácidos	69,0g/litro	40,0g/litro
Total de N	8,80g/litro	6,06g/litro
Alfa-amino N	6,87g/litro	4,85g/litro
Total de kcal	276Kcal	160Kcal
pH	5,7-6,0	6,0-7,0
Osm teórica	545mOsm/litro	368mOsm/litro

*Comparação do perfil de um fabricante como exemplo. Deve-se ter atenção, pois os valores podem variar de acordo com o fornecedor. Notar que a concentração neste caso é de 69g/litro na solução de nefropata e 40g/litro na da hepatopata.

Dessa forma, apesar de parecer lógico, a suplementação de carnitina, dentro da solução de NP, não é formalmente recomendada.

NECESSIDADES DE AMINOÁCIDOS

A infusão de aminoácidos pode ser variável. Considera-se que a quantidade mínima a ser infundida é aquela que a criança atinge os objetivos determinados para a faixa de idade e a máxima àquela em que eventuais efeitos nocivos não ocorrem.

Há várias maneiras de aferir se a quantidade oferecida de aminoácidos está adequada para o paciente. Devem-se verificar a antropometria (peso, estatura), balanço nitrogenado, índices metabólicos (aminograma, pré-albumina, albumina, ureia e acidose metabólica).

Nas crianças, a quantidade necessária de aminoácidos é aquela necessária para obter um crescimento adequado, pois quando há limitação de um aminoácido haverá limitação de síntese proteica e do crescimento.

Nos quadros IV-7 a IV-10 podem ser observadas as quantidades necessárias de aminoácidos para uso enteral nas diversas faixas de idade.

A infusão adequada de lipídios e glicose maximiza a utilização de aminoácidos para o crescimento, porém o exato valor ainda não foi determinado para prematuros extremos.

Nos prematuros o suporte nutricional tem como objetivo imitar o modelo de crescimento intrauterino. Na 26ª semana de gestação, o suprimento de aminoácidos pela via placentária é de 3,5g/kg/dia e o feto incorpora 1,8 a 2,2g de proteína ao dia. Nos prematuros extremos que recebem suprimento de glicose sem proteína, há perda potencial de proteína endógena na ordem de 1 a 2%. Os estudos apontam para uma necessidade de infusão de aminoácidos já nas primeiras 24 horas de nascimento para preservar as reservas endógenas e limitar o catabolismo.

Quadro IV-7 – Necessidades de aminoácidos essenciais, para uso enteral, de 0 a 12 meses de vida.

Aminoácido essencial	0 a 6 meses (mg/kg/dia)	7 a 12 meses (mg/kg/dia)
Histidina	36	22
Isoleucina	88	30
Leucina	156	65
Lisina	107	62
Metionina + cisteína	59	30
Fenilalanina + tirosina	135	58
Treonina	73	34
Triptofano	28	9
Valina	87	39

Modificado de Pencharz e Elango, 2008.

3 AMINOÁCIDOS

Quadro IV-8 – Necessidades de aminoácidos essenciais, para uso enteral, de 1 a 8 anos de vida.

Aminoácido essencial	1 a 3 anos (mg/kg/dia)	4 a 8 anos (mg/kg/dia)
Histidina	16	13
Isoleucina	22	18
Leucina	48	40
Lisina	45	37
Metionina + cisteína	22	18
Fenilalanina + tirosina	41	33
Treonina	24	19
Triptofano	6	5
Valina	28	23

Modificado de Pencharz e Elango, 2008.

Quadro IV-9 – Necessidades de aminoácidos essenciais, para uso enteral, de 9 a 13 anos de vida.

Aminoácido essencial	Sexo masculino (mg/kg/dia)	Sexo feminino (mg/kg/dia)
Histidina	13	12
Isoleucina	18	17
Leucina	40	38
Lisina	37	35
Metionina + cisteína	18	17
Fenilalanina + tirosina	33	31
Treonina	19	18
Triptofano	5	5
Valina	23	22

Modificado de Pencharz e Elango, 2008.

Trabalhos de Thureen et al., em 1998, revelam que há necessidade de ingestão de 0,9g/kg/dia de aminoácidos para a prevenção de perda proteica significante. Van Toledo-Eppinga et al., em 1996, haviam observado um estado catabólico leve em prematuros recebendo 1,8g/kg/dia, e antes, em 1993, Rivera et al. observaram balanço nitrogenado positivo com a

Quadro IV-10 – Necessidades de aminoácidos essenciais, para uso enteral, de 14 a 18 anos de vida.

Aminoácido essencial	Sexo masculino (mg/kg/dia)	Sexo feminino (mg/kg/dia)
Histidina	12	12
Isoleucina	17	16
Leucina	38	35
Lisina	35	32
Metionina + cisteína	17	16
Fenilalanina + tirosina	31	28
Treonina	18	17
Triptofano	5	4
Valina	22	20

Modificado de Pencharz e Elango, 2008.

dose de 1,5g/kg/dia. Outros estudos observaram balanço nitrogenado positivo em infusões de 2,3 a 2,65g/kg/dia. Em NP, 3,2g/kg/dia resultou em balanço proteico positivo sem alterações no aminograma. Ibrahim et al., em 2004, demonstraram que prematuros podem receber 3,5g/kg/dia sem experimentar efeitos indesejáveis. Para equilibrar o balanço e, considerando a imaturidade renal, hepática e do metabolismo intestinal, a infusão mínima de aminoácidos deve ser de 1 a 1,5g/kg/dia, e para um balanço nitrogenado positivo de 2,5g/kg/dia. Acredita-se que o máximo de infusão deva ser de 3 e 4g/kg/dia.

A maioria dos prematuros tolera infusão parenteral de aminoácidos de 1,5 a 2g/kg/dia no primeiro dia de vida, o que é suficiente para evitar o catabolismo proteico e uma infusão máxima, na evolução de 4g/kg/dia. Outros serviços consideram que se devam iniciar aminoácidos com poucas horas de vida e 1g/kg/dia com objetivo de 3g/kg/dia e no máximo 3,5g/kg/dia em prematuros extremos.

Nos recém-nascidos a termo uma infusão de 2,5g/kg/dia conseguiu um balanço positivo proteico embora moderado. Um mínimo de infusão de 1,5g/kg/dia é necessário para evitar o balanço nitrogenado negativo nos recém-nascidos. Para depósito de proteína, a infusão deve ser maior, chegando-se a um máximo de 3g/kg/dia nos recém-nascidos até 30 dias de

3 AMINOÁCIDOS

vida. Embora existam protocolos recomendando progressão mais lenta, hoje, em recém-nascidos, já se fala em iniciar com quantidades de 2 a 2,5g/kg/dia de aminoácidos nas primeiras 24 horas após o nascimento.

Há poucos dados sobre as recomendações para crianças de 3 a 5 anos de idade. Supõe-se que, se paciente estável, a infusão deva ser entre 1 e 2g/kg/dia, e nos pacientes críticos parece razoável que receba algo em torno de 3g/kg/dia.

Dos 6 aos 12 anos, também há poucos dados em literatura. Parece razoável algo em torno de 1 a 2g/kg dia em pacientes estáveis e até 3g/kg dia em pacientes críticos.

O quadro IV-11 sintetiza as quantidades aqui sugeridas.

Quadro IV-11 – Quantidade de aminoácidos recomendada para nutrição parenteral.

Idade	*Quantidade de aminoácidos (g/kg/dia)
Prematuro	1,5 a 4
Recém-nascido a termo	1,5 a 3
2 meses a 3 anos	1 a 2,5
3 a 18 anos	1 a 2

Modificado de Koletzko et al., 2005.
* Conforme o texto, considerar o número da direita em crianças criticamente enfermas.

BIBLIOGRAFIA

Canada T, Crill C, Guenter P, ASPEN (American Society Parenteral for Parenteral and Enteral Nutrition). Parenteral nutrition handbook. 2209. pp. 132-135.

Carvalho WB, Leite HP. Nutritional support in the critically ill child. Roger's textbook of pediatric intensive care. 4th ed. Lippincott Williams & Wilkins; 2008. pp. 1500-1505.

Darmaun D, Roig JC, Auestad N et al. Glutamine metabolism in very low birth weight infants. Pediatr Res 1997;41:391-396.

Denne SC, Poindexter BB. Evidence supporting early nutritional support with parenteral amino acid infusion. Semin Perinatol 2007;31:56-60.

Denne SC, Karn CA, Ahlrichs JA et al. Proteolysis and phenylalanine hydroxylation in response to parenteral nutrition inextremely premature and normal newborns. J Clin Invest 1996;97:746-754.

Feferbaum R, Delgado AF, Szczupak MCM. Nutrição parenteral. In Feferbaum R, Falcão MC. Nutrição do recém-nascido. Atheneu; 2003; pp. 329-342.

Flanagan JL, Simmons PA, Vehige J et al. Role of carnitine in disease. Nutr Metab 2010;7:30.

Heid WC. Amino acids in pediatric and neonatal nutrition. Curr Opin Clin Nutr Metab Care 1998;1:73-78.

Helms RA, Storm MC, Christensen ML et al. Cysteine supplementation results in normalization of plasma taurine concentrations in children receiving home parenteral nutrition. J Pediatr 1999;134:358-361.

Ibrahim HM, Jeroudi MA, Baier RJ et al. Aggressive early total parental nutrition in low-birth-weight infants. J Perinatol 2004; 24:482-486.

Koletzko B, Goulet O, Hunt J et al. For the parenteral nutrition guidelines working group. Guidelines on Paediatric Parenteral Nutrition of the European Society of Paediatric Gastroenterology, Hepatology and Nutrition (ESPGHAN) and the European Society for Clinical Nutrition and Metabolism (ESPEN), Supported by the European Society of Paediatric Research (ESPR). J Pediatr Gastroenterol Nutr 2005. pp. S12-S18.

Pencharz P, Elango R. Pediatric nutrition in practice. Basel Karger; 2008. pp. 37-41.

Tubman T, Thompson S, McGuire W. Glutamine supplementation to prevent morbidity and mortality in preterm infants. Cochrane Database Syst Rev 2005;25: CD001457.

Rivera A, Bell EF, Bier DM. Effect of intravenous aminoacids on protein metabolism of preterm infants during the first three days of life. Pediatr Res 1993;33:106-111.

Thureen PJ, Anderson AH, Baron KA et al. Protein balance in the first week of life in ventilated neonates receiving parenteral nutrition. Am J Clin Nutr 1998;68:1128-1135.

Thureen PJ, Melara D, Fennessey PV et al. Effect of low versus high intravenous amino acid intake on very low birth weight infants in the early neonatal period. Pediatr Res 2003;53:24-32.

Van Der Schoor SR, Reeds PJ, Stellaard F et al. Lysine kinetics inpreterm infants: the importance of enteral feeding. Gut 2004; 53:38-43.

Van Toledo-Eppinga L, Kalhan SC, KulikW et al. Relative kinetics of phenylalanine and leucine in low birth weight infants during nutrient administration. Pediatr Res 1996; 40:41-46.

CAPÍTULO 4

Lipídios*

GENERALIDADES

As emulsões de lipídios são praticamente iso-osmolares e, assim, podem ser administradas por veia periférica ou central. Sua utilização tem como objetivo assegurar a provisão de ácidos graxos essenciais e de energia. De fato, a presença de emulsões de lipídios na nutrição parenteral (NP) permite a utilização de menor quantidade de glicose e minimiza a possibilidade de hiperglicemia e há menor geração de gás carbônico se comparado ao carboidrato.

A oxidação máxima de gordura ocorre quando as emulsões lipídicas por via intravenosa são responsáveis por 40% das calorias não proteicas nos recém-nascidos e 50% nos lactentes. Para a maioria dos pacientes que receberão NP, uma quantidade de 25 a 40% de calorias não proteicas sob a forma de lipídios é considerada adequada.

METABOLIZAÇÃO E APROVEITAMENTO DOS LIPÍDIOS

A porção de triglicerídeo da emulsão lipídica é hidrolisada pela lipase lipoproteica endotelial. O fígado remove as partículas remanescentes das

---

* Para melhor compreensão do tema recomenda-se também a leitura dos capítulos 1 e 12 desta parte.

emulsões de lipídios. Os ácidos graxos livres podem ser capturados por tecidos adjacentes ou circular ligados à albumina. A taxa de hidrólise variará de acordo com o substrato lipídico usado. Os fatores que influenciam estão relacionados às características do substrato lipídico, tais como o tamanho do ácido graxo, o grau de saturação e a posição do ácido graxo no glicerol. Outro fator que interfere na taxa de hidrólise é a quantia e o tipo da solução emulsificante de fosfolipídio. Assim, se a emulsão de lipídios for infundida em uma velocidade maior que a taxa de hidrólise, haverá grande possibilidade de aumento da concentração plasmática de triglicerídeos.

A elevação de triglicerídeos pode acarretar em síndrome da sobrecarga lipídica que ocorre devido à velocidade aumentada de infusão com grande quantidade de lipídios e caracteriza-se pelo aparecimento de coagulopatias, hepatomegalia, aumento das enzimas hepáticas, aumento das bilirrubinas, insuficiência respiratória e trombocitopenia (ver também Capítulo Complicações desta seção).

TIPOS DE LIPÍDIOS

Os lipídios por via intravenosa são os de cadeia média e os de cadeia longa (insaturados). Quando administrados por via oral ou enteral, os triglicerídeos de cadeia média são espontaneamente hidrolisados na luz intestinal, sem necessidade dos sais biliares e da lipase. Para uso por via intravenosa a grande vantagem é não precisar de transporte plasmático com a albumina nem de carnitina para a ação na mitocôndria. De fato, a carnitina pode estar diminuída em processos de síndrome da resposta inflamatória sistêmica (SRIS). Além disso, pelo fato de o triglicerídeo de cadeia média (TCM) não ser de cadeia longa, não estimula a cascata inflamatória.

Existem três famílias de ácidos graxos monoinsaturados e poli--insaturados (MUFAS e PUFAS). As definições ômega relacionam-se à posição diante do fim da molécula metila e do local que aparecerá a dupla ligação, sendo denominados assim ômega-3, 6 ou 9. O ômega-3 é da família do ácido linolênico (PUFA); o 6, linoleico (PUFA); e o 9, oleico (MUFA). Como não podem ser produzidos endogenamente, o ômega-3 e 6 são conhecidos como essenciais. Além disso, são precursores da síntese de aminoácido (ácido araquidônico, ômega-6) e EPA (ácido eicosapentaenoico, ômega-3) e DHA (docosa-hexaenoico ômega-3).

Os PUFAs ômega-6 são obtidos a partir de fonte animal e vegetal e os ômega-3 vêm principalmente de óleo de peixe de águas profundas. O ômega-6 formará o aminoácido e é precursor das prostaglandinas, tromboxano e leucotrienos da série par (PGE$_2$, TXA$_2$ e LT4) e, portanto, está envolvido na inflamação, modulação do sistema imunológico, regulação do tônus vascular e agregação plaquetária.

A partir da série ômega-3 há geração do ácido eicosapentaenoico e DHA, os quais são precursores das séries ímpar de prostaglandinas e leucotrienos (PGE$_3$, TXA$_3$ e LT5). Assim, um excesso de ômega-6 pode elevar a síntese de eicosanoides pró-inflamatórios, o que pode diminuir a defesa do sistema imunológico e exacerbar a resposta inflamatória sistêmica. Como o ômega-6 e o 3 competem pela mesma via enzimática, um aumento de ômega-3 pode atenuar a resposta inflamatória por gerar substratos inflamatórios menos potentes. Considerando que as propriedades inflamatórias do ômega-3 são menores que do ômega-6, seu uso acarreta em diminuição da produção das citocinas inflamatórias, com benefício potencial em doenças crônicas e na resposta inflamatória ao estresse.

Nos recém-nascidos, principalmente prematuros, a ausência destas substâncias ocasiona alteração na formação da retina e no neurodesenvolvimento. O DHA é incorporado pelo cérebro do feto a partir dos três meses de gestação até o oitavo mês de vida extrauterina. Como os recém-nascidos não conseguem sintetizar totalmente o ácido docosa-hexaenoico e o araquidônico a partir dos seus precursores, estes devem ser adquiridos pela ingestão.

Resumindo, as dietas de lactentes devem conter ao menos 30% de energia sob a forma de lipídios, em que 1 a 2% seja de ácido linoleico e 0,5% de ácido linolênico.

TIPOS DE SOLUÇÕES

As emulsões convencionais são compostas de óleo de soja e fosfolipídios do ovo, além de emulsificantes. Estão disponíveis em concentrações de 10 e 20%. Contêm grandes quantias de PUFAs (55% de ácido linoleico e 9% de ácido linolênico) e quantidade insuficiente de alfatocoferol.

De modo geral, pode-se dizer que 100ml de solução a 10% fornece aproximadamente 110kcal, e 100ml de solução a 20%, aproximadamente 200kcal.

A composição a 20% é aquela que contém em 100ml: 20% com 20g de óleo de soja, 1,2g de fosfolipídio do ovo e 2,25g de glicerol. Por sua vez, a solução a 10% contém 10g, 1,2g e 2,25g, respectivamente.

Nas emulsões de lipídios, o fosfolipídio lecitina é acrescentado como emulsificante à solução. O emulsificante mantém uma superfície com cargas negativas e, portanto, aniônica, que é suscetível à neutralização por cátions. São essas cargas negativas que produzem as forças repulsivas necessárias para manter as gotas de óleo dispersas.

As emulsões contendo triglicerídeos de cadeia longa e de cadeia média (TCL-TCM) em proporções iguais têm menos ácidos poli-insaturados e a possibilidade de metabolização mais rápida pela presença do TCM. De fato, estudos em adultos e crianças demonstraram que as emulsões com TCL-TCM ocasionaram menos oxidação, menos dano hepático, menos efeitos colaterais hemodinâmicos e respiratórios e aumento dos leucócitos, embora não tenham mudado as dosagens plasmáticas de ácidos graxos. No entanto, ainda não há subsídios para dizer que o uso de TLC--TCM é superior ao do TCL em crianças e recém-nascidos.

As emulsões baseadas em óleo de soja contêm pequenas quantias de alfatocoferol, forma ativa da vitamina E, enquanto as com óleo de oliva têm maior quantidade. Com menor proporção de PUFAs, as emulsões com óleo de oliva são bem toleradas pelos prematuros e podem ser uma solução promissora, para este grupo de pacientes, porém não há benefícios indiscutíveis ainda comprovados que indiquem o uso na clínica diária.

As emulsões a 20% apresentam maior rendimento energético, proporcionam uma relação fosfolipídios/triglicerídeos mais favorável e com perfil mais semelhante ao leite materno e, assim, são mais facilmente depuradas. A solução a 20% contém taxa menor de emulsificante fosfolipídico/triglicerídeos que a 10% e deve ser a escolhida. O motivo é que quantias elevadas de fosfolipídios impedem a remoção de triglicerídeos do plasma, ocasionando aumento da concentração plasmática de triglicerídeo e acúmulo de colesterol e lipoproteínas de baixa densidade.

Dois outros tipos de emulsões também estão disponíveis atualmente. A primeira, menos sujeita a peroxidação, com óleo de oliva e soja (80% de óleo de oliva), e a segunda, com a mistura de óleo de soja, de oliva, triglicerídeos de cadeia média e óleo de peixe – essa última com ácidos eicosapentaenoico e docosa-hexaenoico – com menor taxa de relação entre ômega-6 e 3. Há enriquecimento com alfatocoferol para inibir a peroxidação lipídica da membrana celular devido aos níveis elevados de PUFAs. Assim, podem ter um efeito benéfico, reduzindo a inflamação e modulando o sistema imunológico por fornecerem uma relação balanceada entre ômega-6 e 3 (Quadros IV-12 e IV-13).

4 LIPÍDIOS

Quadro IV-12 – Tipos de soluções de lipídios para nutrição parenteral encontrados comercialmente.

Produto	Óleo de soja (%)	TCM (%)	Óleo de oliva (%)	Óleo de peixe (%)
A	100	0	0	0
B	50	50	0	0
C	40	50	0	10
D	30	30	25	15
E	20	0	80	0

Modificado de Driscoll et al., 2008.
A = 100% de óleo de soja; B = 50% de óleo de soja e 50% de TCM; C = 40% de óleo de soja, 50% de TCM e 10% de óleo de peixe; D = 30% de óleo de soja, 25% de óleo de oliva, 30% de TCM e 15% de óleo de peixe; E = 20% de óleo de soja e 80% de óleo de oliva.

Quadro IV-13 – Perfil de ácido graxo das soluções comerciais de lipídios para nutrição parenteral.

Ácido graxo	A	B	C	D	E
Caprílico	–	2,6	2,62	1,62	–
Cáprico	–	1,96	1,98	1,14	–
Mirístico	0,01	0,10	0,10	0,10	–
Palmítico	1,10	0,68	0,61	0,91	1,30
Palmitoleico	0,01	0,01	0,02	0,17	0,08
Esteárico	0,40	0,26	0,26	0,28	0,36
Oleico	2,34	1,27	1,14	2,77	5,66
Linoleico	5,32	2,70	2,19	1,86	1,72
Alfalinolênico	0,78	0,35	0,29	0,24	0,24
Gamalinolênico	–	0,04	0,02	–	–
Araquidônico	–	0,02	0,04	0,05	0,06
Eicosapentaenoico	–	0,01	0,33	0,24	–
Docosapentaenoico	–	0,01	0,05	0,04	–
Docosa-hexaenoico	–	0,01	0,25	0,22	0,06

Modificado de Driscoll et al., 2008.
A = 100% de óleo de soja; B = 50% de óleo de soja e 50% de TCM; C = 40% de óleo de soja, 50% de TCM e 10% de óleo de peixe; D = 30% de óleo de soja, 25% de óleo de oliva, 30% de TCM e 15% de óleo de peixe; E = 20% de óleo de soja e 80% de óleo de oliva.

232 PARTE IV NUTRIÇÃO PARENTERAL

De modo geral, pode-se afirmar que:
- As soluções de TCL-TCM são eficazes e seguras.
- As soluções baseadas em óleo de oliva são seguras e bem toleradas em pacientes neonatais e adultos críticos. A incorporação de ômega-9 melhora a estabilidade dos lipídios e diminui o risco de peroxidação lipídica.
- As soluções com óleo de peixe diminuem a produção de citocinas pró--inflamatórias, mas têm que ser combinadas com outras soluções de lipídios para que a quantidade de ácidos graxos essenciais seja administrada. Misturas de óleo de soja, TCM, óleos de oliva e peixe parecem combinar os benefícios de cada uma dessas soluções. Porém, faltam dados de estabilidade para a utilização na solução 3 em 1. Embora os resultados pareçam ser encorajadores, não existem subsídios formais para dizer que são fórmulas superiores para uso em crianças. De fato, em relação ao óleo de peixe não há, até o momento, subsídios para a utilização em pacientes pediátricos.

Apesar de na Europa existirem várias soluções de lipídios nos Estados Unidos da América, ainda não se utilizam as novas formulações.

Outro problema apresentado, devido ao uso de lipídios, é a peroxidação gerada nos pacientes em NP. Suplementar com vitamina E, antioxidante fundamental para a a neutralização de substâncias lipossolúveis, é mandatório.

PARTICULARIDADES NOS RECÉM-NASCIDOS

Se não há nutrição enteral disponível, a emulsão de lipídios deve começar, no máximo, no terceiro dia de vida. Relatou-se que a infusão de lipídios nas primeiras 24 horas de vida foi relacionada à doença pulmonar crônica. Assim, a infusão de lipídios deve começar no segundo dia e nunca depois do terceiro dia de vida, a não ser que haja oferta enteral suficiente para suprir as necessidades mínimas de lipídios. Porém, aqueles com menos de 1.000g merecem atenção especial devido à intolerância aos lipídios.

O uso de emulsões de lipídios em prematuros em sepse, trombocitopenia e desconforto respiratório ou icterícia tem sido objeto de discussão devido ao risco de efeitos colaterais, tais como dificuldade de oxigenação, diminuição da função imunológica e aumento dos níveis de bilirrubina livre. De fato, as crianças prematuras e de baixo peso têm a metabolização de lipídios mais lenta e menor atividade da lipase lipoproteica. A explicação para isto é a menor quantidade de tecido adiposo e a imaturidade hepática se comparados às crianças maiores.

Nos prematuros em sepse existe tendência ao aumento dos níveis de triglicerídeos no plasma. Nestes também está descrita diminuição da

4 LIPÍDIOS

oxidação de ácidos graxos. Desse modo, os níveis de tolerância máxima de triglicerídeos em prematuros não é bem conhecido.

Outro fator preocupante é o aumento da taxa de ácidos graxos livres e a hiperbilirrubinemia, especialmente em prematuros extremos. Adicionalmente, a exposição da emulsão de lipídios à fototerapia aumenta a produção de hidroxiperóxidos e, portanto, a NP deve ser protegida da luz. Não utilizar lipídios em pacientes em NP exclusiva, está fora de cogitação, pois ocasiona deficiência bioquímica de ácidos graxos essenciais, que são importantes para o desenvolvimento do sistema nervoso e da retina, em poucos dias. Desse modo, faz-se necessária a infusão de ao menos 0,25g/kg/dia de ácido linoleico nos prematuros. Já nos recém-nascidos a termo a necessidade de ácido linoleico é de 0,1/g/kg/dia. Embora não se conheça o valor exato, há necessidade de administração de ácido alfalinolênico. De fato, na Europa, todas as emulsões lipídicas utilizadas em crianças contêm o ácido alfalinolênico.

Outro fator importante a ser ressaltado é que, para recém-nascidos e prematuros, a emulsão de lipídio deve ser administrada continuamente em período de 24 horas.

NÍVEIS DE TRIGLICERÍDEOS

Embora se saiba que o controle de níveis plasmáticos de triglicerídeos deva ser realizado, há dúvidas sobre qual nível exato é deletério. É frequente níveis entre 150 e 200mg/dl em lactentes amamentados ou com fórmula para o primeiro ano de vida, e parece razoável aceitar níveis de 250mg/dl como máximos em recém-nascidos em NP e de até 300 a 400mg/dl em crianças maiores.

Níveis de triglicerídeos acima de 200mg/dl saturam o sistema da lipase lipoproteica, podendo também prejudicar o funcionamento do sistema reticuloendotelial e consequente depressão da função imunológica. Nos pacientes sépticos, deve ser realizada monitorização mais rigorosa, pois, em estresse metabólico, há aumento dos níveis de triglicerídeos, ácidos graxos e glicerol consequente ao aumento da lipólise.

O prejuízo na ventilação, ocasionado pela infusão de lipídios, parece estar relacionado à conversão de ácidos graxos poli-insaturados para prostaglandinas. Essas podem levar à alteração no tônus vasomotor e hipoxemia. Também, a produção de hidroxiperóxidos na emulsão lipídica pode contribuir para o aumento do nível de prostaglandinas. Derivado de estudos em adultos, sugere-se que nas crianças em insuficiência respiratória limite-se, na fase aguda, a quantidade infundida de lipídios.

Não há evidências de que a progressão lenta e gradual de lipídios melhore a tolerância, porém o aumento gradual de 0,5 a 1g /kg/dia pode ser útil para evitar hipertrigliceridemia grave, visto que a monitorização foi precoce.

QUANTIDADE E VELOCIDADE DE INFUSÃO

A capacidade de metabolizar lipídios diminui nos prematuros, sob grave SRIS, e nos desnutridos. Nos recém-nascidos nos quais há icterícia com níveis elevados de bilirrubina, a infusão de lipídios deve ser limitada a no máximo 0,5 a 1g/kg/dia. Essa dose é capaz de prevenir a deficiência de ácidos graxos essenciais.

Na NP, os lipídios devem ser limitados a um máximo de 3 a 4g/kg/dia (0,13 a 0,17g/kg/h) em lactentes e 2 a 3g/kg/dia (0,08 a 0,13g/kg/h) em crianças maiores. As concentrações de lipídios abaixo de 2% ou até 2,5% em alguns casos podem ser instáveis, o que confere uma dificuldade adicional para iniciar a utilização de lipídios.

Nos prematuros, as emulsões de lipídios devem ser iniciadas após 24 horas de vida na dose de 0,5g/dia para atingir um máximo de 3g/kg/dia.

Nos prematuros foi demonstrado que a tolerância à infusão de lipídios é maior em regimes de infusão de 24 horas quando comparados às infusões intermitentes com intervalos sem o uso de lipídios. Também nas crianças maiores em NP domiciliar a infusão contínua é melhor, embora haja relatos de boa evolução com o regime de infusão intermitente em pacientes estáveis.

USO DE HEPARINA

Apesar de a metabolização dos lipídios ser dependente da lipase lipoproteica e esta, por sua vez, ter a atividade estimulada pela heparina, não há evidências atuais que subsidiem o acréscimo de heparina a fim de facilitar a utilização de lipídios.

A heparina já foi utilizada, com frequência, em solução de NP sob a justificativa de diminuir os riscos de infecção, trombose e intolerância aos lipídios. No entanto, estudos demonstraram que a adição de heparina aumenta o risco de precipitação do cálcio na NP e ainda pode aumentar a possibilidade de sangramentos diversos, inclusive do sistema nervoso central em recém-nascidos.

Assim, a utilização rotineira de heparina na NP não é mais recomendada.

4 LIPÍDIOS

PROTEÇÃO DA LUZ

Como já anteriormente relatado, as emulsões de lipídios, devido ao risco de produção de hiperóxidos, devem ser protegidas da luz. Essa recomendação é para qualquer faixa de idade e particularmente relevante para o recém-nascido em fototerapia.

BIBLIOGRAFIA

Allwood MC. Pharmaceutical aspects of parenteral nutrition: from now to the future. Nutrition 2000,16:615-618.

Bresson JL, Bader B, Rocchiccioli F et al. Protein-metabolism kinetics and energy-substrate utilization in infants fed parenteral solutions with different glucose-fat ratios. Am J Clin Nutr 1991;54:370-376.

Carvalho WB, Leite HP. Nutritional support in the critically ill child. Roger's textbook of pediatric intensive care. 4th ed. Lippincott Williams & Wilkins; 2008. pp. 1500-1505.

Deckelbaum RJ. Intravenous lipid emulsions in pediatrics: time for a change? J Pediatr Gastroenterol Nutr 2003;37:112-114.

Driscoll DF. Physiochemical stability of lipids emulsions of varying oil composition. Clin Nutr 2001;20(Suppl 4):8-10.

Driscoll DF, Bistrian BR, Demmelmair H, Koletzko B. Pharmaceutical and clinical aspects of parenteral lipid emulsions in neonatology. Clin Nutr 2008;27:497-503.

Feferbaum R, Delgado AF, Szczupak MCM. Nutrição parenteral. In Feferbaum R, Falcão MC. Nutrição do recém-nascido. Atheneu; 2003. pp. 329-342.

Gobel Y, Koletzko B, Bohles HJ et al. Parenteral fat emulsions based on olive and soybean oils: a randomized clinical trial in preterm infants. J Pediatr Gastroenterol Nutr 2003;37:161-167.

Hardy G, Puzovic M. Formulation, stability, and administration of parenteral nutrition with new lipid emulsions. Nutr Clin Practice 2009;24:616-625.

Koletzko B, Goulet O, Hunt J et al. For the Parenteral Nutrition Guidelines Working Group. Guidelines on Paediatric Parenteral Nutrition of the European Society of Paediatric Gastroenterology, Hepatology and Nutrition (ESPGHAN) and the European Society for Clinical Nutrition and Metabolism (ESPEN), Supported by the European Society of Paediatric Research (ESPR). J Pediatr Gastroenterol Nutr 2005. pp. S19-S27.

Lee EJ, Simmer K, Gibson RA. Essential fatty acid deficiency in parenterally fed preterm infants. J Paediatr Child Health 1993;29:51-55.

Pessoto MA. Nutrição parenteral. In Marba STM, Mezzacappa Filho F. Manual de neonatologia UNICAMP. 2ª ed. Revinter; 2009. pp. 80-89.

Salas-Salvado J, Molina J, Figueras J et al. Effect of the quality of infused energy on substrate utilization in the newborn receiving total parenteral nutrition. Pediatr Res 1993;33:112-117.

Sosenko IR, Rodriguez-Pierce M, Bancalari E. Effect of early initiation of intravenous lipid administration on the incidence and severity of chronic lung disease in premature infants. J Pediatr 1993;123:975-982.

Toce SS, Keenan WJ. Lipid intolerance is associated with hepatic dysfunction but not infection. Arch Pediatr Adolesc Med 1995;149:1249-1253.

Vieira A, Berry L, Ofosu F et al. Heparin sensitivity and resistance in the neonate: an explanation. Thromb Res 1991;63:85-98.

Yeh SL, Lin MT, Chen WJ. MCT/LCT emulsion ameliorate liver fat deposition in insulin-treated diabetic rats receiving total parenteral nutrition. Clin Nutr 1998;17:273-277.

CAPÍTULO 5

Fluidos e Minerais*

INTRODUÇÃO

Foge do escopo deste livro detalhar sobre o diagnóstico e tratamento dos distúrbios de fluidos minerais. O objetivo é discorrer sobre as recomendações em indivíduos em nutrição parenteral (NP) e os principais distúrbios que podem ocorrer.

É certo que a NP calculada de modo adequado e respeitando as particularidades clínicas e com monitorização adequada ajuda, e muito, a impedir o aparecimento dos distúrbios metabólicos ou, ao menos, minimizar a gravidade destes distúrbios.

Muitas vezes, principalmente se há perdas excessivas, haverá necessidade de reposição em veia separada da NP, pois há limitações para o máximo de quantidade de minerais que podem ser utilizados na NP. De fato, a quantidade excessiva pode desestabilizar a solução de NP ocasionando sérias complicações. Os distúrbios dos fluidos e minerais podem ser causados por oferta inadequada na NP. Porém, é mais frequente a existência de doença ou condição prévia que desencadeia o distúrbio. Para evitá-los, os níveis sanguíneos devem der monitorizados e quantidade

---

* Para melhor compreensão do tema recomenda-se também a leitura dos capítulos 1 e 12 desta parte.

5 FLUIDOS E MINERAIS

adequada de minerais e volume devem ser administrados na solução de NP, respeitando-se a faixa etária e as variações decorrentes da doença causal, medicações infundidas e farmocompatibilidade da solução. De fato, alguns fatores fazem com que a necessidade desses elementos seja maior. Estas situações são detalhadas ao longo do livro, porém as mais frequentes estão listadas a seguir e são: cálcio – aumento da infusão proteica; magnésio – perda pelo trato digestório, utilização de drogas espoliadoras e síndrome da realimentação; fósforo – grande infusão de glicose e síndrome da realimentação; sódio – diarreia, vômitos e drenagem por sonda gástrica; potássio – diarreia, vômitos, drenagem gástrica, síndrome da realimentação, drogas, perdas intestinais; acetato – insuficiência renal, acidose metabólica, perdas intestinais de bicarbonato; cloreto – alcalose metabólica e hipovolemia.

VALORES NORMAIS

Os valores normais para as diversas faixas etárias são:

- Sódio (mEq/litro) – prematuros 128 a 147; 1 dia a 4 semanas 132 a 147; 1 mês a 1 ano 129 a 143; maior de 1 ano 132 a 145.
- Potássio (mEq/litro) – prematuros 3,2 a 4,6; 1 dia a 4 semanas 3,6 a 6,1; 1 mês a 1 ano 3,6 a 5,8; maior de 1 ano 3,1 a 5,1.
- Cálcio (mg/dl) – prematuros 7,6 a 10; 2 meses a 1 ano 8,4 a 10,8; 1 a 4 anos 8,4 a 10,4; 5 a 20 anos 9,2 a 11.
- Magnésio (mEq/litro) – recém-nascidos 1,2 a 1,8; 5 meses a 6 anos 1,42 a 1,88; 6 meses a 12 anos 1,39 a 1,74; 12 a 20 anos 1,35 a 1,77.
- Fósforo inorgânico (MG/dl) – prematuros 4 a 8,8; maior que 30 dias mulher (M) 3 a 8, homem (H) 2,7 a 7,2; 1 a 3 meses M 3 a 7,5 H 3 a 6,8; 4 meses a 1 ano M 2,5 a 7 H 3 a 6,9; 13 meses a 2 anos M 3 a 6,5 H 2,5 a 6,4; 2 a 13 anos M 2,5 a 6 H 3 a 6; 14 a 16 anos M 3 a 5,6 H 3 a 5,4; 17 a 18 anos M 3 a 4,8 H 3 a 5,2; maior de 18 anos 2,7 a 4,5.

Importante: esses valores podem variar. Assim, recomenda-se verificar qual é o padrão do laboratório em que foi feito o exame.

SOLUÇÕES POR VIA INTRAVENOSA MAIS UTILIZADAS

- NaCl (cloreto de sódio) a 20% – 1ml = 3,4mEq; NaCl a 10% 1ml = 1,7mEq.
- Acetato de sódio (2mEq/ml) – 1 ml = 2mEq de sódio.

238   PARTE IV NUTRIÇÃO PARENTERAL

- Acetato de sódio a 10% – 1ml = 1,6mEq de sódio.
- KCl (cloreto de potássio) a 19,1% – 1ml = 2,5mEq.
- Gluconato de cálcio a 10% – 1ml = 100mg = 0,47mEq de cálcio ou 9,4mg de cálcio elementar.
- Fosfato de K (fosfato de potássio) (2mEq/ml) – 1ml = 2mEq de K e 1,1mMol de fósforo; fósforo orgânico – 1ml = 0,33mMol de fósforo e 0,66mEq de sódio ou, ainda, 1ml = 1mMol de fósforo e 2mEq de sódio.
- Sulfato de magnésio a 10% – 1ml = 0,8mEq de magnésio; sulfato de magnésio (1mEq por ml) – 1ml = 1mEq de Mg.

Importante: alguns valores estão aproximados. Nas apresentações manipuladas pode haver variações de acordo com o fornecedor. Verificar o frasco ou consultar a bula ou, ainda, a farmácia do serviço.

NECESSIDADES HÍDRICAS, DE SÓDIO, CLORETO E POTÁSSIO

A água é componente fundamental para o transporte de nutrientes e, apesar da proporção oscilar ao longo da vida, é o maior compartimento do organismo humano.

Embora os estudos em pacientes prematuros ainda sejam escassos, sabe-se que as necessidades hídricas e eletrolíticas veriam de acordo com uma série de fatores, começando pela idade. Basta observar o volume de sangue nos recém-nascidos que é de 85 a 100ml/kg/dia, mais que os 60 a 70ml/kg de peso em adolescentes e adultos.

Recém-nascidos

Com 24 semanas de gestação, o feto tem 90% de água que decresce para 75% nos recém-nascidos a termo e 50% em adultos. Devido à alta taxa metabólica. a necessidade de água e eletrólitos é muito alta em recém--nascidos. A necessidade de água varia de acordo com a massa corporal magra (MCM), sem, no entanto, ter relação tão íntima com a massa gordurosa. Os prematuros de muito baixo peso (PMBP) têm quantidade relativamente menor de gordura, a qual está relacionada com maior taxa de renovação de água.

A água corporal total pode ser dividida em fluidos intracelular e extracelular.

O potássio é o maior íon do compartimento intracelular e sua concentração depende da bomba Na^+/K^+-ATPase. Esta por sua vez é prejudicada por um suprimento insuficiente de oxigênio e energia.

Os prematuros são vulneráveis a um desequilíbrio entre os compartimentos intracelular e extracelular. Durante o crescimento, há aumento do volume intracelular de água devido à elevação do número e tamanho das células. O sódio é o maior item do fluido extracelular e diminui com o crescimento.

A adaptação após o nascimento, devido à interrupção do fluxo placentário, deve ser imediata. O processo é dificultado pela perda insensível de água e pelo processo de regulação térmica. Após isto, há início da adaptação autonômica dos rins para fluidos e eletrólitos e a ingestão de nutrientes.

Os prematuros apresentam pressão oncótica plasmática e permeabilidade da parede capilar menores que os recém-nascidos a termo. Estas características resultam em saída da água do intravascular para o intersticial, com aumento do risco de edema.

O sódio é o principal cátion do fluido extracelular e modula a manutenção dos volumes intersticiais e intravasculares. O cloro é o maior ânion do fluido extracelular e apesar de a ingestão e perdas do cloreto acompanhar as do sódio, perdas e excreções externas podem ocorrer, independentemente, principalmente em equilíbrio com o bicarbonato. O potássio é o maior cátion intracelular e está diretamente relacionado à MCM.

O potássio que está nos ossos, tecido conjuntivo e cartilagem não participa das trocas e representa 10% do estoque do organismo. Como ele é predominantemente intracelular, a quantia extracelular não se relaciona diretamente a esta concentração.

As perdas fecais de sódio são importantes. Nos prematuros, chegam a 0,1mMol/kg de peso contra apenas 0,02mMol/kg por dia nos recém-nascidos a termo. Já as perdas de potássio podem ser o dobro disto, mas não têm correlação com a idade gestacional.

Há várias situações comuns aos pacientes internados que aumentam a perda de eletrólitos, como é o caso da ileostomia, da obstrução intestinal, das drenagens peritoneais e pleurais, entre outras. Medir o sódio desses fluidos pode dar uma estimativa da quantidade que deve ser reposta deste e de cloreto. A falta de reposição adequada prejudica o crescimento. Assim, ao calcular-se a oferta, é fundamental considerar o sódio contido em medicações.

Uma taxa de crescimento de 15g/kg/dia resulta em estoque de aproximadamente de 1 a 1,5mmol Na/kg/dia em recém-nascidos. De fato, a restrição de sódio pode prejudicar o crescimento longitudinal e o ganho de peso em prematuros.

Didaticamente, a adaptação pode ser dividida em três fases. A primeira ocorre no período imediato após o nascimento e dura até que ocorra

240 **PARTE IV** NUTRIÇÃO PARENTERAL

a perda de peso máxima – geralmente aceita como até 10% do peso do nascimento – e há oligúria seguida de poliúria com duração de horas a dias. Há perda evaporativa grande de água pela pele, que é imatura, e natriúria.

Na fase seguinte há espessamento da epiderme e queda no fluxo de urina para 1 a 2ml/kg/hora e baixa quantidade de excreção de sódio. A segunda fase varia do 5º ao 15º dia e pode-se dizer que está completa quando o recém-nascido já tem o peso do nascimento e há produção de urina mais concentrada. Há uma expectativa de ganho de peso de 10 a 20g/kg/dia.

Na terceira fase, há um ganho efetivo de peso com balanço positivo de água e sódio. Ressalta-se que a imaturidade do néfron distal com uma alça de Henle ainda encurtada reduz a habilidade de concentrar a urina em recém-nascidos. Na terceira fase, que é a de crescimento estável, espera--se ganho de peso de 15 a 20g/kg/dia.

Nos quadros IV-14 a IV-17 podem-se observar as principais recomendações de conduta para as fases descritas. Estas recomendações são apenas indicativas e podem variar muito, de acordo com o quadro clínico.

Na fase inicial, a quantidade de sódio deve ser restringida em PMBP até que tenha havido perda de peso de 6 a 10%. No entanto, é importante ter em mente que, enquanto a restrição é benéfica em relação à oxigenação e risco de displasia broncopulmonar, ela pode induzir o aparecimento de hiponatremia. Essa, por sua vez, está relacionada à mielose da ponte.

Para entendimento das necessidades de fluidos, um bom exemplo é o que acontece com a evaporação da água a partir da via respiratória. Esta evaporação é de 0,8 a 0,9ml/kg/hora no prematuro, 0,5ml/kg/hora no recém-nascido a termo, 0,4ml/kg/dia em crianças maiores e de 0,3ml/kg/dia em adolescentes.

Quadro IV-14 – Principais mudanças no balanço de fluidos e eletrólitos a partir do nascimento.

Fase 1	Fase 2	Fase 3
Balanço negativo de até 10% de volume e 2 a 5mmol/kg de sódio Assegurar débito urinário > 1ml/kg/h Dar líquido suficiente para as perdas evaporativas	Repor as perdas de eletrólitos Administrar sempre que possível alimentação por via oral	Repor as perdas de água e eletrólitos suficientes para promover o crescimento semelhante ao intrauterino

Modificado de Koletzko et al., 2005.

5 FLUIDOS E MINERAIS

241

Quadro IV-15 – Necessidade sugerida de fluidos a partir do nascimento.

Idade, dias de vida e volume ml/kg/dia	Dia 1	Dia 2	Dia 3	Dia 4	Dia 5	Dia 6
Recém--nascido a termo	60-120	80-120	100-130	120-150	140-160	140-180
Prematuro > 1,5kg	60-80	80-100	100-120	120-150	140-160	140-160
Prematuro < 1,5kg	80- 90	100-110	120-130	130-150	140-160	160-180

Modificado de Koletzko et al., 2005.
Obs.: a infusão de sódio e cloreto deve ser de até 5mEq/kg e iniciada somente no segundo dia de vida dia. O potássio (2mEq/kg/dia) só deve ser iniciado após o estabelecimento de diurese. Estas recomendações são apenas indicativas e podem variar muito, de acordo com o quadro clínico.

Quadro IV-16 – Necessidade sugerida de fluidos e eletrólitos após uma semana de vida.

Dados do nascimento	Fluido (ml/kg/dia)	Sódio (mEq/kg/dia)	Potássio (mEq/kg/dia)	Cloreto (mEq/kg/dia)
Recém-nascido a termo	140-170	2-5	1-3	2-3
Prematuro > 1,5kg	140-160	3-5	1-3	3-5
Prematuro < 1,5kg	140-180	2-3 (*5)	1-2	2-3

Modificado de Koletzko et al., 2005.
* Máximo e somente em alguns casos.

Quadro IV-17 – Sugestões de infusão para a fase de crescimento efetivo até e durante o primeiro mês de vida.

Dados do nascimento	Fluido (ml/kg/dia)	Sódio (mEq/kg/dia)	Potássio (mEq/kg/dia)
A termo	140-160	2-3	1,5-3
Prematuro	140-160	3-5	2-5

Modificado de Koletzko et al., 2005.

Os fatores ambientais influenciam a perda de líquidos. Assim as incubadoras de dupla parede reduzem a perda insensível em recém-nascidos de muito baixo peso em aproximadamente 30% quando em utilização de umidade de 90% em condições de neutralidade térmica. Com a maturação da epiderme é possível reduzir a umidade do ambiente. Isso ocorre comumente a partir do quinto dia de vida. O uso de filmes plásticos, cobertores plásticos e cobertores de bolhas associados a incubadoras de parede dupla levam à diminuição da perda insensível de água em 30 a 60%. Por outro lado, calor radiante e parede simples na incubadora podem aumentar a perda de calor e dificultar a regulação térmica.

É comum os pacientes no período neonatal necessitarem de intubação para ventilação mecânica. Essa vem acompanhada de ar umidificado, o que reduz a perda insensível por via aérea. Por isto, quando em ventilação mecânica, as infusões de fluidos devem ser diminuídas em 20ml/kg/dia.

O cálculo das necessidades de fluidos e eletrólitos pode variar bastante, mas algumas premissas devem ser seguidas e conhecidas. Em primeiro lugar, é esperada redução de peso durante os 3 a 5 primeiros dias e esta pode durar no máximo 7 dias de vida extrauterina. A quantidade de eletrólito deve ser ajustada para a manutenção de uma concentração normal e a oligúria deve ser evitada. Uma regra prática para cálculo de fluidos em recém-nascidos segue abaixo:

Em geral aumentar o volume infundido em 10 a 20% por dia e procurar seguir os seguintes parâmetros:

- manter volume de diurese de 1 a 3ml/kg/hora;
- manter a densidade urinária entre 1.005 e 1.010;
- tolerar perda de peso de 3 a 5% ao dia;
- manter natremia em valores normais, de preferência entre 135 e 145mEq/litro.

Após período neonatal e crianças

A carga osmolar renal é constituída pelos eletrólitos e pela uréia, entre outras substâncias. Assim, quantidades grandes de energia e nitrogênio infundidas pela NP requerem quantia apreciável de água. Essa água é importante para que haja liberação e aproveitamento de nutrientes. A manutenção de quantidade correta de fluidos pode ser obtida pela aplicação da regra de Holliday e Segar (de 1957), como pode ser observado no quadro IV-18. Para adultos, a quantidade de volume hídrico a ser administrada é de 30 a 40ml/kg/dia.

5 FLUIDOS E MINERAIS

Quadro IV-18 – Necessidade de fluidos na nutrição parenteral.

Peso	Necessidade de fluidos
Até 10kg	100ml/kg/dia
Acima de 10kg até 20kg	1.000 + 50 para cada quilo até 20kg (exemplo 15kg = 1.250ml)
Cada quilo adicional	1.500 + 20ml/kg acima de 20kg (exemplo 25kg = 1.600ml)

Modificado de Holliday e Segar, 1957.

Quadro IV-19 – Sugestões de infusão de eletrólitos após o primeiro mês de vida.

Idade	Sódio (mEq/kg/dia)	Potássio (mEq/kg/dia)
Lactentes	2-3	1-3
Acima de 1 ano	1-3	1-3

Modificado de Koletzko et al., 2005.

As necessidades de água variam com a quantidade de perdas, tais como perda insensível, perda urinária, perda pelas fezes e outras de acordo com a doença de base do paciente. As necessidades de eletrólitos podem ser observadas no quadro IV-19.

Lembrete: a adição de cloreto e acetato não tem uma norma fixa de valores. Assim, esses devem ser ajustados de acordo com o equilíbrio acido-básico do paciente.

Importante: a infusão de volume e de eletrólitos deve ser individualizada de acordo com a evolução clínica e monitorização laboratorial.

Manifestações clínicas: sódio

Hipernatremia

Geralmente, as manifestações clínicas surgem quando os níveis de sódio estão acima de 150mEq/litro. Na instalação da hipernatremia comumente há náuseas, vômitos e irritabilidade. Se instalação lenta, o cérebro desenvolve a formação de osmóis idiogênicos que diminuem a perda de líquido para o espaço extracelular. Assim, a sintomatologia relacionada ao sistema nervoso central depende da rapidez da ocorrência da hipernatremia. As manifestações neurológicas graves ocorrem mais frequente-

240

PARTE IV NUTRIÇÃO PARENTERAL

mente se o sódio sérico for maior que 160mEq/litro e, em particular, as convulsões estão associadas a oscilações rápidas dos níveis séricos do sódio.

Quando o paciente desenvolve hipernatremia na vigência de NP, deve--se reavaliar a quantidade de sódio e volume que vem sendo infundida. Avaliar também o equilíbrio acidobásico.

Hiponatremia

A gravidade do quadro clínico depende da rapidez da instalação, sendo comumente mais grave se período menor que 24 horas. Níveis mais baixos também se relacionam à gravidade (pior se $Na^+ < 120mEq/litro$).

Quando o paciente desenvolve hiponatremia na vigência de NP, deve--se reavaliar a quantidade de sódio e volume que vem sendo infundida. Avaliar também o equilíbrio acidobásico.

Lembrete: há casos de síndrome hiperosmolar com hiponatremia. Considerar hiperglicemia (cada aumento de 100mg/dl na glicemia acima do normal equivale aproximadamente a uma redução de 1,6mEq/litro no sódio).

Lembrete: a hiperlipidemia ou hiperproteinemia extremas podem ocasionar pseudo-hiponatremia.

Importante: correção do sódio excessivamente rápida ou desnecessária pode acarretar em desmielinização. A correção não deve elevar o nível sérico do sódio em mais de 12mEq/litro nas primeiras 24 horas (0,5mEq/hora).

Manifestações clínicas: potássio

Hipercalemia

A hipercalemia pode ocorrer por excesso de infusão. Alterações neuro-musculares como parestesia, fraqueza (podendo evoluir para paralisia flácida) e/ou eletrocardiográficas compõem os achados clínicos mais frequentes. Lembrar da migração transcelular do potássio em relação ao pH do sangue. A correção do nível sérico de potássio em função do pH é estimada da seguinte forma: para cada alteração de 0,1 no pH, o potássio modifica-se em 0,6mEq/litro no sentido oposto. Arritmias associadas devido à hipercalemia podem ser fatais, portanto é indicada monitorização cardíaca contínua.

Quando o paciente desenvolve hipercalemia na vigência de NP, deve--se reavaliar a quantidade de potássio e magnésio que vem sendo infundidas. Avaliar também o equilíbrio acidobásico.

5 FLUIDOS E MINERAIS

Hipocalemia

As causas estão relacionadas à diminuição da infusão ou aumento da excreção renal e/ ou gastrintestinal de potássio. Situações de anabolismo extremo (síndrome da recuperação nutricional) ou alterações do equilíbrio acidobásico (alcalemia) associadas a vômitos (como na estenose hipertrófica de piloro) também são causas frequentes. Os sintomas habitualmente aparecem quando os níveis de potássio estão abaixo de 3mEq/litro.

Quando o paciente desenvolve hipocalemia na vigência de NP, deve-se reavaliar a quantidade de potássio e magnésio que vem sendo infundidas. Avaliar também o equilíbrio acidobásico.

Lembrete: rabdomiólise e mioglobinúria podem ser consequência da disfunção de células musculares. Polidipsia, poliúria e defeitos da concentração renal podem ocorrer no curso da hipocalemia.

CÁLCIO (Ca), FÓSFORO E MAGNÉSIO (Mg)

Do total de cálcio, aproximadamente 50% é ionizado e 40% está ligado às proteínas de transporte, sendo que a menor parte está sob a forma de complexos citratados e fosfatados. Vários hormônios ajudam na regulação dos níveis de cálcio. Entre esses, o paratormônio (PTH) e a calcitonina. Já a absorção é regulada pela vitamina D.

O cálcio é o mineral mais abundante do organismo, sendo que 99% está no esqueleto.

As necessidades de cálcio variam com a idade. Sabe-se que do nascimento até a adultície 1kg de cálcio é depositado no esqueleto. Porém, a absorção é incompleta e há perdas pela pele, urina e trato digestório, o que dificulta o cálculo da quantia exata a ser administrada. Outro agravante é que os dados para a infusão venosa de cálcio disponíveis na literatura são muito diversificados e extrapolados de orientações de suplementação oral. Outro fator relevante é que devido a problemas de solubilidade muitas vezes não é possível a administração da quantidade total de cálcio na NP. A dose excessiva de cálcio, além de aumentar a possibilidade de precipitação com o fósforo, tem o risco de provocar necrose tecidual se a solução extravasar (ver Capítulos 1 e 12 desta parte).

O fósforo é o mineral intracelular mais abundante e crucial para a mineralização óssea. No período neonatal, 80% está no osso e 9% no músculo esquelético.

O cálcio e o fósforo têm íntima relação, visto que estão unidos como componente mineral ósseo [Ca5(PO4)3OH]. A razão molar de Ca:fósforo é de 1,3 no organismo, sendo de 1,67 no depósito ósseo.

Nos rins, 85 a 90% do fósforo filtrado é reabsorvido, assim se há pequena infusão de fósforo há possibilidade de reabsorção renal. A hipercalcemia e a hipercalciúria podem ser resultados de deficiência de fósforo. Se a deficiência persiste, pode haver desmineralização óssea e raquitismo. O magnésio tem importância no desenvolvimento esquelético. Outro papel não menos relevante é a manutenção do potencial elétrico nos nervos e na membrana dos músculos. A homeostase do cálcio é, em parte, controlada pelo magnésio em mecanismo que exige a liberação de PTH.

Infusão inadequada de magnésio, cálcio e fósforo podem provocar o aparecimento de raquitismo, fraturas, diminuição da mineralização óssea e do crescimento.

A compatibilidade dos minerais na solução da NP é muito importante e limitante e discutida nos capítulos 1 e 12.

Manifestações clínicas: cálcio

Hipercalcemia

Cálcio sérico total maior que 11mg/dl ou cálcio iônico maior que 5mg/dl (1,5mmol/litro). O cálcio iônico é a fração metabolicamente ativa e se mantém em equilíbrio com a fração ligada à proteína, e esse equilíbrio é dependente do pH plasmático.

A acidose diminui a ligação do cálcio à albumina e a alcalose aumenta a afinidade entre eles. Dessa forma, o cálcio sérico total pode estar diminuído, a despeito do cálcio iônico normal se há hipoalbuminemia, e o cálcio iônico pode estar elevado, a despeito do cálcio sérico total normal em acidemias.

A hipercalcemia pode ser assintomática, porém, a poliúria e a nictúria são sinais precoces. Cefaleia, irritabilidade e desconforto abdominal ocorrem com níveis de até 14mg/dl.

Quando o paciente desenvolve hipercalcemia na vigência de NP, deve--se reavaliar a quantidade de cálcio, magnésio e fósforo que vem sendo infundida. Avaliar também o equilíbrio acidobásico.

Importante: pacientes com níveis de cálcio sérico maiores que 15mg/dl requerem intervenção imediata. A evolução para o coma ocorrerá se o tratamento adequado não for instituído.

Hipocalcemia

Fora do período neonatal, considera-se hipocalcemia se Ca iônico menor que 3,5mg/dl (1,1mmol/litro).

5 FLUIDOS E MINERAIS

Os sintomas mais evidentes aparecem quando o Ca iônico está menor que 3mg/dl e são neuromusculares. A tetania pode ser acompanhada dos sinais de Chvostek e Trousseau, e ocorre devido à diminuição do limiar de excitabilidade e, portanto, estímulos isolados podem levar a manifestações sensitivas e motoras proeminentes.

Pode haver abalos, tremores, fasciculação e convulsões. O eletrocardiograma pode mostrar aumento dos intervalos QT e ST. Convulsões, tetania e laringoespasmo são complicações da hipocalcemia grave que exigem providências imediatas, devido ao seu caráter emergencial. Outras complicações são insuficiência cardíaca, arritmias cardíacas, apneia, hipotensão, digitalização ineficaz e curarização prolongada.

Quando o paciente desenvolve hipocalcemia na vigência de NP, deve-se reavaliar a quantidade de cálcio, magnésio e fósforo que vem sendo infundida. Avaliar também o equilíbrio acidobásico.

Lembrete: embora a dedução do valor do cálcio iônico possa ser feita a partir do cálcio total, fatores como o pH e a albumina plasmática influenciam esse valor. Assim, o ideal é colher o cálcio iônico também.

Manifestações clínicas: fosfato

Hiperfosfatemia

O aumento rápido do fosfato plasmático pode causar hipocalcemia e tetania. O fosfato elevado inibe a 1-alfa-hidroxilase com menor produção de $1,25(OH)_2D_3$. Se existir aumento da relação Ca $\times$ PO_4 acima de 70, haverá depósito de cálcio tecidual, diminuindo o nível de cálcio circulante e provocando calcificação ectópica. Esta é particularmente frequente nos pacientes com insuficiência renal crônica que recebem suplementos de vitamina D sem correção adequada da hiperfosfatemia.

Quando o paciente desenvolve hiperfosfatemia na vigência de NP, deve-se reavaliar a quantidade de cálcio, magnésio e fósforo que vem sendo infundida. Avaliar também o equilíbrio acidobásico.

Hipofosfatemia

São várias as causas de hipofosfatemia. A seguir, observam-se as condições clínicas mais frequentes:

- Redistribuição interna — alcalose respiratória (dor, ansiedade, intoxicação por salicilato, insolação), síndrome do roubo celular, fase de recuperação da cetoacidose diabética, ação de agentes hormonais e açúcares (insulina, glucagon, epinefrina, cortisol, glicose, frutose), sepse, síndrome do osso faminto (ver também Hipomagnesemia).

- Aumento da excreção urinária – hiperparatireoidismo, distúrbios do metabolismo da vitamina D (raquitismo vitamina D dependente), transplante de rim, expansões volêmicas, má absorção, defeitos tubulares renais, abuso de álcool, inibição da anidrase carbônica, acidoses (metabólica e/ou respiratória).
- Diminuição da absorção intestinal – grande restrição dietética de alimentos que contêm fosfato, uso excessivo de antiácidos, deficiência de vitamina D, diarreia crônica com ou sem esteatorreia.
- Desnutrição grave.

Lembrete: a recuperação da cetoacidose diabética, a NP sem a oferta adequada de fosfato e a ingestão crônica de antiácidos são causas relativamente comuns. A hiperventilação também pode ser um fator precipitante da hipofosfatemia.

As manifestações clínicas incluem alterações no metabolismo ósseo e mineral, distúrbios nos sistemas musculoesquelético, cardíaco, respiratório, hematológico e nervoso central. Assim, podem ser observados miopatia proximal, síndrome de Guillain-Barré-símile, disfagia e íleo paralítico.

Em casos graves, a rabdomiólise pode ocorrer, e quando é maciça a diminuição de fosfato pode ser mascarada pela liberação de fosfato pelo músculo lesado.

A falência respiratória devido à fraqueza muscular é outra consequência da hipofosfatemia. A contratilidade cardíaca pode ser afetada particularmente porque o decréscimo do nível de trifosfato de adenosina (ATP) prejudica o funcionamento das células do miocárdio com possibilidade de evoluir para insuficiência cardíaca congestiva, arritmias e morte súbita.

Hemólise, trombocitopenia, prejuízo na fagocitose e na quimiotaxia estão relacionados com a diminuição do ATP intracelular.

As concentrações de 2,3-difosfoglicerato diminuem, aumentando a afinidade da hemoglobina ao oxigênio e reduzindo a liberação do oxigênio para os tecidos.

No rim pode haver hipercalciúria e a hipermagnesiúria.

Em casos graves, devido à isquemia tecidual, pode ocorrer encefalopatia metabólica e coma.

Para elucidação diagnóstica e terapêutica, colher gasometria arterial, cálcio (total e iônico), fósforo, magnésio, sódio, potássio, glicemia, ureia, creatinina e realizar eletrocardiograma e avaliar o equilíbrio acidobásico. Em casos selecionados, para complementar a investigação, dosar a vitamina D, fosfatase alcalina, enzimas musculares, urina tipo I e balanço de gordura nas fezes.

5 FLUIDOS E MINERAIS

Quando o paciente desenvolve hipofosfatemia na vigência de NP, deve-se reavaliar a quantidade de cálcio, magnésio e fósforo que vem sendo infundida. É necessário que se tenha uma adaptação dos valores de fósforo de acordo também com a quantidade de energia administrada pela NP.

Manifestações clínicas: magnésio

Hipermagnesemia

É um distúrbio pouco frequente e, na maioria das vezes, causado pelo uso de catárticos, antiácidos e infusões por via intravenosa de Mg. A insuficiência renal aguda e crônica, doença de Addison, hipotireoidismo e intoxicação por lítio são causas também descritas.

Em recém-nascidos lembrar que o uso de sulfato de magnésio em mães com pré-eclâmpsia pode levar à hipermagnesemia.

As manifestações clínicas da hipermagnesemia ocorrem se nível acima de 4mEq/litro e incluem hipotensão, alterações eletrocardiográficas (aumento do PR, alargamento do QRS, aumento da onda T, bloqueio atrioventricular), bradicardia, depressão respiratória, parada cardíaca, arreflexia, hipotonia muscular e diminuição do nível de consciência. Como as consequências cardiovasculares são graves, realizar eletrocardiograma sempre. Os outros exames devem ser escolhidos conforme a causa envolvida. Amiúde, colher gasometria arterial, cálcio (total e iônico), fósforo, magnésio, sódio, potássio, ureia, creatinina. Em caso de suspeita de intoxicação ou de uso crônico do lítio, verificar o nível sérico deste. Constatada a hipermagnesemia, deve-se interromper a infusão ou a suplementação de Mg.

Quando o paciente desenvolve hipermagnesemia na vigência de NP, deve-se reavaliar a quantidade de cálcio, magnésio e fósforo que vem sendo infundida. Avaliar também o equilíbrio acidobásico.

Hipomagnesemia

A depleção de Mg pode ocorrer por desnutrição, causas gastrintestinais, renais, uso de diuréticos e drogas. Entre as causas gastrintestinais, a diarreia com esteatorreia, síndrome do intestino curto, fístulas intestinais e pancreatite podem cursar com deficiência de Mg.

As perdas renais são muito importantes porque a reabsorção de sódio e magnésio ocorre no mesmo segmento do rim (túbulos), e o transporte de Mg segue passivamente ao de sódio. A hipercalcemia e a hipercalciúria decorrentes de hiperparatireoidismo e doenças que cursem com aumento do PTH diminuem a reabsorção renal de Mg e causam hipomagnesemia. Ainda podem estar relacionados a perda tubular de Mg, nefrocalcinose e defeitos de acidificação tubular (síndrome de Gitelman).

As outras condições metabólicas que podem acompanhar a hipomagnesemia são depleção de fosfato, síndrome do osso faminto após paratireoidectomia (ver também Hipofosfatemia), correção de acidose sistêmica crônica, nefropatia pós-obstrutiva, transplante renal e fase poliúrica da necrose tubular aguda.

O diabetes constitui causa comum de hipomagnesemia devido à diurese osmótica por glicosúria. Queimaduras extensas, hipertireoidismo e hiperaldosteronismo também podem causar hipomagnesemia.

Entre as drogas associadas à hipomagnesemia podem-se citar as nefrotóxicas como aminoglicosídeos, cisplatina, anfotericina B, ciclosporina e pentamidina.

Embora mais raro, a perda de Mg primária pode ocorrer devido a um defeito seletivo na sua absorção (erro inato do metabolismo).

Lembrete: distúrbios de minerais são frequentes em pacientes com síndrome do intestino curto.

A maioria dos sinais e sintomas é inespecífica e frequentemente a hipomagnesemia está associada com a de outras anormalidades, como hipocalcemia, hipocalemia e alcalose metabólica. Níveis séricos baixos mantidos de magnésio causam supressão do PTH, levando à queda do cálcio sérico. Assim, níveis de Mg abaixo de 1mEq/litro estão relacionados à hipocalcemia.

A síntese inadequada do PTH pode ser a origem da hipomagnesemia e a suplementação de Mg eleva o PTH plasmático, provavelmente devido à ação do Mg no receptor catalítico do PTH. Em 40 a 60% dos casos, pode aparecer hipocalemia, pois na deficiência de Mg a secreção de potássio pela alça de Henle e cortical de tubo coletor está aumentada.

As manifestações clínicas da hipomagnesemia são bastante variáveis. Pode haver a presença dos sinais de Chvostek e Trousseau, espasmo cardopedal, convulsões, vertigem, ataxia, fraqueza muscular, depressão e psicose.

Em relação ao sistema cardiovascular, haverá alargamento do complexo QRS, prolongamento do intervalo PR, inversão da onda T e aparecimento de onda U, arritmia ventricular grave, sensibilidade ao uso de glicosídeo cardíaco. Outras manifestações, nem sempre detectáveis, são a intolerância aos carboidratos com hiperinsulinismo e evolução para aterosclerose. Pode haver aparecimento de osteoporose e osteomalacia.

5 FLUIDOS E MINERAIS

Quando o paciente desenvolve hipomagnesemia na vigência de NP, deve-se reavaliar a quantidade de cálcio, magnésio e fósforo que vem sendo infundida. Avaliar também o equilíbrio acidobásico.

RELAÇÕES DOS MINERAIS E NP

São extremamente importantes e se não respeitadas podem causar complicações sérias. O assunto é abordado nos capítulos 1 e 12. As necessidades de Ca, Mg e fósforo podem ser observadas no quadro IV-20.

Quadro IV-20 – Necessidades de minerais.

Idade	Cálcio	Fósforo	Magnésio
0-6 meses	32 (0,8)	14 (0,5)	5 (0,2)
7-12 meses	20 (0,5)	15 (0,5)	4,2 (0,2)
1-13 anos	11 (0,2)	6 (0,2)	2,4 (0,1)
14-18 anos	7 (0,2)	6 (0,2)	2,4 (0,1)

Modificado de Koletzko et al., 2005.
Obs.: doses sugeridas em mg e mMol (mMol entre parênteses). De acordo com a avaliação laboratorial, velocidade de crescimento e compatibilidade farmacológica estes valores podem ser modificados.

BIBLIOGRAFIA

Adrogué HJ, Madias NE. Primary care: hypernatremia. N Engl J Med 2000;342:1493-1499.

Adrogué HJ, Madias NE. Primary care: hyponatremia. N Engl J Med 2000;342:1581-1589.

Arbex RL, Arbex MPGM. Distúrbios hidroeletrolíticos. In Jyh JH et al. Atualizações em terapia intensiva pediátrica. São Paulo: Atheneu; 2007. pp. 105-119.

Buchinsky DA, Monk RD. Calcium. Lancet 1998;11:352-306.

Canada T, Crill C, Guenter P, ASPEN (American Society Parenteral for Parenteral and Enteral Nutrition). Parenteral nutrition handbook. 2009. pp. 163-183.

Carvalho WB, Leite HP. Nutritional support in the critically ill child. Roger's text-book of pediatric intensive care. 4th ed. Lippincott Williams & Wilkins; 2008. pp. 1500-1505.

Chesney RW. The maintenance need for water in parenteral fluid therapy. In Holliday MA, Segar WE. Pediatrics. 1957;19: 823-832. Pediatrics. 1998;102(1Pt2):229-230.

Felsenfeld AJ, Levine BS. Milk alkali syndrome and the dynamics of calcium homeostasis. Clin J Am Soc Nephrol 2006;1: 641-654.

Fernandes VPI, Pinto EALC, Boin IFS, Nogueira RJN. Phosphorus levels during infusion of parenteral nutrition with calorie-based phosphorus concentration: a case series. e-SPEN, the European e-Journal of Clinical Nutrition and Metabolism 2009;e252-e256.

Halperin ML, Kamel KS. Potassium. Lancet 1998;352:135-140.

Hartnoll G, Betremieux P, Modi N. Randomised controlled trial of postnatal sodium supplementation on body composition in 25 to 30 week gestational age infants. Arch Dis Child Fetal Neonatal Ed 2000;82: F24-F28.

Koletzko B, Goulet O, Hunt J, Kathrin K, Shamir R. For the Parenteral Nutrition Guidelines Working Group. Guidelines on Paediatric Parenteral Nutrition of the European Society of Paediatric Gastroenterology, Hepatology and Nutrition (ESPGHAN) and the European Society for Clinical Nutrition and Metabolism (ESPEN), Supported by the European Society of Paediatric Research. J Pediatr Gastroenterol Nutr 2005; S33-S46.

Kumar S, Berl T. Sodium. Lancet 1998;352: 220-228.

Kutsal E, Aydemir C, Eldes N et al. Severe hypermagnesemia as a result of excessive cathartic ingestion in a child without renal failure. Pediatr Emerg Care 2007;23:570-572.

Meyer MP, Payton MJ, Salmon A et al. A clinical comparison ofradiant warmer and incubator care for preterm infants from birth to 1800 grams. Pediatrics 2001;108: 395-401.

Milaré JC. Distúrbios eletrolíticos. In Baracat ECE, Abromovici S (eds.) Emergências pediátricas. São Paulo: Atheneu; 2005. pp. 168-172.

Nogueira RJN, Lima AES, Zimmerman LF. Desidratação e distúrbios de sódio e potássio. In Reis, Zambon. Manual de urgências e emergências em pediatria. 2ª ed. Revinter; 2010. pp. 329-338.

Nogueira RJN, Prado CC. Distúrbios do metabolismo de cálcio, fósforo e magnésio. In Reis, Zambon. Manual de urgências e emergências em pediatria. 2ª ed. Revinter; 2010. pp. 339-348.

Pessoto MA. Nutrição parenteral. In Marba STM, Mezzacappa Filho F. Manual de neonatologia UNICAMP. 2ª ed. Revinter; 2009. pp. 80-89.

Suk OJ. Paradoxical hypomagnesemia caused by excessive ingestion of magnesium hydroxide. Am J Emerg Med 2008;26:837.

CAPÍTULO 6

Vitaminas*

CONSIDERAÇÕES GERAIS

Tanto a deficiência como o excesso de vitaminas podem ter efeitos deletérios à saúde do paciente. Na nutrição parenteral (NP) um problema adicional é o fato de não haver, até o momento, no mercado solução que contenha a quantidade ideal destes elementos.

As vitaminas são fundamentais para a utilização efetiva de outros nutrientes. Uma tarefa especialmente difícil é equilibrar as necessidades maiores na sepse, no traumatismo, no período perioperatório e na realimentação e evitar a possibilidade de efeitos deletérios se dose acima do desejável. Para tanto, é necessário conhecer os efeitos de ambas as situações.

Outro problema relaciona-se ao uso de warfarina em pacientes que estão sob NP. Nesse caso, é necessário procurar um produto comercial que não contenha a vitamina K e monitorização mais rigorosa da coagulação. Há grande variação no número de vitaminas nos preparados comerciais. O mais completo contém todas as 13 vitaminas. Caso tenha 12, ou seja, sem vitamina K, esta deve ser reposta por outra via.

Deve-se ter atenção na recomendação do fabricante, pois muitos desses produtos só são recomendados para pacientes pediátricos se com

---

* Para melhor compreensão do tema recomenda-se também a leitura dos capítulos 1 e 12 desta parte.

253

mais de 11 anos ou 40kg. As soluções de vitaminas para pacientes adultos contêm propilenoglicol e polissorbato, como aditivos, e não são recomendadas para utilização em lactentes devido à possibilidade de toxicidade. Ainda há situações, nem sempre previsíveis, de desabastecimento de determinadas soluções comercias de vitaminas. Nos Estados Unidos da América, entre 1980 e 1990, houve situação de desabastecimento de tiamina com casos de acidose láctica e inclusive três mortes notificadas ao CDC (centro de controle de doenças) em 1997.

É sabido que muitas vitaminas sofrem degradação após a adição à solução de NP e, embora isso não seja uma preocupação quando há utilização por curtos períodos de tempo, pode tornar-se um problema se o uso for prolongado. Assim devem ser adicionadas às soluções logo antes da infusão.

Considerando que uma parte da solução de vitaminas na NP pode aderir-se ao frasco e também ser degradada pela luz, é possível que a administração seja insuficiente, principalmente no caso de vitamina A em prematuros.

Embora a suplementação de vitaminas seja importante, em qualquer idade os prematuros, devido ao baixo estoque, estão sob maior risco de desenvolver deficiência de vitaminas e, portanto, devem recebê-las precocemente. De fato, os recém-nascidos estão sob grande risco de desenvolver alterações nos níveis plasmáticos de vitaminas devido à velocidade lenta de infusão e aos procedimentos próprios de uma terapia intensiva neonatal (exposição à luz e oxigênio e às superfícies lipofílicas).

É difícil afirmar que as proposições de doses de vitaminas encontradas na literatura sejam as ideais, desta forma é importante que os níveis séricos sejam aferidos se possível.

É certo que as vitaminas devem ser administradas diariamente, exceto para a vitamina K, que se admite a administração semanal.

CARÊNCIA DE VITAMINAS E HIPERVITAMINOSE

Embora nem sempre detectável clinicamente, é importante o reconhecimento das deficiências e sinais de excesso do uso de vitaminas e minerais. Isso pode ser particularmente relevante em pacientes desnutridos e em algumas situações de exceção, como é o caso de pacientes com NP prolongada exclusiva com suplementação deficiente ou ineficaz de vitaminas e oligoelementos.

Para fins didáticos, para cada elemento descrevem-se os sinais de deficiência seguidos de toxicidade. É possível observar que as deficiências

6 VITAMINAS

(Quadro IV-21) e os excessos de vitaminas podem trazer sérios prejuízos aos pacientes em NP. O quadro IV-22 traz as doses sugeridas para uso por via intravenosa.

Quadro IV-21 – Principais achados clínicos na deficiência crônica de vitaminas.

Sinais e sintomas	Deficiência já observada
Alopecia	Biotina, vitamina A
Anemia macrocítica	Ácido fólico, cianocobalamina
Anorexia	Tiamina
Cegueira noturna	Vitamina A
Confusão	Tiamina
Dermatite	Biotina
Diarreia	Niacina
Fraqueza	Riboflavina
Glossite	Riboflavina, cianocobalamina
Insuficiência cardíaca	Tiamina
Mucosa, sangramento da	Vitamina C, vitamina E
Neuropatia periférica	Tiamina, cianocobalamina, ácido fólico
Osteomalacia	Vitamina D
Pele escaldada	Vitamina A, riboflavina
Petéquia	Vitamina C
Queilose	Riboflavina
Retina, degeneração da	Vitamina E
Sangramentos	Vitamina K

Modificado de Canada et al., 2009.

Vitaminas hidrossolúveis

Em geral, as doses recomendadas baseiam-se nas opiniões de especialistas e extrapolações de recomendações para via enteral e oral. De modo geral, não há estoque de vitaminas hidrossolúveis, exceto, em pequena monta, para a vitamina B_{12}. O excesso desta é excretado pelos rins e há possibilidade, embora pequena, de toxicidade. Embora não seja frequente na infância, o alcoolismo é importante porque afeta o estoque prévio das vitaminas hidrossolúveis em geral.

Quadro IV-22 – Necessidade de vitaminas em nutrição parenteral.

Vitamina	*Prematuro (kg/dia)	Lactente e criança (dia)	Acima de 11 anos (dia)
A (UI)	1.643	2.300	3.300
D (UI)	160	400	200
E (mg ou UI)	2,8	7	10
K** (μg)	80	200	***
B_1 (mg)	0,35	1,2	3
B_2 (mg)	0,15	1,4	3,6
Niacina (mg)	6,8	17	40
Pantotenato (mg)	2	5	15
B_6 (mg)	0,18	1	4
Biotina (μg)	6	20	60
Folato (μg)	56	140	400
B_{12} (μg)	0,3	1	5
C (mg)	25	80	100

Modificado de Forchielli, 2002 e Carvalho e Leite, 2008.
* Dose máxima: considerar a dose para lactente.
** Caso a solução utilizada não contenha a vitamina K, sugere-se aplicá-la 1 vez/semana. Se a apresentação for por via intravenosa, em via separada da parenteral. Em nosso serviço utilizamos 0,5mg se prematuro e 1mg para crianças maiores.
*** A dose de crianças acima de 11 anos é de 2 a 4mg por semana.

Tiamina (B_1)

O pirofosfato de tiamina está envolvido no metabolismo dos carboidratos e na síntese dos lipídios. Dessa forma, as necessidades variam com a infusão de macronutrientes. As dietas prévias com muito carboidrato, a tireotoxicose e a má absorção afetam o estado prévio.

A deficiência pode ser comum quando há realimentação do paciente, devendo haver suplementação nestes casos. O beribéri seco ou o úmido (insuficiência cardíaca) são características marcantes da sua deficiência. Outra possibilidade é o aparecimento da encefalopatia de Wernicke (nistagmo e alteração do comportamento, entre outros sintomas) que pode agravar-se se o tratamento adequado não for instituído, para a síndrome de Wernicke e Korsakoff (perda da memória e confabulação, entre outros sintomas).

6 VITAMINAS

Devido à importância da tiamina para o funcionamento adequado do ciclo de Krebs, a deficiência está relacionada à acidose láctica, ocasionando a morte em um período de dias a semanas. Devido à excreção renal, raramente é observada toxicidade, porém o excesso de tiamina pode ocasionar irritabilidade, cefaleia, insônia e interferência nos níveis séricos das vitaminas riboflavina e piridoxina. Enquanto não há um esclarecimento sobre isto, o mais recomendável deva ser a monitorização direta ou indireta do nível de tiamina (ressonância magnética do sistema nervoso central).

Riboflavina (B₂)

Forma o dinucleotídeo de flavina (FAD) que participa do metabolismo energético. A necessidade de B_2 está relacionada ao metabolismo das proteínas e fatores como a hipermotilidade intestinal, e as alterações da tireoide afetam o estoque prévio.

As manifestações clínicas da deficiência de riboflavina incluem hiperemia das mucosas (mucosite e queilose), estomatite, dermatite, anemia normocítica e dificuldade na cicatrização de feridas. As alterações visuais podem ser graves e vão desde simples fotofobia e lacrimejamento até diminuição da visão. Devido à grande sensibilidade à luz, é facilmente fotodegradada, quando na solução de NP, embora a presença de lipídios atenue este efeito.

Não se conhece efeito tóxico do seu uso, porém, se NP prolongada, é recomendável a monitorização dos níveis de riboflavina.

Niacina

É essencial para a síntese da adenina dinucleotídeo e do fosfato de nicotinamida adenina dinucleotídeo que são cofatores para o transporte de elétrons e metabolismo energético. O uso de drogas citotóxicas são fatores que alteram o estoque prévio.

A deficiência caracteriza-se pelo aparecimento de diarreia, demência e dermatite (pelagra). Se não reposta, pode evoluir para morte. Se administrada em excesso, a niacina pode provocar disfunção hepática e, mais comumente, vasodilatação cutânea e irritabilidade.

Ácido pantotênico

É o precursor da coenzima A e está envolvido em várias reações energéticas. A deficiência prévia de estoques ocorre se há o hábito de ingestão exclusiva de alimentação processada. Na deficiência dessa vitamina, ocorrem fadiga e fraqueza acompanhadas ou não de vômitos, cefaleia, alteração na personalidade, ataxia e aumento da velocidade de hemossedimentação. A insônia também é uma possível manifestação. Quando em dose tóxicas, pode haver diarreia e retenção hídrica.

Piridoxina (B_6)

Os três componentes do complexo natural da piridina envolvidos são a piridoxina, o piridoxal e a piridoxamina. Têm importância no metabolismo dos aminoácidos, das prostaglandinas e dos carboidratos. São importantes para o desenvolvimento do sistema imunológico e das funções nervosas. Alterações de estoque podem ser provocadas pelo uso de medicações como a isoniazida e a penicilamina. A deficiência de piridoxina pode cursar com dermatite, anemia hipocrômica e sintomas neurológicos (neurite e convulsão) que só respondem com sua reposição.

Se administrada em excesso, pode haver neuropatia.

Biotina (B_7)

A presença de fístulas no trato digestório e a supressão da produção colônica por utilização de antibioticoterapia de largo espectro são fatores que contribuem para a diminuição dos estoques da biotina. A prática de utilização de antibióticos de largo espectro com NP, sem oferta suficiente de biotina, foi relacionada à síndrome clínica caracterizada por hipotonia, letargia, irritabilidade, alopecia, dermatite, hiperamonemia e acidúria orgânica. Pode haver ainda depressão, sonolência e anorexia.

Não há efeito tóxico aparente com seu uso.

Folato (B_9)

É necessário para a síntese das purinas e pirimidinas, metabolismo de alguns aminoácidos e no catabolismo da histidina. Os estoques podem ser alterados devido ao uso crônico de medicações – agentes citotóxicos, piremetamina, trimetoprima, difenil-hidantoína, primidona, barbitúricos e salicilatos, entre outros – e também se há deficiência de cianocobalamina.

Na deficiência, pode haver glossite e estomatites de repetição. Letargia e diarreia podem aparecer, embora a característica principal da deficiência dos folatos seja a anemia macrocítica e a disfunção leucocitária.

Não são conhecidos efeitos de sua toxicidade.

Cianocobalamina (B_{12})

É um complexo organometálico que participa de reações metabólicas envolvidas na síntese do ácido desoxirribonucleico. A gastrectomia e a

6 VITAMINAS

ressecção do íleo terminal estão entre os principais desencadeantes cirúrgicos para sua deficiência. Entre as causas clínicas, destacam-se o supercrescimento bacteriano, a utilização de colestiramina e várias drogas, além da ingestão de alimentos processados.

O vegetarianismo exclusivo é fator de risco para a depleção de estoques de B_{12}. A deficiência também pode resultar em aparecimento de glossite e anemia macrocítica. Ainda são descritos a alteração na pigmentação e o acúmulo do ácido metilmalônico, porém, as manifestações de neuropatia periférica e degeneração medular são as mais graves e irreversíveis se não receberem tratamento adequado. Não são conhecidos efeitos de sua toxicidade.

Ácido ascórbico (vitamina C)

A forma ativa da vitamina C é o ácido ascórbico que participa de muitas reações de hidroxilação e de antioxidação. O uso crônico de anticonvulsivantes, aspirina, contraceptivos e tetraciclinas podem alterar o estoque de vitamina C. A deficiência pode ser caracterizada por queratose dos folículos capilares e depressão, mas são as manifestações hematológicas as mais importantes, com sangramentos, equimoses e anemia.

Devido à participação da vitamina C na formação do colágeno, a dificuldade de cicatrização também pode ser uma característica de deficiência. De fato, o escorbuto é a manifestação clássica da deficiência.

No prematuro, a deficiência pode ocasionar manifestação clínica semelhante à tirosinemia devido à importância do ácido ascórbico no metabolismo da tirosina.

O excesso de vitamina C pode resultar em hipoglicemia, diarreia osmótica, uricosúria, hiperoxalúria (cálculos de oxalato nos rins) e interferência na terapia de anticoagulação.

Vitaminas lipossolúveis

Em NP, a administração de polivitamínicos pode ser uma forma de prevenir a peroxidação dos lipídios limitando a perda de vitaminas. Há possibilidade de intoxicação com a utilização excessiva de vitaminas lipossolúveis.

Vitamina A

A vitamina A tem papel essencial na diferenciação e manutenção da integridade da célula epitelial e na função imunológica. A ressecção da porção proximal do intestino pode ser importante fator de depleção de estoque de vitamina A. O uso crônico de óleo mineral e neomicina também pode ocasionar diminuição dos estoques.

260 PARTE IV NUTRIÇÃO PARENTERAL

A manifestação clínica da deficiência caracteriza-se por lesões em pele com dermatite e queratose. Anemia e leucopenia podem ocorrer. As manifestações oftalmológicas são evolutivas e de xeroftalmia e cegueira noturna podem evoluir para amaurose se não detectadas e tratadas a tempo. Na NP, é das mais suscetíveis à degradação pela luz. De fato, tanto a vitamina A como a E são muito suscetíveis à ação dos raios ultravioleta. Em muito menos intensidade está a sensibilidade para a degradação de vitamina A para a fototerapia e iluminação da enfermaria. Além disso, a degradação pela luz e a adesão ao equipo de administração variam se a solução utilizada é 3 em 1 ou 2 em 1 ou ainda se a solução multivitamínica é administrada em conjunto com vitaminas hidrossolúveis.

Aparentemente, a utilização de equipo menos longo para a administração de vitamina diminui a aderência à parede do equipo e, portanto, melhora a concentração plasmática da vitamina A.

Há relatos de proteção contra displasia broncopulmonar e diminuição das necessidades de oxigênio com o uso profilático de vitamina A em recém-nascidos. Revisão concluiu que, em recém-nascidos de muito baixo peso com idade gestacional menor que 32 semanas ou peso inferior a 1.500g, houve diminuição das necessidades de oxigênio e de morte com a suplementação de vitamina A. Ainda se observou melhora do prognóstico em recém-nascidos com 1kg e 36 semanas de gestação.

Outros estudos foram realizados com doses de 4.000 a 5.000UI de vitamina A por via intramuscular semanalmente, durante 28 dias, para prevenir doença pulmonar crônica. Não se tem uma conclusão definitiva se é melhor que as doses suplementares sejam administradas diária ou semanalmente.

A intoxicação por excesso de vitamina A pode ser dividida em aguda e crônica. Na primeira há náuseas, vômitos, cefaleia e tonturas. Em lactentes, pode apresentar-se com sinais e sintomas compatíveis com hipertensão intracraniana. Na intoxicação crônica, há descamação da pele, gengivite e alopecia. Doses excessivas também podem ocasionar lesão hepática.

Vitamina D

Enquanto a exposição ao sol ajuda na manutenção de um estoque adequado de vitamina D, drogas como o óleo mineral diminuem. Também alteram o estoque os glicocorticoides, o fenobarbital e a difenil-hidantoína.

Em conjunto ao paratormônio a vitamina D, mantém a homeostase do cálcio e fósforo, aumentando a absorção intestinal de ambos, interferindo na reabsorção renal de fósforo e em menor extensão de cálcio e,

6 VITAMINAS

ainda, modulando a reabsorção de ambos nos ossos. A deficiência leva à alteração do metabolismo do cálcio e fósforo e de aminoácidos. Assim, quando há deficiência crônica, o raquitismo e a osteomalacia são manifestações possíveis.

Não se sabe ao certo as necessidades de vitamina D para a NP, embora pareça ser menor que a nutrição enteral.

O excesso de vitamina D não é isento de efeito colateral grave, ocasionando calcificação tecidual, cálculos renais, hipercalcemia e prejuízo ao crescimento.

Vitamina E

É um importante antioxidante lipossolúvel que protege as membranas poli-insaturados. O uso de fibratos e a ingestão de ácidos graxos alteram o estoque de vitamina E. Anemia hemolítica já foi bem descrita na deficiência de vitamina E, particularmente em prematuros. A miopatia é outra possível consequência de sua deficiência.

Particular atenção deve-se ter em pacientes com intestino curto ou, ainda, má absorção de gordura, pois nesses são descritos casos de lesão dos axônios por carência de vitamina E.

Na NP, a vitamina E pode ser aderida à parede do equipo, porém é menos afetada pela exposição à luz do que a vitamina A.

A incorporação da vitamina E ocorre somente no terceiro trimestre de gestação, com a incorporação de lipídios. Tal é sua ligação com os lipídios que a quantidade ideal de vitamina E é dependente da quantia de ácidos graxos poli-insaturados da dieta.

A dose ideal de vitamina E permanece duvidosa. Relatos anteriores revelavam que a administração de vitamina E em prematuros diminuiu a possibilidade de retinopatia da prematuridade e incidência de hemorragia intracraniana grave. No entanto, a elevação plasmática dos níveis de vitamina E esteve relacionada a aumento do risco de sepse devido à diminuição da capacidade antibactericida dos leucócitos. Além disto, o excesso de vitamina E causa alteração no tempo de coagulação.

Vitamina K

Regula a coagulação via carboxilação dos fatores vitamina K dependentes, incluindo a proteína C e S. Além disso, a vitamina K tem importante papel na síntese de osteocalcina, marcador da formação óssea.

O uso prolongado de antibióticos, de warfarina e as síndromes de má absorção podem diminuir consideravelmente a quantidade de vitamina

262 PARTE IV NUTRIÇÃO PARENTERAL

K disponível. Quando deficiente há prolongamento da via extrínseca de coagulação com sangramento e púrpuras. A deficiência crônica pode resultar em aparecimento da osteoporose.

O excesso pode provocar exacerbação de anemia hemolítica e quando em uso por via intravenosa provocará hiperbilirrubinemia.

BIBLIOGRAFIA

Canada T, Crill C, Guenter P, ASPEN (American Society Parenteral for Parenteral and Enteral Nutrition). Parenteral nutrition handbook; 2009. pp. 27-30; 197-234; 253-278.

Carvalho WB, Leite HP. Nutritional support in the critically ill child. Roger's textbook of pediatric intensive care. 4th ed. Lippincott Williams & Wilkins; 2008. pp. 1500-1505.

Darlow BA, Graham PJ. Vitamin A supplementation for preventing morbidity and mortality in very low birth weight infants (Cochrane Review). The Cochrane Library; 2002.

Feferbaum R, Delgado AF, Szczupak MCM. Nutrição parenteral. In Feferbaum R, Falcão MC (eds). Nutrição do recém-nascido. Atheneu; 2003. pp. 329-342.

Forchielli ML, ASPEN (American Society for Parenteral and Enteral Nutrition). Pediatric nutrition in your pocket. 2002. pp. 70-81.

Friel JK, Bessie JC, Belkhode SL et al. Thiamine, riboflavin, pyridoxine, and vitamin C status in premature infants receiving Parenteral and enteral nutrition. J Pediatr Gastroenterol Nutr 2001;33:64-69.

Koletzko B, Goulet O, Hunt J et al. For the Parenteral Nutrition Guidelines Working Group. Guidelines on Paediatric Parenteral Nutrition of the European Society of Paediatric Gastroenterology, Hepatology and Nutrition (ESPGHAN) and the European Society for Clinical Nutrition and Metabolism (ESPEN), Supported by the European Society of Paediatric Research (ESPR). J Pediatr Gastroenterol Nutr 2005;S47-S53.

Lange R, Erhard J, Eigler FW et al. Lactic acidosis from thiamine deficiency during parenteral nutrition in a two-year-old boy. Eur J Pediatr Surg 1992;2:241-244.

Sechi GP, Serra A. Wernicke's encephalopathy: new clinical settings and recent advances in diagnosis and management. Lancet Neurol 2007;6:442-455.

Shenai JP, Kennedy KA, Chytil F et al. Clinical trial of vitamin A supplementation in infants susceptible to bronchopulmonary dysplasia. J Pediatr 1987;111:269-277.

Silvers KM, Darlow BA, Winterbourn CC. Lipid peroxide and hydrogen peroxide formation in parenteral nutrition solutions containing multivitamins. JPEN 2001;25: 14-17.

Silvers KM, Sluis KB, Darlow BA et al. Limiting light-induced lipid peroxidation and vitamin loss in infant parenteral nutrition by adding multivitamin preparations to intralipid. Acta Pediatr 2001;90:242-249.

CAPÍTULO 7

Oligoelementos*

CONSIDERAÇÕES GERAIS

Os oligoelementos são envolvidos em várias reações enzimáticas e imunológicas do organismo.

Embora a necessidade de suplementação na nutrição parenteral (NP) seja amplamente conhecida, a quantidade exata da suplementação de oligoelementos permanece em debate.

A deficiência de oligoelementos é pouco comum em NP, a não ser que não haja reposição adequada, particularmente em NP por período mais longo. Das várias faixas de idade, destaca-se a preocupação em relação aos prematuros devido à possibilidade de estoque previamente depletado.

É necessário destacar que pacientes que recebem NP por longo tempo têm risco aumentado de desenvolver intoxicação por elementos que podem contaminar a solução. Esses podem ser o zinco, o cobre, o cromo, o manganês, o selênio e o alumínio. Atenua esta contaminação a troca de vidro para bolsas plásticas. Outro fator envolvido é a capacidade de metabolização dos elementos. É sabido que os pacientes colestáticos apresentam maior risco de intoxicação pelo cobre, e os com insuficiência renal, maior risco de intoxicação por selênio, molibdênio, zinco e cromo.

---

* Para melhor compreensão do tema recomenda-se também a leitura dos capítulos 1 e 12 desta parte.

As formulações comerciais têm, infelizmente, a concentração elevada de manganês (3 a 5 vezes a dose recomendada) e isso pode contribuir para o efeito colateral relacionado a esse mineral, particularmente em NP prolongada. De modo geral, pode-se afirmar que os oligoelementos devem ser adicionados à NP, principalmente se uso prolongado, e o nível sérico destes devem ser monitorizados.

A seguir observam-se os principais oligoelementos.

Zinco

O zinco está envolvido no metabolismo de energia, proteínas, carboidratos, lipídios e ácido nucleico. Alguns aminoácidos como a histidina, a treonina e a lisina ligam-se ao zinco e aumentam a filtração renal. Algumas situações clínicas também estão relacionadas à maior perda de zinco, como é o caso do grande queimado, dos pacientes com perdas por diarreia e estomas ou ainda quando da presença de doenças exsudativas de pele.

Devido à alta taxa de crescimento, é comum a necessidade de suplementação adicional de sulfato de zinco, além da solução de oligoelemento-padrão em terapia neonatal. De fato, embora o assunto seja controverso, quando a NP é indicada por curto período de tempo, o zinco é o único elemento que realmente deve ser suplementado.

Na deficiência crônica há lesões de pele, deficiência na imunidade e do crescimento, ao passo que na aguda há pica, diarreia e diseugia. Imunossupressão e dificuldade na cicatrização de feridas podem ocorrer.

A toxicidade pelo zinco ocasiona náuseas, vômitos, sensação de gosto metálico, letargia e cefaleia. Na intoxicação crônica, haverá anemia secundária à deficiência de cobre e diminuição do HDL-colesterol do plasma.

Cobre

A participação do cobre em processos enzimáticos é grande e inclui a citocromo-oxidase, a superóxido dismutase (junto ao zinco), a monoamino-oxidase e a lisil-oxidase.

Dos pacientes que necessitam de suplementação de cobre, destacam-se os queimados que necessitam de quantidades mais elevadas. Na sua deficiência haverá anemia e neutropenia, despigmentação da pele e cabelos, deficiência de crescimento, diarreia e disfunção do sistema nervoso central. Os sintomas hematológicos também podem aparecer com anemia microcítica. O quadro pode ainda ser acompanhado de osteoporose.

O cobre em excesso pode ocasionar quadro de vômitos, náuseas, hemólise, necrose hepática, estase biliar, toxicidade cardíaca, hipotonia e coma. Deve-se reduzir a infusão de cobre em pacientes com doença hepatobiliar, sendo fundamental a monitorização dos níveis de cobre na colestase.

Também nos pacientes em NP prolongada recomenda-se a monitorização dos níveis plasmáticos de cobre e de ceruloplasmina, que é a maior proteína de transporte deste oligoelemento. Menos fácil de dosar e mais fidedigna é a mensuração do nível de atividade eritrocitária da superóxido dismutase.

Selênio

É componente fundamental da glutationa peroxidase e, portanto, tem ação antioxidante. A deficiência de selênio cursa com disfunção cardíaca e da tireoide. Há deficiência no processo de antioxidação e possivelmente osteoartropatia.

Os prematuros têm grande risco de processos oxidativos intensos e a baixa concentração de selênio no plasma já foi relacionada à displasia broncopulmonar e também à retinopatia da prematuridade.

Em NP prolongada, sem suplementação de selênio, foi descrita miopatia não específica por Kelly et al. em 1988.

Porém a suplementação do selênio não é inócua. Há alteração no metabolismo do cobre com a suplementação. Dessa forma, recomenda-se a monitorização dos níveis plasmáticos de selênio no plasma e glóbulos vermelhos. O excesso de selênio pode ocasionar náuseas, perda de cabelos, odor de alho, unhas frágeis além de danos em vários órgãos.

Cromo

É essencial para o metabolismo de carboidratos e de lipídios. A deficiência de cromo ocasiona resistência à insulina com intolerância à glicose e aumento de triglicerídeos e colesterol no plasma. Também pode haver neuropatia periférica.

Tanto a deficiência quanto o excesso já foram descritos em pacientes sob uso de NP, embora estudos indiquem que a NP já está contaminada com o cromo e, assim, não seria necessária a suplementação extra deste.

Quando os níveis plasmáticos de cromo estão elevados, há interferência no metabolismo e estoque de ferro devido ao fato de que o cromo compete com o ferro na ligação deste à transferrina, além de ser potencialmente lesivo aos rins e pulmões.

Molibdênio

É fundamental para várias enzimas que estão envolvidas no metabolismo do ácido desoxirribonucleico e presume-se que os prematuros de muito baixo peso estejam sob risco de deficiência de molibdênio.

A falta de molibdênio está relacionada ao aparecimento de taquicardia, taquipneia, alteração do estado mental e da visão e com a presença de vômitos, cefaleia e acúmulo de metionina. O excesso de molibdênio aumenta a excreção de cobre e a suplementação só deve ser realizada em NP prolongada. Outro efeito colateral é a hipeuricemia e gota.

Manganês

É componente de várias enzimas, como a superóxido dismutase, as hidrolases, as cinases e as transferases. A deficiência ocasiona náuseas, vômitos, dermatites, mudança na coloração capilar, hipocolesterolemia e atraso do crescimento. Também a coagulação pode ser afetada. Alterações na síntese de mucopolissacarídeos podem ocorrer.

O excesso de manganês leva à colestase e às alterações Parkinson *simili*. De fato, grande infusão de manganês pode ser um dos fatores relacionados à gênese de colestase e disfunção hepática. Além disso, estudos mostraram o depósito de manganês em várias áreas do sistema nervoso, como o gânglio basal, o tálamo, o sistema reticular e o cerebelo. Estas deposições estavam relacionadas à intoxicação por manganês. É, portanto, recomendável atenção a esta possibilidade quando da utilização de NP prolongada.

Iodo

O iodo é parte essencial da tiroxina (T_4) e tri-iodotironina (T_3). É fato que a deficiência de iodo provoca o cretinismo e, raramente, hipercolesterolemia. Porém, mesmo em NP prolongada sem a administração de iodo não há alteração na função tireoidiana. Acredita-se que o indivíduo recebe iodo pela substância cutânea antisséptica iodada ou, ainda, por contaminação da NP com este elemento. Como a utilização de solução iodada vem diminuindo, talvez no futuro haja recomendação do uso de iodo na NP.

Se administrado em excesso, pode levar ao aparecimento de tireoidite e hiper ou hipotireoidismo.

Ferro

A suplementação de ferro não deve ser feita de rotina em pacientes sob utilização de NP e, assim, não há recomendação definida para a utilização deste na solução parenteral. Sobretudo ao administrar o ferro por via intravenosa não haverá o controle do trato gastrintestinal, havendo pos-

7 OLIGOELEMENTOS

sibilidade aumentada de sobrecarga. Além da sobrecarga hepática, existe também o risco de prejuízo para a função imunológica e aumento do risco de infecção.

De fato, a disponibilidade do ferro está relacionada ao crescimento e à virulência bacteriana. Além disso, é sabido que o efeito antibacteriano das citocinas é mediado pela depleção intracelular de ferro. Os fatores de necrose tumoral, o interferon e a interleucina-1 (IL-1) estimulam a síntese de ferritina, resultando em deslocamento do ferro intracelular e regulação negativa ao receptor da transferrina, diminuindo a disponibilidade de ferro intracelular e sua utilização pelos patógenos intracelulares.

A terapia com ferro também tem sido implicada na diminuição da fagocitose e inibição das células T estimuladoras (T *helper*) e aumento das células T supressoras (T *supressor*). Embora haja poucos trabalhos que mostrem que a suplementação de ferro por via intravenosa possa desencadear ou facilitar o aparecimento de sepse, há dados suficientes quando do uso de doses elevadas por via oral.

É notória também a possibilidade de efeito colateral com o uso de ferro por via intravenosa. O ferro dextrano já foi relacionado à reação anafilática mediada por IgE (tipo I) e também por ativação de IgG (reação anafilactoide).

A compatibilidade de ferro dextrano com a solução de NP ainda não foi bem estabelecida, sabe-se que o ferro não pode ser adicionado à solução 3 em 1 porque resultará em desestabilização da solução de lipídios. Tanto o ferro dextrano como o ferro citrato são compatíveis com a solução de NP 2 em 1. Ambos parecem seguros e sem precipitação em 18 horas, porém entre os dois há mais subsídios em literatura para a utilização do ferro dextrano.

A suplementação de ferro é controvertida e existe uma preocupação grande com os recém-nascidos de baixo peso devido à possibilidade de infecção após injeção por via intramuscular de ferro. Há, no entanto, argumentos a favor da suplementação de ferro nesse grupo de crianças, os quais incluem a quantidade pequena de estoques, o rápido crescimento e a grande necessidade de ferro para eritropoiese. Um problema a ser esclarecido é quando que se deve administrar ferro em paciente recebendo NP. Esta resposta não é simples e dependerá da doença de base e da quantidade de perda de sangue.

De modo geral, considera-se que os pacientes pediátricos – principalmente os prematuros de muito baixo peso – devem receber suplementação de ferro na NP quando a estão recebendo há mais de três semanas. Nesses casos, os níveis de ferro devem ser supervisionados para evitar

268

PARTE IV NUTRIÇÃO PARENTERAL

sobrecarga deste mineral. A dose estabelecida é extrapolada de opiniões de especialistas, deve ser administrada diariamente e gira em torno de 50 a 100µg/kg/dia em lactentes e crianças e 200µg/kg/dia em prematuros. Porém, raramente está indicada a adição de ferro à NP e somente pode ser feita sob a forma de ferro dextrano (a única formulação aprovada), se não houver lipídio na solução e se houver comprovação de compatibilidade atestada pelo farmacêutico que faz seu preparo.

CONCLUSÃO GERAL

Pelos textos acima, é possível observar que as deficiências e os excessos de oligoelementos podem trazer sérios prejuízos aos pacientes em NP (Quadro IV-23). O quadro IV-24 traz as doses sugeridas para uso por via intravenosa.

Quadro IV-23 – Principais achados clínicos da deficiência crônica de oligoelementos.

Sinais e sintomas	Deficiência já observada
Anemia microcítica	Ferro, cobre
Cegueira noturna	Zinco
Cicatrização inadequada	Zinco
Crescimento atrasado	Zinco
Confusão	Molibdênio
Despigmentação	Cobre, manganês
Dermatite	Zinco, manganês
Diarreia	Selênio, zinco
Disgeusia	Zinco
Fotofobia	Zinco
Fraqueza	Selênio
Glicose, intolerância à	Cromo
Hipertrigliciredemia	Cromo
Imunossupressão	Zinco
Insuficiência cardíaca	Selênio
Pele escaldada	Zinco

Modificado de Canada et al., 2009.

7 OLIGOELEMENTOS

Quadro IV-24 – Necessidades sugeridas de oligoelementos em nutrição parenteral.

Elemento/ Idade	Prematuro (kg/dia)	Recém-nascido (kg/dia)	Até 5 anos (kg/dia)	Acima de 5 anos (dia)
Zinco*	400µg	300µg	100µg	2-5mg
Cobre	20µg	20µg	20µg	200-500µg
Cromo	0,2µg	0,2µg	0,14-0,2µg	5-15µg
Manganês	1µg	1µg	2-10µg	50-150µg
Selênio	2-3µg	2-3µg	2-3µg (máximo de 40µg)	30-40µg
Iodo**	1µg	1µg	1µg	Não especificado

Modificado de Forchielli, 2002.
* Em NP de curta duração, discute-se utilizar somente o zinco.
** Uso raramente necessário.

BIBLIOGRAFIA

Ball PA. Iron in pediatric parenteral nutrition: are we getting rusty? Nutrition 1999; 15:815-816.

Barclay SM, Aggett PJ, Lloyd DJ et al. Reduced erythrocyte superoxide dismutase activity in low birth weight infants given iron supplements. Pediatr Res 1991;29:297-301.

Canada T, Crill C, Guenter P, ASPEN (American Society Parenteral for Parenteral and Enteral Nutrition). Parenteral nutrition handbook. 2009. pp. 27-30.

Forchielli ML, ASPEN (American Society for Parenteral and Enteral Nutrition). Pediatric nutrition in your pocket. 2002. pp. 70-81.

Kelly DA, Coe AW, Shenkin A et al. Symptomatic selenium deficiency in a child on home parenteral nutrition. J Pediatr Gastroenterol Nutr 1988;7:783-786.

Koletzko B, Goulet O, Hunt J et al. For the Parenteral Nutrition Guidelines Working Group. Guidelines on Paediatric Parenteral Nutrition of the European Society of Paediatric Gastroenterology, Hepatology and Nutrition (ESPGHAN) and the European Society for Clinical Nutrition and Metabolism (ESPEN), Supported by the European Society of Paediatric Research (ESPR). Journal of Pediatric Gastroenterology ans Nutrition; 2005. pp. S39-S46.

Kumpf VJ. Update on parenteral iron therapy. Nutr Clin Pract 2003;18:318-326.

Moukarzel AA, Buchman AL, Salas JS et al. Iodine supplementation in children receiving long-term parenteral nutrition. J Pediatr 1992;121:252-254.

Patruta SI, Horl WH. Iron and infection. Kidney Int Suppl 1999;69:S125-130.

Terada A, Nakada M, Nakada K et al. Selenium administration to a ten-year-old patient receiving long-term total parenteral nutrition (TPN)-changes in selenium concentration in the blood and hair. J Trace Elem Med Biol 1996;10:1-5.

CAPÍTULO 8

Acesso Venoso*

CONSIDERAÇÕES GERAIS

A seleção do acesso vascular ideal é essencial para o sucesso da nutrição parenteral (NP). Tanto a locação como a manutenção do cateter estão sujeitas a complicações, que podem ser graves e fatais, e estas também serão abordadas aqui.

As complicações relacionadas aos acessos vasculares podem ser divididas em infecciosas e não infecciosas. As infecciosas podem tornar-se sistêmicas, agravando sobremaneira a condição clínica do paciente. De fato, a presença do cateter venoso central á a causa mais relatada de sepse, com mortalidade de 12 a 25%.

As complicações infecciosas são abordadas de modo detalhado no Capítulo 12 desta parte.

NUTRIÇÃO PARENTERAL PERIFÉRICA

As veias possíveis para este acesso são as da mão, do antebraço, da cabeça e dos membros inferiores.

Estudo conduzido por Maki e Ringer, em 1991, mostra incidência maior que 50% de flebites em 1.000 cateterizações periféricas a partir do

---

* Recomenda-se também a leitura dos capítulos 1 e 12 desta parte.

8 ACESSO VENOSO

271

quarto dia de uso. De fato, a recomendação frequente é, sempre que possível, um rodízio de acesso venoso a cada 72 horas e que o cateter tenha o menor diâmetro que seja adequado para exercer a função determinada, pois, quanto menor o diâmetro do cateter, menor será o risco de tromboflebite.

A nutrição parenteral periférica (NPp) pode prover a oferta necessária parcial ou total para a nutrição se esta for por um tempo menor que duas semanas para um paciente adulto. Porém, em pacientes pediátricos, comumente é difícil conseguir-se durabilidade deste montante devido à baixa tolerância a soluções hipertônicas e ácidas.

Assim, as soluções com osmolaridade maior que 600mOsm/litro ou pH muito ácido ou muito alcalino aumentam os riscos de tromboflebites, extravasamento e oclusão.

Alguns fatores aumentam a tolerabilidade da veia periférica. Quando há mistura de lipídios, consegue-se reduzir a osmolaridade em aproximadamente 100mOsm/litro e aumentar o pH final da solução.

A adição de hidrocortisona, heparina, anti-inflamatórios não esteroides ou o uso de trinitrato de glicerol transdérmico ou, ainda, filtros não são bem estudados na população pediátrica e não têm uma recomendação estabelecida.

A despeito de todas estas medidas, o tempo médio de complicações do acesso periférico ainda permanece sendo de aproximadamente 48 horas.

NUTRIÇÃO PARENTERAL CENTRAL

Há necessidade de cateter central com suas particularidades, benefícios e complicações potenciais. Define-se a cateterização central não pelo ponto de introdução na pele, mas pela localização da ponta do cateter.

O cateter venoso central (CVC) permite a infusão de nutrientes em maior concentração e infusão menor de fluidos. Assim, a nutrição parenteral central (NPc) pode ser administrada por semanas ou até anos em pacientes hospitalizados ou domiciliados.

Os cateteres de CVC por intermédio de punção percutânea podem ser puncionados a partir das subclávias, jugulares e femorais e utilizados para NPc por até 30 dias. A partir da necessidade do uso por tempo acima de 30 dias, o mais recomendado é a utilização de cateteres tunelizados e *portcat*. As veias preferenciais para o CVC são as jugulares e as subclávias. As femorais devem ser evitadas devido ao maior risco de complicações. Ainda há possibilidade de locação de cateter central a partir de punção de veia periférica (PICC).

PARTE IV NUTRIÇÃO PARENTERAL

A posição da extremidade do cateter na parte distal da veia cava superior ou acima do nível do diafragma na veia cava inferior é essencial para a infusão de solução hipertônica, sendo que cateteres locados em regiões mais periféricas são claramente relacionados a maior risco de trombose e perfurações. Assim, deve-se verificar periodicamente a localização da extremidade inferior do cateter que está sendo utilizado para a infusão da NPc.

É boa norma de conduta evitar-se ao máximo que o cateter venoso central para a NPc seja utilizado para outros fins, tais como infusão de hemoderivados, mensuração de pressão venosa central e administração de medicações. Quando da utilização de cateteres de vários lumens, deve-se separar o lúmen distal para uso exclusivo da NPc. De fato, o lúmen distal proporciona máxima diluição e taxa de fluxo maior.

TIPOS DE ACESSOS

Cateterização periférica simples

São utilizados cateteres de teflon ou poliuretano com tamanhos que variam entre 24 a 26 gauge (para crianças pequenas), 22 a 24 gauges (para crianças maiores) e 20, 22 ou 24 gauges (para adolescentes).

Como, geralmente, as complicações ocorrem em período curto (após 48 horas de uso) somente está indicada para NP hospitalar. O local de inserção deve ser trocado ao menor sinal de flebite e/ou infiltração.

Tal é a fragilidade da veia periférica que se houver necessidade de utilização de NPp com osmolaridade maior que 600mOsm/litro e maior que uma semana deve-se considerar a punção venosa central.

PICC

Para essa finalidade, são utilizados cateteres de poliuretano ou siliconizados, de lúmen único ou duplo e com tamanho de, ao menos, 20cm.

Os locais de inserção podem ser: veias basílicas e cefálicas ou acima do espaço antecubital ou ainda jugular externa e safena.

A localização da extremidade deve ser na parte distal da veia cava superior (VCS) ou acima do diafragma.

Deve ser locada em salas adequadas e sempre confirmada se a locação está correta por exame radiológico, requerendo anestesia local e sedação.

Pelo fato de a punção ser verdadeiramente periférica, o CVC de curta permanência apresenta menor risco de complicação tanto no momento da inserção como de infecção tardia.

CVC não tunelizado

São utilizados cateteres de poliuretano ou silicona, de um dois ou três lumens, com tamanho de 8cm ou mais.

A inserção é percutânea a partir de junção da subclávia, veia jugular interna ou femoral. A localização da extremidade será na parte distal da VCS ou acima do diafragma (se femoral).

É indicado quando a previsão de NPc é até de 30 dias e para NP hospitalar.

Deve ser locado em salas adequadas e sempre conferido o posicionamento correto por exame radiológico, requerendo anestesia local e sedação, sendo que o risco de complicação na inserção e de infecção é maior que o da PICC.

CVC tunelizados

São utilizados cateteres de silicona de um ou dois lumens, que serão implantados cirurgicamente a partir das jugulares internas, subclávias ou femorais.

Há tunelização subcutânea com o *cuff* de dracon posicionado aproximadamente a 2cm do local de saída e a localização da extremidade deve ser na porção distal da VCS ou acima do diafragma.

É comumente indicado para NPc acima de 30 dias (NP hospitalar ou domiciliar) e a locação deve ser realizada em centro cirúrgico ou sala de intervenção própria.

O tecido fibrótico ao redor do cateter completa sua formação em volta do *cuff* em, aproximadamente, duas semanas e requer, para remoção do cateter, procedimento cirúrgico.

O risco de infecção é menor que o do CVC não tunelizado, mas maior que o da PICC.

Portcat implantado

Há uma reserva de plástico ou metal que fica locada no torso superior ou braço. Pode ser se lúmen único ou duplo e os acessos serão por meio de agulha especial que perfura a pele.

A inserção deste é feita a partir da subclávia, jugular interna ou veias antecubitais e braquiais.

É locado acima da costela ou músculo no braço, de modo que seu acesso seja estável para a punção venosa. Como os outros cateteres centrais, a localização da extremidade deve ser na parte distal da VCS.

O procedimento de locação deve ser realizado no centro cirúrgico e requer cirurgia para sua remoção.

Devido à necessidade de agulha especial para a punção, pode não ser a via ideal para NPc a longo prazo, embora seja útil em NP domiciliar. Alguns serviços não recomendam o *portcat* para NP. Tem, habitualmente, risco maior de infecção que o da PICC, mas menor que o de CVC não tunelizado.

Cateterização umbilical

É utilizada em recém-nascidos a partir dos vasos umbilicais e não deve ser utilizada em intervalos maiores que cinco dias. Há vários riscos que incluem embolização vascular, trombose, espasmo venoso, perfuração, isquemia, hemorragia, infecção e trombose de veia porta, ocasionando posterior hipertensão porta. Tem sido cada vez menos utilizada devido à seriedade e à frequência de complicações.

COMPLICAÇÕES

As complicações mais comuns e graves associadas à terapia parenteral estão relacionadas ao acesso venoso, portanto a detecção precoce do seu surgimento é fundamental para minimizar os efeitos mais graves. Dessa forma, o estabelecimento de uma equipe especializada em cateterização parece ser a estratégia mais eficaz para evitá-las. Além disso, a educação continuada, com ênfase nos cuidados com a cateterização e manutenção dos dispositivos, deve ser efetiva e estimulada.

Embora haja complicações que podem ocorrer simultaneamente, para que o tópico tenha uma abordagem sistematizada, elas serão apresentadas sob a forma de itens.

Complicações relacionadas à inserção de cateteres de PICC

Embora geralmente menos graves, elas também ocorrem e podem ser divididas em vários tópicos, como veremos a seguir.

Relacionadas à lesão venosa

Há hematoma, sangramentos no local de inserção/punção.

Lembrar que o sangramento observado externamente pode não refletir a intensidade do sangramento interno.

Evitar múltiplas punções, observar um estado de hidratação adequado e evitar punção se houver coagulopatia são medidas para prevenir o aparecimento dessas complicações.

Quando ocorrem, deve-se fazer uma compressão digital por 5 a 10 minutos, após a remoção da agulha, e rever o local de punção a cada hora nas primeiras 24 horas.

Síndrome compartimental

Há intensa dor nos cotovelos não aliviada por opioides, com aumento da dor quando os dedos distais são passivamente estendidos. Há edema e paresia.

O reconhecimento precoce é extremamente importante, pois isquemia maior que 4 a 6 horas pode causar danos irreversíveis ao músculo.

Deve-se mensurar periodicamente o pulso, a temperatura da pele e o edema. A fasciotomia é o procedimento a ser realizado se a pressão compartimental for maior que 30mmHg e em alguns casos pode necessitar de reparo cirúrgico do vaso envolvido.

Previne-se essa grave complicação com medidas que incluem verificação cuidadosa dos vasos antes da punção, hidratação prévia adequada do paciente, não puncionar se coagulopatia e quando disponível ultrassonografia para guiar a punção.

Evitar múltiplas tentativas de punção é fundamental.

Espasmo venoso

O diagnóstico é feito quando não é possível progredir o cateter com bom refluxo de sangue.

A aplicação de calor local pode ajudar a diminuir o espasmo.

Embolia do cateter

Nessa complicação grave, deve-se tentar localizar o fragmento do cateter por meio de exame radiológico.

Quando a punção for no membro superior e há fragmentação, a utilização de um torniquete na extremidade superior do braço pode, por vezes, deter a progressão do fragmento. Porém, em muitos casos há necessidade de venostomia ou até toracotomia. Essa complicação pode ser prevenida pela utilização de uma técnica adequada e nunca retirar-se um cateter através da agulha.

Lesão nervosa

Haverá sintomas de queimação e choques no local, podendo evoluir para paralisia localizada.

A partir do início dos sintomas, o procedimento deve ser imediatamente interrompido e muitas vezes há necessidade de bloqueio simpático.

Essa complicação pode ser prevenida com a utilização de ultrassonografia e observação cuidadosa da anatomia do local onde será realizada a punção.

Complicações relacionadas à inserção de cateter venoso central por abordagem torácica

Pneumotórax

É perceptível por aparecimento de insuficiência respiratória súbita, diminuição da ausculta do lado afetado, dor torácica, ressonância à percussão e hipóxia. Se hipertensivo, o quadro é mais grave e acompanhado de deterioração cardíaca associada.

Pode ser prevenido com punção guiada por ultrassonografia e, quando não disponível, assegurar-se de que o paciente antes do procedimento tenha um estado de hidratação normal.

Quando intubado, procede-se à diminuição em 5cm de água da pressão positiva expiratória final (PEEP) no momento da punção e evitar múltiplas tentativas de punção.

Lembrar que o pneumotórax também pode aparecer tardiamente e, neste caso, chamará a atenção para a presença de enfisema subcutâneo e dor torácica persistente.

O tratamento consiste em administração imediata de oxigênio e drenagem do tórax. No caso de pneumotórax hipertensivo, as medidas devem ser tomadas de imediato.

Hidrotórax e hidromediastino

Há abafamento dos sons respiratórios, dor torácica com insuficiência respiratória e, ao puncionar o tórax, hiperglicemia no líquido de drenagem.

A prevenção é a mesma do pneumotórax, sendo fundamental só iniciar a infusão de NP quando houver confirmação radiológica da posição do cateter.

Ao constatar-se hidrotórax, deve-se interromper a infusão, drená-lo e retirar o cateter.

Punção arterial inadvertida

É detectável pela presença de sangue vermelho vivo à punção que, no entanto, pode ser mascarado se houver hipóxia ou hiperóxia. A observação de pulsação sanguínea à punção sugere punção arterial.

A prevenção dá-se utilizando técnica de punção adequada e avaliar, antes do início do procedimento, se não há coagulopatia.

Ao perceber a punção arterial, o médico deve pressionar por 5 a 10 minutos o local puncionado, elevar a cabeceira da cama, radiografar para ver a extensão de sangramento e considerar nos casos graves a eventual possibilidade de toracotomia.

Fístula arteriovenosa

Pode ou não ter sangramento proveniente do local de punção e hematoma visível e, em casos graves, ocorrer compressão de traqueia e da carótida. Comumente há comprometimento respiratório.

Deve-se aplicar pressão no local da punção e avaliar a necessidade de toracotomia e traqueotomia.

Hemotórax

Há comprometimento da dinâmica respiratória e eventualmente choque hipovolêmico.

O tratamento inclui a drenagem do tórax e em alguns casos há necessidade de toracotomia.

Embolia aérea

Os sintomas dependerão da quantidade de ar envolvida.

De modo progressivo ou não, haverá uma variedade de sinais e sintomas como taquipneia, apneia, ansiedade, taquicardia, hipotensão, aumento da pressão venosa central, aparecimento de estertores pulmonares difusos, colapso cardiovascular, paresia, acidente vascular cerebral, coma e parada cardíaca.

A embolia pode ser prevenida pela utilização de técnicas adequadas de punção e lembrar que não deve haver exposição ao ar maior que 1 segundo após a punção.

No paciente intubado, avançar o cateter, sempre que possível, durante o ciclo de pressão positiva, evitar a troca de cateter de tamanho maior para menor e sua ruptura no momento da sutura.

Muitas vezes, é necessário o auxílio de cirurgião pediátrico ou torácico.

Arritmia cardíaca

Pode ser prevenida medindo-se a quantia de fio guia e cateter que pode ser inserida. Sempre na passagem do cateter, observar o monitor cardíaco, e ondas "p" altas em pico identificam que a ponta do cateter está no átrio. Recolocar o cateter no local certo e, caso haja arritmia persistente, considerar tratamento farmacológico.

Tamponamento cardíaco

Há desconforto, confusão, insuficiência respiratória, ingurgitamento venoso da face e pescoço, dor retroesternal e epigástrica, abafamento dos sons cardíacos, alargamento do mediastino, derrame pleural, atrito pericárdico, aumento da pressão venosa central, estreitamento dos pulsos arteriais, até parada cardíaca.

O tamponamento pode ser prevenido com a utilização de fio guia flexível e locação, de preferência, a partir da jugular direita e manter a ponta do cateter na junção da veia cava superior com o átrio direito. Sua fixação deve ser firme e verificada periodicamente.

O tratamento deve ser imediato e agressivo com punção e toracotomia.

Posicionamento inadequado do cateter

Pode ser detectado pela ausência de sangue à aspiração do cateter. Arritmia pode ocorrer e embora, na maioria das vezes, seja assintomático pode ocorrer dor torácica.

Deve ser prevenido medindo-se o tamanho do cateter a ser introduzido e fixado. Quando mau posicionado, deve-se tentar, se possível, seu reposicionamento por técnica de troca do cateter, quando não possível removê-lo e locar novo cateter.

Embolia do cateter

Pode aparecer arritmia cardíaca, dor torácica, dispneia, taquicardia, hipotensão, embora na maioria das vezes não haja sinais e sintomas detectáveis.

A prevenção dá-se pelo uso de técnica adequada, com cuidado particularmente no momento da troca do fio guia.

O diagnóstico e o tratamento consistem em radiografar o tórax para detectar seu local e, caso não seja possível a remoção transvenosa, fazer toracotomia.

Quilotórax

É detectado pela aspiração de fluido linfático na punção ou drenagem. Confirma-se, laboratorialmente, pelo aumento dos triglicerídeos no líquido puncionado.

Deve-se remover o cateter e aplicar pressão no local e inserir tubo de drenagem de tórax.

Lesão traqueal

Clinicamente, pode ser diagnosticada pela presença de enfisema subcutâneo, pneunomediastino, acúmulo de ar entre a parede do tórax e a pleura e comprometimento respiratório.

Deve-se ter atenção à técnica de punção, com ênfase no posicionamento do paciente.

O tratamento consiste na aspiração do ar do mediastino e intubação de emergência.

Lesão de nervos (plexo braquial e nervo frênico)

Dor em membros superiores, parestesia e paralisia de extremidades e diafragmática.

Além de usar as técnicas adequadas para punção, devem-se evitar punções repetidas. Na lesão do plexo braquial, deve-se remover o cateter.

Complicações relacionadas à inserção de cateter periférico

Flebite

Há dor e edema no local da punção, com calor e eritema. Um cordão venoso torna-se palpável.

Deve-se remover o cateter e aplicar calor local. Pode ser prevenida selecionando-se adequadamente o local a ser puncionado e usar o cateter mais fino possível para a finalidade determinada de uso.

Tromboflebite supurativa

Os sintomas são os mesmos da flebite acrescidos de febre e sepse. As medidas para prevenção são as mesmas da flebite.

Em relação ao tratamento, remove-se o cateter, drenar o local e, por vezes, há necessidade de exploração cirúrgica do vaso.

Culturas do local, hemocultura e utilização de antibióticos durante quatro a seis semanas, além de explorar a possibilidade de endocardite, fazem parte do tratamento.

Infiltração

Há aparecimento de edema, com parestesia sem retorno venoso com ou sem dor no local. As medidas de prevenção são as mesmas utilizadas nas flebites.

Em relação ao tratamento, deve-se remover o cateter, elevar o membro afetado, aplicar calor local e observar periodicamente o enchimento capilar do local.

Complicações tardias após inserção de cateter venoso central

Quase todas as complicações imediatas citadas anteriormente podem ocorrer, tardiamente, na fase já de manutenção do cateter. Acrescenta-se que as infecções são frequentes. A tromboflebite pode também aparecer tardiamente. Pode ser séptica ou apenas local e o tratamento de ambas consiste na remoção do cateter.

Trombose e tromboembolismo pulmonar

São complicações potencialmente fatais e ocorrem geralmente após várias semanas de NP. As manifestações são de inchaço facial com aparecimento e proeminência das veias periféricas e dor.

A embolia pulmonar pode ser manifesta por dor torácica, dispneia, hemoptise, taquipneia, taquicardia, sudorese e febre. Porém trombos pequenos podem ser pouco sintomáticos. Infecções recorrentes do cateter, repetidas trocas do cateter, locação muito proximal na veia cava, frequentes coletas de sangue, soluções muito concentradas de glicose e uso de quimioterapia podem facilitar o aparecimento de trombose e embolia.

Devem chamar a atenção para avaliação do cateter fatos como alteração no ritmo respiratório, hiperemia em pescoço e membros, extravasamento de fluido pericateter e se a bomba infusora começa a soar alarme compatível de oclusão.

Os exames a serem realizados são a venografia, o ecocardiograma, o Doppler e a tomografia.

Oclusão

A oclusão do cateter é a complicação não infecciosa mais comum e pode ocorrer em 50% ou mais dos cateteres, como descrito por Moreau et al., 2002.

Descarta-se oclusão se tanto a infusão de fluidos quanto a aspiração de sangue puderem ser feitas sem resistência. Pode ser por compressão externa, dependendo da posição do paciente.

As oclusões trombóticas podem ser devido a coágulo dentro da luz do vaso, formação de fibrinas ou ainda trombose venosa. Esta última pode ocluir de modo parcial ou total a veia e haverá impossibilidade de infundir e de aspirar sangue pelo cateter.

O uso de bomba de infusão contínua pode minimizar a possibilidade de aparecimento deste problema e quando o cateter não for utilizado por um tempo maior preconiza-se sua heparinização.

8 ACESSO VENOSO

O uso de filtros terminais reduz o risco de os resíduos entrarem no cateter e deve ser recomendado. Seguindo esta linha de raciocínio, deve--se evitar a coleta de sangue pelo cateter, pois, comprovadamente, aumenta o risco de oclusão devido ao depósito de fibrina. Se houver alguma suspeita de oclusão, radiografia deve ser realizada para verificar a posição da extremidade do cateter.

O tratamento pode incluir medidas preconizadas no hospital para desobstruir cateteres, mas nunca colocar pressão na tentativa de desobstrução. Assim, as seringas de tamanho menor que 10ml não devem ser utilizadas, pois causam pressão muito alta. O uso de fio guia para desobstruir não é recomendado e se a oclusão for recorrente uma venografia pode ser útil.

Perda ou dano acidental do cateter
Sistematização de cuidados e medidas simples minimizam esses problemas. Os curativos de cateter devem ser trocados conforme a rotina estabelecida no serviço, e os cuidados e a inspeção do cateter devem ser diários.

BIBLIOGRAFIA

Accra AS, Rollins C. Principles and guidelines for parenteral nutrition in children. Pediatr Ann 1999;28:113-120.

Bethune K, Allwood M, Grainger C et al. Use of filters during the preparation and administration of parenteral nutrition: position paper and guidelines prepared by a British pharmaceutical nutrition group working party. Nutrition 2001;17:403-408.

Canada T, Crill C, Guenter P. ASPEN (American Society Parenteral for Parenteral and Enteral Nutrition). Parenteral nutrition handbook. 2009. pp. 89-127.

Fisher AA, Poole RL, Machine R. Clinical pathway for pediatric parenteral nutrition. J Pediatr Pharm Prax 1998:329-335.

Fischer AA, Ryder MA, ASPEN (American Society for Parenteral and Enteral Nutrition). Pediatric nutrition in your pocket. 2002. pp. 208-266.

Grant J. Recognition, prevention, and treatment of home total parenteral nutrition central venous access complications. JPEN 2002;26:S21-S28.

Harris JL, Maguire D. Developing a protocol to prevent and treat pediatric central venous catheter occlusions. J Intraven Nurs 1999;22:194-198.

Intravenous Nurses Society. Infusion nursing standards of practice. J Infus Nurs 2006;29:S1-S92.

Koletzko B, Goulet O, Hunt J, Kathrin K, Shamir R. For the Parenteral Nutrition Guidelines Working Group. Guidelines on Paediatric Parenteral Nutrition of the European Society of Paediatric Gastroenterology, Hepatology and Nutrition (ESPGHAN) and the European Society for Clinical Nutrition and Metabolism (ESPEN), Supported by the European Society of Paediatric Research (ESPR). J Pediatr Gastroenterol Nutr 2005. pp. S76-S84.

Maki DG, Ringer M. Risk factors for infusion-related phlebitis with small peripheral venous catheters. A randomized controlled Trial. Ann Intern Med 1991;114:845-854.

Mermel LA, Farr BM, Sheretz RJ et al. Guidelines for the management of intravascular catheter-related infections. Clin Infect Dis 2001;32:1249-1272.

Moukarzel A, Azancot-Benisty A, Brun P et al. M-mode and twodimensional echocardiography in the routine follow-up of central venous catheters in children receiving total parenteral nutrition JPEN 1991;15: 551-555.

Moreau N, Pole S, Murdock et al. Central venous catheters in home infusion care: outcomes analysis in 50470 patients. J Vasc Interv Radiol 2002;13:1009-1016.

Muckart DJ, Neijenhuis PA, Madiba TE. Superior vena caval thrombosis complicating central venous catheterisation and total parenteral nutrition. S Afr J Surg 1998;36: 48-51.

National Advisory Group on Standards and Practice Guidelines for Parenteral Nutrition. Safe practices for parenteral nutrition formulations. JPEN 1998;22:49-66.

Orr ME. Vascular access device selection for parenteral nutrition. Nutr Clin Pract 1999;14:172-177.

Ryder M. Vascular access devices. Peripheral access options. Surg Onco Clin North Am 1995;4:395-427.

Safdar N, Fine JP, Maki DC. Meta-analysis: methods for diagnosing intravascular device-related bloodstream infection. Ann Intern Med 2005;142:451-466.

Wolfe BM, Ryder M, Nishikawa R et al. Complications of parenteral nutrition. Am J Surg 1986;152:93-99.

CAPÍTULO 9

Monitorização Clínica e Laboratorial da Nutrição Parenteral

A monitorização deve ser mais rígida na primeira semana de nutrição parenteral (NP), um pouco menos intensa na segunda e terceira semanas e a partir desta data até a oitava semana menos ainda.

Pode haver diferenças em relação aos diversos grupos etários. Os prematuros têm menores reservas de proteína e, portanto, níveis mais baixos de albumina, pré-albumina e proteínas carreadoras de retinol que os recém-nascidos a termo.

Embora pacientes que já utilizam a NP há mais de dois meses tenham pouca probabilidade de ter distúrbios metabólicos a partir desta data, alterações menos usuais podem ocorrer. Assim, pode haver necessidade de outras monitorizações que, infelizmente, nem sempre estão disponíveis. Essas seriam: carnitina, taurina, selênio, cobre, cromo, manganês, ferritina, B_{12}, ácido fólico, vitaminas A, D e E, molibdênio e amônia.

As manifestações clínicas destas deficiências podem ser evidentes como a anemia megaloblástica no caso da vitamina B_{12} e ácido fólico ou não como na deficiência de taurina que pode ocasionar, entre outras manifestações, a alteração da visão.

Para mais detalhamento, ver capítulos específicos (aminoácidos, lipídios, vitaminas, oligoelementos e complicações). O quadro IV-25 apresenta sugestões de monitorização dos pacientes em NP.

Devido à possibilidade de complicações graves, é recomendável que o serviço tenha um protocolo de monitorização para os pacientes em NP, o que não dispensa, no entanto, monitorização individualizada.

284 PARTE IV NUTRIÇÃO PARENTERAL

Quadro IV-25 – Monitorização dos pacientes em nutrição parenteral.

Dados*	Início e primeira semana	Até 3 semanas	Até 8 semanas	Após meses
Peso dos lactentes	Diariamente	3 vezes semana	2 vezes semana	2 vezes mês
Peso das crianças	3 vezes semana	2 vezes semana	2 vezes mês	1 vez mês
Na e K	Diariamente	3 vezes semana	Semanal	2 vezes mês
Cálcio iônico	3 vezes semana	3 vezes semana	2 vezes mês	1 vez mês
Fósforo	3 vezes semana	3 vezes semana	2 vezes mês	1 vez mês
Magnésio	3 vezes semana	3 vezes semana	2 vezes mês	1 vez mês
Hemograma	2 vezes semana	Semanal	2 vezes mês	1 vez mês
Ureia e creatinina	3 vezes semana	2 vezes semana	Semanal	1 vez mês
Fita glicêmica	4 vezes dia	2 vezes dia	1 vez dia	1 vez mês
Glicosúria	2 vezes dia	1 vez dia	1 vez semana	1 vez mês
ALT	Semanal	Semanal	2 vezes mês	1 vez mês
GGT	Semanal	Semanal	2 vezes mês	1 vez mês
Bilirrubina	Semanal	Semanal	2 vezes mês	1 vez mês
Triglicerídeo	Diariamente	2 vezes semana	Semanal	1 vez mês
Pré-albumina	Semanal	Semanal	Semanal	1 vez mês
Albumina	Mensal	Mensal	Mensal	1 vez mês

Modificado de Corkins e Priscilla Rayback, 2002.
Na = sódio; K = potássio; ALT = alaninotransaminase; GGT = gamaglutamiltransferase.
*A frequência da monitorização pode variar de acordo com o quadro clínico e a possibilidade de coleta de sangue.

BIBLIOGRAFIA

Corkins MR, Rayback P, ASPEN (American Society for Parenteral and Enteral Nutrition). Pediatric nutrition in your pocket. 2002. pp. 284-290.

Pessoto MA. Nutrição parenteral. In Marba STM, Mezzacappa Filho F. Manual de neonatologia UNICAMP. 2ª ed. Revinter; 2009. pp. 80-89.

CAPÍTULO 10

Nutrição Parenteral Domiciliar*

GENERALIDADES

A nutrição parenteral (NP) domiciliar vem sendo cada vez mais praticada no mundo. Há possibilidade de alta hospitalar e conforto inigualável de conviver com os familiares. Estudo conduzido e publicado no Canadá, em 2005, por Marshall et al., mostrou que a NP domiciliar gera uma economia aos serviços de saúde.

Os fatores a serem considerados para que um paciente entre em programa de NP domiciliar são vários. Os mais relevantes são: idade, condição clínica, condição social e custos.

INDICAÇÃO E CONDIÇÃO CLÍNICA

A condição *sine qua non* para indicar NP domiciliar é a concordância da família e do paciente (no caso de criança maior e adolescente) e a estabilidade clínica que permita que os controles laboratoriais e clínicos sejam feitos em espaço de tempo maior. De modo geral, o paciente deve ter ao menos 6 meses de idade.

As indicações mais comuns são a síndrome do intestino curto, a pseudo-obstrução intestinal e as neoplasias malignas. Nos estudos inter-

---

* Para melhor compreensão do tema recomenda-se também a leitura dos capítulos anteriores e capítulo 12 desta parte. Para complementar ler NP cíclica.

286 PARTE IV NUTRIÇÃO PARENTERAL

nacionais, aproximadamente 30% dos casos são devido à síndrome do intestino curto. Outras indicações menos frequentes são a diarreia intratável da infância, a pseudo-obstrução intestinal crônica, as doenças hepáticas e as doenças inflamatórias intestinais (Crohn principalmente). Entre os motivos não relacionados ao trato digestório estão a aids, os tumores e as doenças metabólicas.

Algumas condições clínicas dificultam a possibilidade de NP domiciliar. De fato, o diabetes e intolerância à glicose, a desnutrição grave, as doenças cardíacas e pulmonares de difícil controle são empecilhos clínicos para a NP domiciliar. Além disso, distúrbios dos minerais devem ser corrigidos e estabilizados no ambiente hospitalar antes de se cogitar a nutrição domiciliar. Se a opção for a administração de NP cíclica, é fundamental que o paciente já tenha passado pelo período de transição de NP contínua para cíclica no ambiente hospitalar (ver Capítulo de Nutrição Cíclica).

É imprescindível que haja acesso venoso seguro. Geralmente, escolhe-se um cateter do tipo Broviac® ou Hickman® que são de silicona e possuem um anel de dracon aproximadamente 30cm da extremidade proximal do cateter. Este anel está na porção extravascular do cateter e fica instalado no subcutâneo do paciente, e a fibrose que se formará ao seu redor facilitará a fixação aos tecidos. A extremidade proximal ficará ocluída com um sistema de rosca.

No cateter de Broviac®, há uma proteção adicional que não há no de Hickman®. Essa proteção é outro cateter mais calibroso que envolve toda a porção extravascular localizada no túnel subcutâneo e a que fica em contato com o exterior.

O cateter totalmente implantável é o Portcat® formado por um cateter de silicona conectado a uma câmara de 2 a 3cm de diâmetro. A superfície da câmara é ocluída por um espesso diafragma e que fica implantado na região peitoral, sobre o músculo peitoral maior. Em recém-nascidos, o cateter é introduzido no sistema venoso central a partir da dissecção da veia jugular (externa ou interna).

CONDIÇÕES SOCIAIS E DO DOMICÍLIO

Algumas condições do domicílio precisam ser verificadas e adaptadas. A eletricidade disponível tem que ser compatível com a utilizada pela bomba de infusão, e esta tem que ter bateria disponível caso haja interrupção do fornecimento de energia e, sobretudo, as interrupções de energia não podem ser frequentes nem prolongadas.

Há necessidade de compartimento próprio na geladeira e que esta esteja em perfeitas condições de utilização. Um telefone no domicílio para

10 NUTRIÇÃO PARENTERAL DOMICILIAR

fácil contato com o serviço que cuida da NP é necessário. Deve haver uma área adequada na casa para a higiene das mãos. Os suprimentos usados precisam ser guardados em local livre da presença de crianças e animais domésticos e, obviamente, insetos e roedores. A área da casa em que a NP é infundida deve ser de fácil acesso, mas, ao mesmo tempo, segura e sem possibilidade de contato com crianças menores e animais que possam interromper ou atrapalhar a infusão da solução de NP.

Um ou mais familiares devem ser os responsáveis pelo contato com a equipe e treinados para os cuidados básicos e o que fazer em determinadas ocorrências enquanto o socorro do profissional de saúde ainda não chegou. É importante que um profissional de saúde (habitualmente enfermeiro) esteja disponível para atender intercorrências 24 horas por dia.

A família tem que ter conhecimentos básicos de NP para qual é a serventia, quais são as complicações e como lidar inicialmente com estas. Talvez este seja um dos pontos mais difíceis de serem alcançados em vários casos. De fato, os familiares cuidadores devem saber técnicas de higienização, heparinização, manipulação de bomba de infusão e avaliação de condições clínicas que exigem que seja requisitado auxílio médico, como são os casos de febre, deslocamento do cateter e intercorrências clínicas em geral. Considerando a complexidade destes conhecimentos para um leigo em saúde, é recomendável que os cuidadores passem por um treinamento, supervisionados por profissional envolvido com NP, antes da alta hospitalar.

Um profissional de saúde envolvido no programa deve estar disponível e isto inclui atendimento telefônico e visitas em casa. Investigação detalhada do ambiente familiar deve ser realizada previamente à alta hospitalar e inclui avaliação das condições de moradia como refrigeração, eletricidade e telefonia. Esta avaliação deve contar com a presença de assistente social, além dos profissionais de saúde.

IMPORTÂNCIA DA EQUIPE DE SAÚDE

É fundamental que haja uma equipe multiprofissional para seguimento do paciente. Nos Estados Unidos da América, onde há experiência nesse seguimento, existem alguns protocolos sugeridos que incluem uma série de profissionais e atividades determinadas. Os profissionais são: nutricionista, enfermeiro, farmacêutico e médico. Todos devem considerar na avaliação e evolução as repercussões da doença no metabolismo.

Cabe ao nutricionista a monitorização clínica do estado nutricional e seguimento nutricional. Ao enfermeiro espera-se que forneça informações sobre o estado clínico e de hidratação, avalie a repercussão da doença no metabolismo e as condições do cateter. Ao farmacêutico atribui-se a função de avaliar compatibilidades fluídicas e eletrolíticas e de minerais na solução parenteral e as interações entre as drogas e os nutrientes. O médico é responsável pelo cálculo da NP e pelo cumprimento das metas estabelecidas, assim é fundamental que tenha conhecimento das alterações metabólicas e da fisiopatologia básica da nutrição e renutrição. História completa, exame físico e prescrições são atribuições do médico.

MONITORIZAÇÃO

A monitorização laboratorial da NP domiciliar, a princípio, não difere da proposta habitual (ver Capítulo 9 desta parte). Assim, os exames são feitos com menos frequência na medida em que a estabilidade clínica é atingida. Porém, com o passar do tempo de NP, surgem outras preocupações no que concerne à monitorização, como pode ser observado no quadro IV-26.

Quadro IV-26 – Sugestão de monitorização para nutrição parenteral domiciliar.

Exame*	Início	Semanal (1-2 semanas)	Mensal (por 3 meses)	A cada 6 meses
Sódio, potássio, cálcio, magnésio, fósforo, cloreto, triglicerídeo, ureia, creatinina, albumina	Todos	Todos	Todos	Todos
Bilirrubina total e frações, fosfatase alcalina, alanina aminotransferase, gamaglutamiltranspeptidase, tempo de protrombina	Todos	Todos	Todos	Todos
Hemograma	Sim	Sim	Sim	Sim
Perfil de ferro, ácido fólico e vitamina B_{12} (dependendo do hemograma)	Não**	Não**	Não**	Sim
Vitaminas, zinco, cobre, selênio, manganês, cromo, carnitina e alumínio	Não**	Não**	Não**	Se possível***

Modificado de Canada et al., 2009.
 * O controle de fita glicêmica deve ser individualizado.
 ** Exceto se justificativa clínica.
*** Obrigatório se manifestação clínica.

10 NUTRIÇÃO PARENTERAL DOMICILIAR

Para facilitar a normatização, devem ser seguidos protocolos para avaliação e seguimento de pacientes em NP. A ficha de seguimento, além de conter as informações pertinentes à história e ao exame físico, deve conter informações detalhadas da quantidade de macro e micronutrientes na NP, porcentagem de adequação às necessidades do momento do paciente e, fundamentalmente, condições do cateter.

COMPLICAÇÕES DA NP DOMICILIAR

As complicações são as mesmas observadas em NP hospitalar e a mais grave e frequente é a sepse. Se fúngica, remover o cateter. Embora a sepse relacionada ao cateter seja menos frequente em NP domiciliar que na hospitalar, esta continua sendo a complicação mais frequente. Estudos atestam incidência de 1 a 4 por cada 1.000 dias, sendo mais incidente em crianças menores. O *Staphylococcus* coagulase-negativa é responsável por 60% das infecções sépticas.

Outras complicações são a embolia pulmonar e as doenças hepáticas e ósseas relacionadas ao uso de NP de longa permanência.

A obstrução do cateter também é um problema frequente e entre as causas podem-se citar a qualidade do material e a interrupção do fluxo do cateter propiciando a obstrução no local mais frequente, que é sua extremidade distal.

As alterações metabólicas são bem controladas com a monitorização rigorosa. A hipoglicemia pode ser evitada se interrupções abruptas do fluxo de NP não forem realizadas. Deve-se lembrar que a presença de hiperglicemia em paciente com nível de glicemia previamente controlado é indício de infecção.

A litíase de vesícula biliar chega a ocorrer em até 40% das crianças que utilizam NP por mais de três meses. Os motivos são a falta do fluxo biliar, a diminuição da concentração de sais biliares para solubilizar o colesterol e a diminuição da contratilidade da vesícula.

As alterações hepáticas podem variar desde discreto aumento das bilirrubinas e transaminases, até insuficiência hepática. A lesão torna-se detectável, em geral de 30 a 40 dias após o início da NP, e constitui-se de elevação de transaminases, bilirrubinas, desidrogenase láctica e amônia inicialmente para colestase, infiltração gordurosa, lesão de hepatócitos até doença hepática grave com fibrose periportal, proliferação ductal e cirrose para falência hepática.

Embora normalmente o processo demore no tempo citado, há casos em que a lesão já pode ser suspeitada pela presença inicial de alteração histopatológica com cinco dias de NP. Inicialmente, há alteração na membrana do canalículo com estase biliar no seu interior e aumento dos níveis no plasma de 5'-nucleotidase e de gamaglutamiltranspeptidase. Após, há estase de bile nas células de Kupffer e hepatócitos. Nos espaços portas há proliferação dos ductos, infiltração de linfócitos, neutrófilos e fibrose em graus diferentes. Nos hepatócitos há depósito de gordura e aumento do teor de glicogênio, devido à grande oferta de glicose. Se diagnosticado a tempo e com a diminuição da oferta parenteral e reintrodução da dieta enteral, há regressão na maioria dos casos (90% ou mais). Uma pequena parte evoluirá para doença hepática crônica, cirrose, hipertensão porta e óbito.

A importância do uso de filtros para reduzir o risco de os precipitados alcançarem o paciente é enfatizada em NP domiciliar. Estes devem ter capacidade de eliminação de ar de 1,2μm se soluções 3 em 1 e 0,22μm se 2 em 1.

CUSTOS

As avaliações de custos são variáveis, sendo de 60,000 a 80,000 libras na Inglaterra e de 100,000 a 150,000 dólares ao ano nos Estados Unidos da América. Isto é, em média, 65% do que custaria se internado.

BIBLIOGRAFIA

Bethune K, Allwood M, Grainger C et al. Use of filters during the preparation and administration of parenteral nutrition: position paper and guidelines prepared by a British pharmaceutical nutrition group working party. Nutrition 2001;17:403-408.

Canada T, Crill C, Guenter P, ASPEN (American Society Parenteral for Parenteral and Enteral Nutrition). Parenteral nutrition handbook. 2009. pp. 253-278.

Driscoll DF, Bacon MN, Bistrian BR. Effects of in-line filtration on lipid particle size distribution in total nutrient admixtures. JPEN 1996;20:296-301.

Koletzko B, Goulet O, Hunt J et al. For the Parenteral Nutrition Guidelines Working Group. Guidelines on Paediatric Parenteral Nutrition of the European Society of Paediatric Gastroenterology, Hepatology and Nutrition (ESPGHAN) and the European Society for Clinical Nutrition and Metabolism (ESPEN), Supported by the European Society of Paediatric Research. Journal of Pediatric Gastroenterology ans Nutrition; 2005. pp. S70-S75.

Marshall JK, Gadowsky SL, Childs A, Armstrong D. Economic analysis of home parenteral nutrition in Ontario, Canada. JPEN 2005;29:266-269.

Richards DM, Irving MH. Cost-utility analysis of home Parenteral nutrition. Br J Surg 1996;83:1226-1229.

Tannuri U. Nutrição parenteral e enteral domiciliar – estomias para nutrição enteral. In Feferbaum R, Falcão MC. Nutrição do recém-nascido. Revinter; 2009. pp. 493-503.

Vargas JH, Ament ME, Berquist WE. Long-term home parenteral nutrition in pediatrics: ten years of experience in 102 patients. J Pediatr Gastroenterol Nutr 1987;6:24-32.

CAPÍTULO 11

Nutrição Parenteral Cíclica*

GENERALIDADES

Habitualmente, prescreve-se a nutrição parenteral (NP) de forma contínua. Esta facilita o manuseio de problemas metabólicos, inclusive a resistência à insulina, fato comum em paciente internado sob resposta inflamatória sistêmica. Além disso, o uso contínuo diminui as manipulações do cateter e, consequentemente, a possibilidade de obstrução e infecção. Outra forma de se administrar NP é fazê-la de forma cíclica. A NP cíclica é aquela em que há pausa entre o fim da NP e o começo da seguinte. Na infância, esta pausa varia entre 4 e 6 horas. Assim, o regime de infusão de NP não contínuo é feito em aproximadamente 18 horas por dia. Quando a NP é administrada com descontinuidade regular da infusão, é chamada de cíclica.

BENEFÍCIOS E VANTAGENS

Como a NP não é infundida durante as 24 horas, evita-se a constante hiperinsulinemia e o depósito de lipídios no fígado. Já foi demonstrado que a infusão cíclica reduziu o nível das enzimas hepáticas e de bilirrubina direta.

---

*Para melhor compreensão do tema recomenda-se também a leitura dos capítulos anteriores e capítulo 12 desta parte.

De fato, uma das maiores vantagens da NP cíclica inclui a diminuição da possibilidade de lipogênese devido às mudanças na relação insulina e glucagon provocada pela alternância entre períodos de jejum e de alimentação. Isto contribui para diminuir o risco de doença hepática. Ainda permite maior mobilidade ao paciente, pode ser considerada mais fisiológica e tem potencial efeito na qualidade de vida. Melhora o apetite pelo fato de ter um período sem infusão contínua de macronutrientes (principalmente carboidratos) e, também, por diminuir a oferta energética total.

RISCOS E DESVANTAGENS

É bem tolerada em crianças a partir de 3 a 6 meses de vida, embora haja o risco de hiperglicemia, por infusão rápida, e hipoglicemia, por rebote à retirada.

De modo geral, não deve ser utilizada se o paciente não está apto a receber nenhuma oferta por via oral ou enteral para que não haja hipoglicemia no horário de pausa. A observação de sintomas compatíveis com hipoglicemia e a monitorização da glicemia, por meio de fita glicêmica, devem ser realizadas no intervalo em que não há infusão de NP. Além disso, pode aumentar a perda de minerais como o cálcio devido à infusão de modo mais rápido deste elemento.

COMO INICIAR, PROGREDIR E TERMINAR

Embora haja divergências em como fazer para o início e fim da NP cíclica, há alguns protocolos que sugerem este procedimento. O modo mais utilizado é realizar a diminuição gradativa do número de horas em que a NP é infundida.

Quando a nutrição oral ou enteral não é tolerada, o período de infusão de NP será de no mínimo 14 a 18 horas, variando muito com a faixa de idade e gravidade do quadro clínico e nutricional.

Alguns cuidados devem ser tomados ao prescrever a NP cíclica. A velocidade de infusão de glicose e lipídios não deve ultrapassar as recomendadas (ver Capítulos 2 e 4). Além disso, é importante respeitar as velocidades máximas de infusão dos eletrólitos e minerais. Na retirada, há necessidade de diminuição gradativa para evitar hipoglicemia. Embora seja um tipo de infusão de NP muito utilizado em domicílio, a transição de NP contínua para cíclica deve ser sempre feita dentro do hospital, com monitorização rigorosa até que a transição esteja completa.

BIBLIOGRAFIA

Collier S, Crough J, Hendricks K et al. Use of cyclic Parenteral nutrition in infants less than 6 months of age. Nutr Clin Pract 1994;9:65-68.

Hwang TL, Lue MC, Chen LL. Early use of cyclic TPN prevents further deteriration of liver functions for the TPN patients with impaired liver disfunction. Hepatogastroenterology 2000;47:1347-1350.

Koletzko B, Goulet O, Hunt J et al. For the Parenteral Nutrition Guidelines Working Group. Guidelines on Paediatric Parenteral Nutrition of the European Society of Paediatric Gastroenterology, Hepatology and Nutrition (ESPGHAN) and the European Society for Clinical Nutrition and Metabolism (ESPEN), Supported by the European Society of Paediatric Research (ESPR). J Pediatr Gastroenterol Nutr 2005. pp. S28-S32.

Simper E, ASPEN (American Society for Parenteral and Enteral Nutrition). Pediatric Nutrition in your pocket. 2002. pp. 292-295.

Werlin SL, Wyatt D, Camitta B. Effect of abrupt discontinuation of high glucose infusion rates during parenteral nutrition. J Pediatr 1994;124:441-444.

CAPÍTULO 12

Complicações da Nutrição Parenteral*

COMPLICAÇÕES RELACIONADAS AO USO DE AMINOÁCIDOS

Anos atrás, quando a solução proteica era baseada na utilização de hidrolisados e não de aminoácidos cristalinos, como hoje, era comum a hiperamonemia. Essa diferença é devido à ausência de quantidade suficiente de arginina para o metabolismo do ciclo da ureia na solução de hidrolisados. Hoje, a hiperamonemia causada pela nutrição parenteral (NP) só é vista se há deficiência intrínseca no ciclo da ureia.

A administração de quantidade excessiva de aminoácidos pode ocasionar o aparecimento de acidose, insuficiência respiratória, uremia, hiperamonemia, disfunção hepática, aumento do consumo de oxigênio e icterícia colestática.

Assim, os exames utilizados para o controle da infusão de aminoácidos são a ureia plasmática, a amônia e o balanço nitrogenado.

Quando houver insuficiência hepática prévia, é prudente acrescentar o controle dos níveis de amônia.

---

* O assunto pertinente à complicação de acesso venoso está mais detalhadamente discutido no capítulo 8 desta parte.

12 COMPLICAÇÕES DA NUTRIÇÃO PARENTERAL

COMPLICAÇÕES RELACIONADAS AO USO DE LIPÍDIOS

A infusão intravenosa de lipídios é fundamental para prevenir a deficiência de ácidos graxos essenciais e como fonte de energia. Porém, várias complicações já foram associadas ao uso de lipídios. Estas complicações podem ocorrer tanto com a utilização de solução de NP 3 em 1 ou mesmo se infusão à parte de lipídios.

Para evitar a administração excessiva de lipídios, não se pode esquecer de computar, na dose total a ser infundida, os lipídios fornecidos pela utilização de drogas por via intravenosa (propofol, entre outras).

Deficiência

Além de fornecer oferta energética não proteica, o outro objetivo ao administrar-se lipídio é para prevenir a deficiência de ácidos graxos essenciais (ácido linoleico e ácido alfalinolênico). Quando a administração de lipídios não é suficiente, pode haver manifestações clínicas desta deficiência, que é caracterizada por dermatites, alopecia, hepatomegalia, trombocitopenia, esteatose hepática e anemia. Nos recém-nascidos prematuros, a deficiência pode ser manifestada em poucos dias sem a reposição destes.

Para prevenir a deficiência, 1 a 2% da oferta diária de energia deve ter como fonte o ácido linoleico e 0,5% de ácido alfalinolênico.

Hipertrigliceridemia

Os níveis de triglicerídeos no sangue devem ficar abaixo de 200mg/dl em pacientes pediátricos em NP. As consequências da hipertrigliceridemia incluem a alteração na resposta imune e o risco para desenvolvimento de pancreatite. A redução da infusão tanto em quantidade total como em velocidade minimiza os efeitos nocivos observados.

Em crianças, a hipertrigliceridemia é causada por administração excessiva de gordura ou de glicose. A sepse, a prematuridade e o baixo peso ao nascer são considerados fatores de risco para a ocorrência.

Intolerância

A intolerância aos lipídios é exacerbada em prematuros, sépticos, pacientes com insuficiência renal, hepática e desnutridos ou, ainda, naqueles que estão recebendo corticosteroides.

Embora seja raro, pode haver reações alérgicas associadas à infusão de lipídios em indivíduos alérgicos ao ovo. Isso é devido à utilização de fosfolipídio do ovo como emulsificante na solução de lipídio da NP.

Outras reações agudas relatadas são hiperlipidemia, dispneia, cianose, rubor cutâneo, sudorese, tontura, cefaleia, dores nas costas e no tórax, náuseas e vômitos.

Embolia

Se a gotícula do lipídio tiver tamanho maior que 5μ, pode haver aprisionamento desta nos pulmões e também prejudicar as funções do sistema reticuloendotelial e em órgãos que fazem parte dele (fígado, baço, medula e pulmões).

Imunológica

Os pacientes sob estresse metabólico têm aumento dos níveis de triglicerídeos, ácidos graxos e glicerol devido ao aumento da lipólise. Níveis de triglicerídeos acima de 200mg/dl saturam o sistema da lipase lipoproteica, podendo também prejudicar o funcionamento do sistema reticuloendotelial e com consequente depressão da função imunológica.

Doses elevadas de emulsões de lipídios parecem prejudicar a função hemodinâmica e estão associadas a alterações inflamatórias, edema e alterações de surfactante em adultos com lesão pulmonar aguda.

Aparentemente, há menos alterações com a utilização de emulsões de triglicerídeos de cadeia longa e média que soluções com somente triglicerídeos de cadeia longa.

Pulmonar

As emulsões de lipídios eventualmente contribuem para a diminuição da pressão arterial de oxigênio. A produção de eicosanoides ocasiona mudanças na relação ventilação/perfusão, vasodilatação em pequenos alvéolos e mistura intrapulmonar com hipoxemia. Se a infusão de lipídios for rápida, há aumento da possibilidade de ocorrer depósito de gordura na membrana alveolocapilar.

Coagulação

As emulsões lipídicas administradas por tempo prolongado induzem à ativação excessiva do sistema monócito-macrófago com possibilidade de trombocitopenia recorrente devido à diminuição da rede plaquetária e hematofagocitose pela medula óssea. Assim, em casos de coagulação intravascular disseminada, é recomendável a diminuição da quantidade de lipídio infundida.

Kernicterus

O uso de emulsões de lipídios em recém-nascidos prematuros em sepse, trombocitopenia e desconforto respiratório ou icterícia tem sido objetivo de discussão devido ao risco de efeitos colaterais, tais como dificuldade de oxigenação, diminuição da função imunológica e aumento dos níveis de bilirrubina livre.

As crianças prematuras e de baixo peso têm a metabolização de lipídios mais lenta e menor atividade da lipase lipoproteica. A explicação para isto é a menor quantidade de tecido adiposo e a imaturidade hepática quando comparadas às crianças maiores. Desse modo, os níveis de tolerância máxima de triglicerídeos em prematuros não são bem conhecidos.

A hiperlipidemia no prematuro com icterícia aumenta o risco de kernicterus, com a taxa de ácidos graxos livres sobre a albumina elevada. Há competição da ligação da albumina e seus locais de ligação com a bilirrubina.

Nos prematuros ictéricos, deve-se iniciar com velocidade de 0,5g/kg/dia, aumentando após a queda dos níveis de bilirrubina e, quando possível, pela determinação de ácidos graxos livres.

COMPLICAÇÕES RELACIONADAS AO FÍGADO

Argumentação

O fígado tem vários papéis importantes, como o metabolismo dos carboidratos e lipídios e a detoxicação de compostos endógenos e exógenos presentes nas soluções lipofílicas e de metais pesados. A síntese e a secreção de albumina, de ácidos biliares, de fatores de coagulação, de citocinas e hormônios também são papéis do fígado.

Com tantas funções importantes, o fígado está sujeito às lesões provocadas por substâncias que ele ajuda a depurar. As lesões hepáticas ocorrem com frequência, mas boa parte é transitória e reversível se medidas de prevenção e terapêuticas forem adotadas.

A etiopatogenia da hepatopatia relacionada à NP é multifatorial e inclui a ausência de nutrição enteral, a imaturidade hepática, a presença de infecções e, ainda, a toxicidade de oligoelementos como o manganês (que pode impregnar-se no fígado e núcleos da base), o cromo e o cobre. A contaminação com alumínio na solução de NP também é fator importante.

Não só o excesso, mas também a deficiência de nutrientes como a colina e os minerais também estão associados à maior incidência de colestase. Fatores externos também podem contribuir para a gênese das lesões hepáticas, como é o caso da oxidação da NP provocada pela luminosidade.

Outros fatores envolvidos são sepse, enterocolite necrosante, cirurgias intestinais e ausência de nutrição enteral. A idade gestacional precoce foi outro fator de risco apontado no estudo de Robinson e Ehrenkranz em 2008, porém não foi demonstrado depois por Costa et al., 2010.

Soma-se a tudo isso o tempo de NP. Estudos mostram que a NP exclusiva, por tempo maior que duas semanas, é fator de risco importante, principalmente em recém-nascidos de muito baixo peso. Uma indicação frequente de NP exclusiva e prolongada é a síndrome do intestino curto. Ela está comumente associada à alteração da secreção do ácido biliar e da circulação êntero-hepática devido à ressecção do íleo e supercrescimento bacteriano. A proliferação de bactérias é ocasionada pela obstrução intestinal ou, ainda, ressecção da válvula ileocecal.

Desse modo, para que as complicações colestáticas associadas à NP (PNAC) e as doença hepáticas associadas ao uso de NP (PNALD) ocorram, há vários fatores envolvidos. É o resultado da interação da doença de base associada às infecções frequentes, e os componentes da NP. Se não monitorizada, prevenida e tratada a tempo, pode evoluir mal, ocasionando o aparecimento de barro biliar e colelitíase, que podem culminar com descompensação hepática, cirrose e morte.

Macronutrientes

A infusão de energia em excesso é um dos principais fatores envolvidos. Mesmo sem excessos, a infusão contínua de NP está associada a um estado de hiperinsulinismo e esteatose, embora não esteja claro se está associada à PNAC. Também a infusão de glicose sem lipídio foi implicada no aparecimento de esteatose devido à deficiência de ácidos graxos essenciais.

A qualidade da solução de lipídios parece ser importante fator para a prevenção do aparecimento de complicações hepatobiliares. Os três fatores implicados são a fonte de lipídio, o conteúdo de fitoesterol e a dose.

Nos Estados Unidos da América, a solução de lipídios é composta de triglicerídeo de cadeia longa (TCL). A mistura de TCL e triglicerídeo de cadeia média (TCM), frequente na Europa, parece ser menos passível de causar complicações hepáticas pelo fato de o TCM ser oxidado mais rapidamente.

Os fitoesteróis são metabolizados de modo ineficiente para ácidos biliares pelo fígado e podem causar alteração no fluxo biliar com a formação tanto de barro como de cálculo biliar.

12 COMPLICAÇÕES DA NUTRIÇÃO PARENTERAL

A capacidade do fígado de metabolizar os fosfolipídios e ácidos graxos é limitada e infusões de lipídios em doses excessivas podem resultar em esteatose, colestase e peroxidação excessiva. O desequilíbrio na oferta de aminoácidos parece ser fator causal. A taurina, derivada da metionina e cisteína, é fundamental para a conjugação de ácido cólico em taurocólico e sua deficiência pode ocasionar a alteração do fluxo biliar e colestase.

Tipos de lesões

O tipo de complicação hepatobiliar, a curto prazo, é diferente em adultos e crianças. No entanto, quando o uso da NP for prolongado, as complicações são semelhantes nos dois grupos etários. Embora nem sempre se consiga estabelecer uma linha divisória clara, para fins didáticos, as complicações podem ser divididas da seguinte maneira: esteatose, colestase e cálculo e barro biliar com ou sem colelitíase.

Em adultos, é mais comum a esteatose hepática com discreta elevação das transaminases nas primeiras duas semanas de NP e retorno ao normal mesmo sem a interrupção da NP. A esteatose será mais comum se houver excesso de calorias infundidas. Embora, a princípio, benigna, se a utilização de NP for prolongada pode haver progressão para fibrose e cirrose.

A colestase é ocasionada pela dificuldade de secreção ou obstrução à saída biliar. Ocorre mais em crianças. A icterícia colestática é mais frequente em lactentes que recebem NP por período superior a três semanas.

As PNACs são importantes e temidas no período neonatal. Isto foi bem observado por estudo publicado em 2010 conduzido por Costa et al. Analisando pacientes prematuros, de peso ao nascer inferior a 1,5kg, que recebiam NP por 15 ou mais dias, percebeu-se que 12% dos casos (55 em 445) apresentaram colestase no primeiro mês de vida. Dentre os que apresentavam colestase, observou-se que receberam maior quantidade de glicose, lipídios e proteínas po via intravenosa e maior tempo de jejum. Os melhores preditores da colestase, neste trabalho, foram o maior tempo de oxigenoterapia e a menor quantidade de nutrição enteral recebida.

Diagnóstico

Na colestase há, tipicamente, aumento da fosfatase alcalina, gamaglutamiltranspeptidase (GGT) e de bilirrubina direta com ou sem icterícia. Tanto a fosfatase alcalina como a GGT são marcadores sensíveis da doença hepatobiliar, porém podem ser alteradas por diversas situações clínicas, dificultando o diagnóstico. Se não reconhecida, prevenida e tratada, a colestase pode evoluir para cirrose e insuficiência hepática.

300   PARTE IV NUTRIÇÃO PARENTERAL

Caso a colestase persista, a despeito das medidas preventivas, deve-se descartar a possibilidade de obstrução biliar, efeito de drogas ou a presença de infecção. Uma diminuição na contagem de plaquetas abaixo de 150.000/mm³, associada com aumento das transaminases plasmáticas, pode ser indicativa de toxicidade lipídica, e a suspensão temporária da infusão de lipídios pode ser considerada. Dependendo do tempo de suspensão, deve-se monitorizar a quantidade de ácidos graxos essenciais devido ao efeito deletério se os níveis se tornarem baixos.

A estase de vesícula biliar pode ocasionar a formação de barro biliar e cálculo biliar. A formação destas complicações leva ao aparecimento de colecistite. Embora a duração prolongada da NP contribua para estas complicações, o principal fator é a ausência de estímulo enteral ou oral. De fato, a ausência de nutrição no trato digestório diminui a liberação de colecistocinina (CCK), com prejuízo no fluxo biliar e na contratilidade da vesícula biliar. O barro biliar pode progredir para colecistite mesmo sem a presença de cálculos.

Em estudo conduzido por Kaufman et al. e publicado em 2010, procurou-se estabelecer quais os fatores laboratoriais preditivos úteis para a PNALD na síndrome do intestino curto. Observou-se que, em pacientes candidatos a transplante e que usavam NP prolongada, os exames mais úteis foram a bilirrubina e a albumina. Os valores encontrados como preditivos destes testes foram a bilirrubina maior que 6mg/dl e a albumina menor que 3,5g/dl. Outros dados pesquisados foram a GGT, a contagem de plaquetas e neutrófilos e a alanina aminotransferase (ALT). Os exames foram utilizados para avaliar as seguintes possibilidades: bilirrubina e GGT (colestase), ALT (lesão hepática), contagem de plaquetas (hipertensão porta) e albumina (função hepática).

O aumento do fígado pode ser observado à ultrassonografia após poucos dias do início da NP. Desse modo, a biópsia hepática não está indicada nos primeiros estágios de disfunção. A esteatose é o primeiro achado histológico não específico. A colestase em conjunto com a infiltração porta e periporta ocasionará o aparecimento de fibrose. Nesse momento, constata-se que a doença hepática é grave, com possível progressão para cirrose e falência hepática se não houver nenhuma intervenção.

Considerando tudo o que está acima, é fácil compreender que a monitorização cuidadosa da função hepática é importante. Os exames mais precoces e sensíveis são a atividade da fosfatase alcalina e da GGT. A alteração dos níveis de bilirrubina é importante, mas dá-se tardiamente na colestase.

Tratamento

Monitorização e intervenção precoce são muito importantes. O manejo básico das complicações hepatobiliares é baseado em:

- Afastar os fatores não relacionados à NP (uso de medicações hepatotóxicas, obstruções biliares, hepatites e sepse).
- Não superalimentar e dar insumos de qualidade.
- Considerar a utilização de drogas que previnem o supercrescimento bacteriano.
- Considerar o uso de drogas que melhoram a motilidade do trato digestório.
- Considerar o uso de ácido D-ursodeoxicólico (não há apresentação por via intravenosa disponível).
- Considerar o uso de colestiramina.
- Considerar a NP cíclica.

Devido a efeitos tróficos, diminuição da translocação de bactérias, melhora da motilidade gástrica e do fluxo biliar, a infusão de nutrição enteral em alguma quantidade, mesmo que mínima, deve ser a meta a ser perseguida.

A deficiência primária de carnitina está relacionada à esteatose hepática. Como a carnitina não é adicionada rotineiramente à NP, pode ao longo do tempo de uso da NP haver progressiva depleção do estoque. Em recém-nascidos foi observado que o uso da carnitina pode prevenir a esteatose, mas isto não foi observado em adultos recebendo NP e que tinham níveis baixos de carnitina plasmática. Não há ainda unanimidade sobre a reposição de carnitina.

A colina é um componente não essencial. É encontrada em vários alimentos, mas não é um composto rotineiro da NP. Embora se saiba que a conversão é mais eficiente quando a metionina é administrada por via oral, a colina pode ser metabolizada a partir da metionina presente na solução de aminoácidos cristalinos. A diminuição da colina no plasma de pacientes que recebiam NP por longos períodos foi associada ao aumento das aminotransferases. Há relatos de melhora da esteatose hepática após a suplementação de colina, mas ainda são necessários novos estudos. Sobretudo não há preparado comercial disponível injetável com colina.

Transplante

Se o paciente apresentar intestino ultracurto, a possibilidade de precisar de transplante hepático e intestinal é grande. Os critérios clínicos que normalmente estão relacionados à necessidade de transplante são a pre-

302 · PARTE IV NUTRIÇÃO PARENTERAL

sença de NP por período maior que três meses, a bilirrubina plasmática persistentemente elevada, a contagem de plaquetas menor que 100.000, o tempo de protrombina maior que 15 segundos, o tempo de tromboplastina parcial ativado maior que 40 segundos e ainda a fibrose hepática.

INFECÇÃO

Ao prescrever a NP, o médico deve saber que ela está associada a risco elevado de infecções se comparada à NE. Isto ficou claro em meta-análise de 27 estudos em adultos publicada por Braunschweig et al., em 2001. Contudo há de se considerar que a ausência de prescrição de nutrição em desnutridos, quando a nutrição pelo trato digestório não é possível, aumenta o risco de morte destes pacientes.

Assim, é muito importante que seja usada técnica asséptica para punção de cateter para NP e que os curativos para avaliação da inserção sejam rigorosamente inspecionados. A presença de eritema com enduração e edema em um espaço de 2cm da via de saída do cateter sugere infecção relacionada ao cateter. Quando os sinais passam de 2cm, é provável que a infecção já tenha atingido a tunelização, quando esta estiver presente. Nos casos dos cateteres tipo *portcat*, além dos sinais acima, pode haver ruptura, drenagem e necrose do local da câmara.

A aferição de dados vitais bem como a temperatura do paciente devem ser realizadas várias vezes ao dia. Havendo febre, deve-se pensar na possibilidade de infecção relacionada ao cateter, particularmente se houver acidose metabólica, trombocitopenia e alteração no controle glicêmico.

As análises estatísticas norte-americanas, em adultos, apontam, como principais agentes, o *Staphylococcus epidermidis*, o *Staphylococcus aureus* e, menos frequentemente, os *Enterococcus faecalis* e *Enterococcus faecium*.

As infecções por *Candida* são mais frequentes em pacientes pediátricos – particularmente recém-nascidos prematuros – que nos adultos. Quando há infecção fúngica, é importante que o cateter seja removido. No caso de haver manutenção da febre por mais de 48 horas de uso de antibioticoterapia correta, a remoção do cateter deve ser considerada, independentemente da presença de infecção fúngica.

Como o agente etiológico pode variar de acordo com o serviço hospitalar, é fundamental que haja comunicação entre o médico que cuida do paciente e a comissão de controle de infecção hospitalar (CCIH) para que a melhor terapêutica empírica seja escolhida até que o agente envolvido possa ser identificado.

12 COMPLICAÇÕES DA NUTRIÇÃO PARENTERAL   303

O estado clínico do paciente e a dedicação da equipe que presta assistência podem mudar drasticamente a incidência e a prevalência de infecção hospitalar. Dessa maneira, é fundamental que o serviço tenha protocolo de acompanhamento e rigor na execução de procedimento de locação e manutenção dos cateteres e das veias periféricas utilizadas para a administração de NP. Isso inclui também a contratação de farmácia de manipulação que tenha as condições previstas na legislação vigente no País em relação às boas normas de preparo da NP.

COMPLICAÇÕES RELACIONADAS À ALTERAÇÃO NA MINERALIZAÇÃO ÓSSEA

As causas destas complicações são multifatoriais, contribuindo para a doença de base e mecanismos relacionados à NP como excesso ou deficiência de vitamina D, alteração no metabolismo do fósforo, desproporção entre a carga de energia e de nitrogênio, excesso de aminoácidos e possível contaminação da solução com alumínio.

Os pacientes que recebem NP estão sob risco de diminuição do depósito ósseo de cálcio devido à inadequação de infusão e, também, ao aumento das perdas urinárias. Estas perdas podem ser maiores se o cálcio for infundido de modo mais rápido, como é o caso da nutrição cíclica.

Infusão excessiva de aminoácidos, acidose metabólica mantida e infusão inadequada de fósforo também aumentam a perda urinária de cálcio. É fato que o fósforo estimula a reabsorção de cálcio pelos túbulos renais e ajuda na promoção de um balanço ósseo positivo.

A deficiência de magnésio resulta em diminuição da mobilização do cálcio ósseo por uma série de mecanismos. Na hipomagnesemia, há aumento da liberação de magnésio ionizado para a superfície óssea. Além disso, a hipomagnesemia crônica grave inibe a liberação de paratormônio (PTH) e assim o nível fica inadequadamente baixo para a situação de hipocalcemia. A resposta do osso ao PTH também fica diminuída, resultando em hipoparatireoidismo funcional. Independentemente da hipomagnesemia, pode ocasionar aumento da excreção urinária de fósforo (ver também Capítulo 5 desta parte).

Para a prevenção de doença óssea, sugere-se seguir os seguintes passos: evitar doses excessivas de aminoácidos, oferecer dose adequada de cálcio, fósforo, magnésio e cobre, tratar a acidose metabólica, evitar contaminação por alumínio e utilização de heparina.

CONTAMINAÇÃO POR ALUMÍNIO

Os sais de cálcio, fosfatos e oligoelementos são as principais fontes de alumínio, no entanto, soluções de aminoácidos também podem contê-lo. De fato, a contaminação por alumínio pode ocorrer em qualquer produto administrado por via parenteral. Nos recém-nascidos, a toxicidade pode ser maior, pois, além de receberem proporcionalmente maior quantidade de minerais, ainda têm rins imaturos.

O quadro de intoxicação pode cursar com encefalopatia progressiva, osteomalacia, diminuição da secreção de PTH e de eritropoetina e anemia microcítica de difícil tratamento.

Embora venha tornando-se um fato menos frequente, o alumínio ainda pode ser um contaminante da NP e ocasionar problemas. No preparo da solução de NP, há utilização de materiais diversos que podem conter quantidade variável de alumínio. Assim, o controle deve ser rígido para que o problema não ocorra. Atenção deve-se ter em relação a outros metais que também podem contaminar a solução de NP, tais como zinco, cromo, manganês, cobalto e boro.

SÍNDROME DA SUPERALIMENTAÇÃO E DA REALIMENTAÇÃO

Síndrome da superalimentação

Na síndrome da superalimentação, há excesso de energia fornecida pela NP com aumento da síntese de gordura. Ocorre infiltração hepática, hiperglicemia, hipertrigliceridemia, aumento da taxa metabólica e desequilíbrio de minerais. O desequilíbrio dos minerais expressa-se, mais frequentemente, por distúrbios da regulação do sódio e diminuição dos níveis plasmáticos de potássio, magnésio e fósforo.

Pode haver aumento na produção e retenção de gás carbônico, particularmente nos desnutridos e hipercatabólicos. A hiperglicemia resultante da superalimentação aumenta a possibilidade de infecção.

Síndrome da realimentação

Durante a privação alimentar, há alterações metabólicas e hormonais para diminuir a taxa metabólica basal e preservar o funcionamento de órgãos vitais. Há conservação das proteínas para diminuir o catabolismo e a perda da massa celular visceral. Quando há realimentação, há ruptura neste equilíbrio adaptativo e mudanças ocorrem.

12 COMPLICAÇÕES DA NUTRIÇÃO PARENTERAL 305

A síndrome de realimentação pode acontecer em qualquer paciente realimentado, porém pacientes com anorexia nervosa, kwashiorkor, marasmo, pacientes com grande perda de peso e os que são reidratados intensamente são considerados de maior risco para o desenvolvimento da síndrome da realimentação.

É caracterizada por fadiga, letargia, fraqueza muscular, arritmia cardíaca e hemólise. Pode ocorrer em qualquer processo de renutrição, mas é mais comum quando esta é feita por via parenteral.

Uma das primeiras mudanças é relacionada ao equilíbrio de sal e água. Assim, após a reidratação deve-se diminuir a quantidade de sódio administrada para 60% do preconizado para o peso e a idade.

É esperado que o paciente perca peso, por redistribuição de edema, nos dois a três primeiros dias de renutrição. Na prática clínica, a fase inicial de renutrição exige que haja monitorização do peso, ao menos uma vez ao dia, avaliação do débito urinário e também das condições hídrica, eletrolítica e mineral.

A síndrome de realimentação ocorre principalmente porque, com a administração de carboidratos, o metabolismo da insulina é fortemente ativado com deslocamento dos minerais predominantemente intracelulares (fósforo, magnésio e potássio) para dentro da célula. A hipofosfatemia, a hipomagnesemia e a hipocalemia podem ocorrer com alterações graves, até à possibilidade de morte. A hipofosfatemia ocorre em boa parte dos casos.

Desse modo, a infusão de carboidrato deve ser lenta, suficiente para evitar hipoglicemia e fornecer a oferta necessária de energia e proteína, mas sem exageros, para não incorrer em hiperglicemia e diurese osmótica e, pior ainda, coma hiperosmolar.

A infusão de potássio deve ser constante e sob monitorização paralela das funções cardíacas e renais. De fato, nos primeiros dias de renutrição é comum ocorrer deficiência de potássio devido à incorporação celular e em fases mais tardias pode aparecer a hipercalemia.

O fósforo é o principal ânion intracelular. Está frequentemente depletado na desnutrição e diminui seu nível circulante na renutrição. A diminuição ocorre por incorporação intracelular do fósforo devido à ação de hormônios anabólicos, principalmente a insulina. Revisão publicada por Boateng et al., em 2010, concluiu que a hipofosfatemia é responsável por boa parte dos sintomas presentes e graves. Dessa forma, deve ser administrado na dose preconizada e ajustes devem ser realizados, proporcionalmente aos aumentos da infusão de energia e proteínas. Os níveis de fósforo devem ser monitorizados.

É difícil reverter o catabolismo proteico nas primeiras fases de renutrição. Se, inicialmente, já for administrada quantidade grande de proteínas, a consequência será hiperamonemia. Assim, inicialmente, a infusão de 0,5 a 1g/kg de aminoácidos via NP é suficiente.

Outros nutrientes devem ter sua quantidade ajustada. Estes são os eletrólitos, os minerais, as vitaminas (principalmente tiamina) e os oligoelementos.

Para atenuar esses problemas, nos primeiros dias de renutrição é importante o controle rígido de temperatura, função renal e cardíaca. Durante os primeiros cinco dias, os eletrólitos e minerais devem ser monitorizados diariamente.

HIPERGLICEMIA E HIPOGLICEMIA

A hiperglicemia é, sem dúvida, a complicação metabólica mais frequente. Pode ocasionar a desidratação e até o coma devido à diurese osmótica. Será mais frequente nos pacientes com resposta metabólica ao estresse (SRIS) devido ao aumento dos hormônios contrarreguladores – cortisol e catecolaminas – e consequente resistência periférica à ação da insulina.

Nos recém-nascidos considera-se hiperglicemia se a concentração de glicose plasmática for maior que 150mg/dl. A prematuridade, o excesso de infusão de glicose na NP, a sepse, pós-cirúrgico e insuficiência respiratória contribuem para essa elevação. Assim, para prevenir as complicações, não é recomendada taxa de infusão de glicose acima de 12,5mg/kg/min em pacientes pediátricos. Em adolescentes, essa infusão máxima deve ser de, aproximadamente, 4 a 5mg/kg/min.

A glicemia deve ser controlada no início da NP em pacientes estáveis a cada 6 horas e mais frequentemente nos hiperglicêmicos.

Raramente a hiperglicemia pode ser uma manifestação de deficiência de cromo e a infusão deste deve ser ajustada na solução de NP com o cuidado de não ultrapassar a dose máxima permitida.

A hipoglicemia é possível se utilização de doses inadequadas na NP, uso de insulina e hipoglicemiantes e, ainda, caso haja interrupção abrupta da solução parenteral com glicose. A manifestação devido à retirada abrupta da NP é mais frequente em crianças menores, embora possa ocorrer em qualquer idade.

A hipoglicemia rebote devido à retirada da NP pode ser evitada diminuindo-a gradativamente. No dia em que a NP não for mais prescrita, deixar com infusão de solução glicosada. É necessário manter a monitorização periódica de fita glicêmica quando da retirada da NP.

BIBLIOGRAFIA

Boateng AA, Sriram K, Meguid MM, Crook M. Refeeding syndrome: treatment considerations based on collective analysis of literature case reports. Nutrition 2010; 156-167.

Bowyer BA, Miles JM, Haymond MW, Fleming CR. L-carnitine therapy in home parenteral nutrition patients with abnormal liver tests and low plasma carnitina concentrations. Gastroenterology 1998;94: 434-438.

Braunschweig CL, Levy P, Sheean PM et al. Enteral comparedwith parenteral nutrition: a meta-analysis. Am J Clin Nutr 2001; 74:534-542.

Buchman AL, Dubin M, Moukarzel A et al. Choline deficiency: a cause of hepatic steatosis associated with parenteral nutrition that can be reversed with intravenous choline chloride supplementation. Hepatology 1995;22:1399-1403.

Canada T, Crill C, Guenter P. ASPEN (American Society Parenteral for Parenteral and Enteral Nutrition). Parenteral nutrition handbook. 2009. pp. 129-161; 197-234.

Carvalho WB, Leite HP. Nutritional Support in the Critically Ill Child. Roger's textbook of pediatric intensive care. 4th ed. Lippincott Williams & Wilkins; 2008. pp. 1500-1505.

Cavicchi M, Beau P, Crenn P et al. Prevalence of liver disease and contributing factors in patients receiving home parenteral nutrition for permanent intestinal failure. Ann Intern Med 2000;132:525-532.

Costa S, Maggio L, Sindico P, Cota F, De Carolis MP, Romagnoli C. J Pediatr 2010; 156:575-579.

Driscoll DF, Bistrian BR, Demmelmair H, Koletzko B. Pharmaceutical and clinical aspects of parenteral lipid emulsions in neonatology. Clin Nutr 2008;27:497-503.

Ellegard L, Sunesson A, Bosaeus I. High serum phytosterol levels in short bowel patients on parenteral nutrition support. Clin Nutr 2005;24:415-420.

Feferbaum R, Delgado AF, Szczupak MCM. Nutrição parenteral. In Feberbaum R, Falcão MC. Nutrição do recém-nascido. Atheneu; 2003; pp. 329-342.

Hardy G, Puzovic M. Formulation, stability, and administration of parenteral nutrition with new lipid emulsions. Nutr Clin Pract 2009;24:616-625.

Hwang TL, Lue MC, Chen LL. Early use of cyclic TPN prevents further deterioration of liver functions for the TPN patients with impaired liver disfunction. Hepatogastroenterology 2000;47:1347-1350.

Koletzko B, Goulet O, Hunt J, Kathrin K, Shamir R for the Parenteral Nutrition Guidelines Working Group. Guidelines on Paediatric Parenteral Nutrition of the European Society of Paediatric Gastroenterology, Hepatology and Nutrition (ESPGHAN) and the European Society for Clinical Nutrition and Metabolism (ESPEN), Supported by the European Society of Paediatric Research (ESPR). Journal of Pediatric Gastroenterology ans Nutrition 2005; pp. S19-S27.

Luman W, Shaffer JL. Prevalence, outcome and associated factors of deranged liver function tests in patients on home parenteral nutrition. Clin Nutr 2002;21:337-343.

Popínska K, Kierkús J, Lyszkowaska M et al. Aluminum contamination of parenteral nutrition additives, amino acid solutions and lipid emulsions. Nutrition 1999;15:683-686.

Quigley EMM, Marsh MN, Shaffer JL, Markin RS. Hepaobiliary complications of total parenteral nutrition. Gastroenterology 1993;104:286-301.

Robinson DT, Ehrenkranz RA. Parenteral nutrition-associated cholestasis in small for gestational age infants. J Pediatr 2008; 152:59-62.

Tannuri U. Nutrição parenteral e enteral domiciliar – estomias para nutrição enteral. In Feferbaum R, Falcão MC (eds). Nutrição do recém-nascido. Atheneu; 2003. pp. 493-503.

ÍNDICE REMISSIVO

A

Acesso enteral 136
- comprimento, inches (polegadas) 137
- contraindicação 137, 138
- diâmetro, French (Fr) 137
- DRGE (doença do refluxo gastroesofágico) 138, 139, 141
- duração NE, 139
- endoscópica 140
- fatores para escolha 137
- fluxograma para acesso enteral 137, 138
- gástrico 139
- gastrostomia, complicações 141
- locação 139
- locação cíclica 139
- orogástrica 139
- posicionamento 140
- pós-pilórica 139, 142
- pró-cinéticos 140
- sondas 136
-- gastrostomia (GTT) 137, 141, 142
--- cirúrgica (Witzel) 137
--- endoscópica percutânea 137
--- guiada 137
--- jejunal por extensão de gastrostomia (SGJ) 136, 137, 142, 143
--- jejunostomia (JNT) 136, 137, 142
-- nasoenteral (SNE) 136, 139
-- nasogástrica 136, 139, 140
-- polietileno (PVC) 136, 140
-- poliuretano 136, 140
-- silicona 136, 140

Acesso venoso
- cateter umbilical 196, 274
- cateterização central tunelizada 195, 273
- cateterização periférica 272
- complicações 274-281
-- relacionadas à inserção de cateter venoso central por abordagem torácica 276-278
--- arritmia cardíaca 277
--- embolia aérea 277
--- pneumotórax 276
--- quilotórax 278
--- tamponamento cardíaco 278
-- relacionadas à inserção PICC 274-276
- nutrição parenteral central
-- cateteres 195, 196
-- local de punção 271
-- posição do cateter 272
- nutrição parenteral periférica 270
-- flebites 270, 271
-- osmolaridade 271
- PICC 195, 272
-- cateterização central não tunelizada 195, 273
-- local de inserção 272
- *portcat* 196, 273, 274
Ácido pantotênico 257, 258
Administração de medicamentos 178
- apresentações 178
-- solução 178
-- suspensão 178
- complicações 178
- diluição 179
- farmacocinética 178

- fatores de risco 178
- interações medicamentosas 179
Adoçantes 61
Água
-- necessidades 118, 119
-- quantidade nas dietas/fórmulas 120
-- tipos 119
- butirato 117
Aleitamento artificial 36
Aleitamento materno 29, 30
- exclusivo 29
- predominante 30
Alimentação complementar 39, 41, 42
Alimentos de transição 41
Alumínio na NP 263, 297, 303, 304
Amamentação 31
- técnicas de 31
Amilase 42
Aminoácidos essenciais 33, 37
Aminoácidos na NP
- classificação 17
- complicação da utilização 294, 303
- concentração 198, 199
- essenciais 217-219
-- de cadeia ramificada 219
-- fenilalanina 218, 219
- não essenciais 217
- necessidades 222-225
- semiessenciais 217-219, 294
-- arginina 294
-- cisteína 218, 219
-- glutamina 217, 218
-- taurina 218, 219
-- tirosina 218, 219

B

Biotina 258
Burried bumper syndrome 141, 170

C

Cálcio 39, 51, 56, 61, 65, 202
Carga de soluto renal 113, 114

Carnitina
- e TCM 228
- esteatose 301
- recomendação em NP 221
Caseína 33, 34, 39, 46
Carboidrato
- amido 104
- amilase pancreática salivar 103
- características 101, 102
- excesso 101
- fontes 101, 102
- frutose 103
- glicose
-- osmolalidade 103
-- produtos Maillard 103
- hiperglicemia, etiologia 101
- lactase 103
- leite humano 101, 103
- recomendações
-- máxima 101
-- mínima 101
- sacarose 103
- tipos 101, 102
Cianocobalamina (B_{12}) 258, 259
Colesterol
Colostro 33
Complemento 32
Complicações da nutrição enteral 165
- constipação 167
-- causas 167
-- tratamento 167
- contaminação 172
-- critérios 172
-- fatores 172
- diarreia 166
-- causas 166
-- tratamento 166
- domiciliar 173
- fixação 170
- fórmulas 173
- hídricas 171
- hospitalar 173
- lavagem, sonda 171
- leite materno 173
- metabólicas, glicose 171

ÍNDICE REMISSIVO

313

- obstrução, fatores 171
- posicionamento 169
-- avaliação 169
-- pós-pilórico 169
-- recomendações 169
- prazo de validade sistema 173
- prevenção 173, 174
- recomendações gerais 174
- tipos 165
- volume residual 167
-- broncoaspiração, profilaxia 169
-- causas 167
-- pneumonia 167
-- tratamento 168
--- eritromicina 168
--- metoclopramida 168
- vômitos 166
-- fundoplicatura 167
Composição de óleos e gorduras 112

D

Densidade calórica 119
- goma guar 114
- insolúvel 114
- microbiota 116
- nas fórmulas infantis 36, 37
- nas papas 44
- necessidades 116
- no leite materno 32
- osmolalidade 120
- osmolaridade 120
- pectina 114
- pré-bióticos 114, 117, 118
- pró-bióticos 114, 117, 118
- simbióticos 118
- solúvel 114
Desnutrição
- classificação 19
- complicações relacionadas 21
- no paciente grave 22
- repercussões clínicas 19, 20

E

Energia na NP
- cálculo 211

- necessidade diária 212, 213
- taxa metabólica basal 210
- termogênese 210
Estresse
- alterações hormonais 15
- aminoácidos 18

F

Fator bífido 32, 33
Ferro 39, 43, 48, 65
Fibras 114
- ácido acético 117
- ácido propiônico 117
- ácidos graxos de cadeia curta (AGCC) 115
Fitoesterol 298
Fluidos intravenoso
- necessidades 238-243
-- em ventilação mecânica 242
-- nas crianças e adolescentes 242, 243
-- no recém-nascido 239, 241
-- quando calor radiante 242
Folato 258
- anticonvulsivantes 258
Fórmulas infantis 36
- características 37
- de partida 38
- de seguimento 39

G

Glicerol 229
Glicose na NP
- concentração 202
- hiperglicemia 306
- hipoglicemia 205, 206, 306
- necessidade diária 214
Glúten 45
Gordura vegetal hidrogenada 110, 111

H

Heparina na NP
- mineralização óssea 303
- utilização 234

314

ÍNDICE REMISSIVO

I

Infusão da NE 146
- efeito termogênico 147
- fatores 146
- inicial 147, 148
- *minimal enteral feeding* (MEF) 148
- nutrição enteral (precoce) 148
- tipos 146
-- contínua 146
-- intermitente 146
Insuficiência renal em NP 263
Insulina na NP
- em recém-nascidos 214
- hipoglicemia 306
Interação de drogas na NP 204

J

Jejum
- alterações hormonais 14
- lipólise 14

L

Lactoalbumina 33, 37
Lactobacilos 33
Lactoferrina 32, 33
Lactoperoxidase 32
Lactose 33, 38
LDL 110
Lecitina 230
Leite de cabra 40
Leite de vaca 37-39, 46
Leite materno 30-39
- armazenamento 34
- características do 32
- colostro 33
- de transição 33
- maduro 33
Leucotrieno 229
Licença maternidade 34
Lipase lipoproteica 227, 233, 298
Lipídios na NP
- ácidos graxos 228-233
-- araquidônico 228

-- docosa-hexaenoico 228
-- eicosapentaenoico 228
-- linoleico 228
-- linolênico 228
-- monoinsaturados 228
-- neurodesenvolvimento 229
-- oleico 228
-- poli-insaturados 228, 261
-- resposta inflamatória 229, 233
- complicações do uso
-- alteração imunológica 229, 230, 296, 297
-- embolia 199, 296
-- hiperbilirrubinemia 233, 234
-- insuficiência respiratória 233, 296, 297
-- Kernicterus 297
-- peroxidação 232, 233, 235
-- trombocitopenia 296, 297
- concentração mínima 199
- deficiência de 234
- e vitamina E 232
- infusão (velocidade de) 202, 233, 234
- instabilidade 198
- necessidade diária 234
- óleo de oliva 230-232
- óleo de soja 230-232
- recém-nascidos 232, 233
- tipos de soluções para NP 229-232
- triglicerídios
-- hipertrigliceridemia 233, 295
-- síndrome da sobrecarga lipídica 228
-- triglicerídios de cadeia média 228
--- para utilização intravenosa 230-232
Lipídios na NE
- ácido láurico 109
- ácido mirístico 109
- ácido palmítico 109
- ácidos graxos de cadeia curta (AGCC) 107

ÍNDICE REMISSIVO

- ácidos graxos essênciais 108
- ácidos graxos saturados 109
-- monoinsaturado 110
--- ômega-9 110
-- poli-insaturados (PUFA) 109
--- oferta/quantidade 110
--- ômega-3 109
---- DHA ácido alfa linolênico 109
--- ômega-6 109
---- ácido linoleico 109
---- ARA ácido araquidônico 109
---- EPA 110
- classificação triglicerídeos
-- TCL 107
-- TCM 107
- colesterol 109
- densidade calórica 107, 108, 120
- recomendações 107, 108
Lisozima 32, 33

M

Massa corporal magra (MCM)
- definição e características 12, 15, 16, 238, 239
- mortalidade 16
Mel 47
Metabolismo basal
- consumo energético 13
- definição 13
Micronutrientes na NE 112
- quantidades/recomendações 113, 114
Minerais
- cálcio
-- metabolismo 245
-- necessidade 251
-- necrose tecidual 245
- fósforo
-- na mineralização óssea 303
-- necessidades diárias 251
- hipercalcemia 244, 246
-- acidose 246
-- manifestações clínicas 244
- hiperfosfatemia 247

- hipermagnesemia
-- lítio 249
-- manifestações clínicas 249
- hipernatremia 243, 244
-- manifestações clínicas 243, 244
-- osmóis idiogênicos 243
- hipocalcemia 246, 247, 305
-- manifestações clínicas 247
-- pH 247
-- síndrome de realimentação 305
- hipocalemia 245
- hipofostatemia 247
-- causas 247, 248
-- manifestações clínicas 248
-- na síndrome de realimentação 305
- hipomagnesemia
-- causas 249, 250
-- manifestações clínicas 250
-- na mineralização óssea 303
-- na síndrome de realimentação 305
- hiponatremia 244
-- manifestações clínicas 244
-- pseudo-hiponatremia 244
- magnésio
-- incompatibilidade 202
-- metabolismo 246, 249-251
-- necessidade 251
- monitorização 284
- necessidades diárias
-- acetato 243
-- cloreto 241, 243
-- potássio 241, 243
-- sódio 241, 243
- soluções intravenosas 237
- valores normais 237
Monitorização da NP 283, 284
- albumina 284
- pré-albumina 284

N

Necessidades calóricas
- do recém-nascido 32
- entre 6 e 11 meses 48
- no adolescente 66, 67
- no escolar 61

- no pré-escolar 56
- no segundo ano de vida 52
NE na Cardiopatia 153
- desnutrição, fatores 153
- terapia nutricional 153
-- indicações 153, 154
-- pós-operatório 154
-- recomendações 154
NE na Hepatopatia 151
- desnutrição 151
-- fatores 151
-- metabolismo 151
- terapia nutricional 152
-- indicações 152
-- recomendações 152
-- vitaminas 152, 153
NE na Nefropatia 157
- fatores 157
- indicações 157
- insuficiência renal 157
-- aguda 157
-- crônica 158
- necessidades calóricas 158
- terapia nutricional 157
NE na Obesidade
- necessidades calóricas 158
- recomendações 158
NE na Pneumopatia 154
- displasia broncopulmonar 154
-- baixo ganho ponderal 154
--- complicações 155
--- necessidades 154
--- oferta 154
-- terapia nutricional 155
- fibrose cística 155
-- baixo ganho ponderal 155
--- associações 155
--- necessidades 155
--- perdas 155
-- reposição enzimática (dose) 156
-- terapia nutricional 156
Niacina
- pelagra 257
Nível sérico 111

Nutrição enteral 185
- benefícios 185
Nutrição enteral domiciliar 163
- benefícios 163
- indicações 163
- técnicas 163
Nutrição enteral precoce 161
- benefícios 161
- conceitos 161
- gastrostomia 161
Nutrição parenteral
- cateter central
-- Broviac® 195, 286
-- Hickman® 195, 286
-- localização da extremidade 196
-- na artéria umbilical 196
-- PICC 195
-- Portcut® 196, 286, 302
- cíclica 291-293
- definição 291
- desvantagens 292
- domiciliar 285-290
-- complicações 289
--- doença hepática 289
--- sepse 288
-- condições domiciliares 286, 287
-- condições sociais 286, 287
-- custos 290
-- indicação 285, 286
-- monitorização 288
- filtros 197, 271, 281, 289
- formulação "2 em 1" 191
-- compatibilidade 197
-- conexão em "Y" 197, 198, 202, 205
-- definição 191
- formulação 3 em 1
-- compatibilidade 197
-- concentração de minerais 202
-- definição 191
-- oclusão 197
-- p4 199, 200, 204, 205
-- recém-nascidos 198
-- tempo de utilização 199, 202
- incompatibilidade da solução
197-200

ÍNDICE REMISSIVO

- indicações 193
- periférica
-- indicação 195
-- osmolaridade 195, 271
- relação cálcio e fósforo
-- estabilidade 200, 201, 245
-- formação óssea 200, 245, 261, 303
-- relação ideal 245-247, 251, 260, 261
- vantagens 292

O

Obesidade 43, 61, 65
Oligoelementos
- cobre 263-265, 297
- como contaminantes na NP 263
- cromo 263, 265, 297, 306
- deficiência 268
- definição 263
- em recém-nascidos 267, 268
- ferro
-- e infecção 267
- iodo 266
- manganês 263, 266, 297
- molibdênio 263, 265, 266
- necessidades diárias 269
- reposição 266-268
- selênio 263, 265
-- e glutationa 265
- zinco
-- dislipidemia 264
-- recém-nascidos 264
Osmolalidade 141, 180
Osmolaridade na NP
- cálculo 202-204
Osmolaridade
- nas fórmulas infantis 37

P

Perfil lipídico da lipoproteína 111
Pirâmide alimentar 47
Piridoxina 258
Potássio 202, 244, 245
Prescrições da NE 182
- fatores 182
- ficha 184

Princípios da nutrição enteral 87
- algoritmo 90, 93
- alterações metabólicas pediátricas (crianças com alto risco) 94
- complicações
-- síndrome de realimentação 95, 172
-- superalimentação 94, 172
- contraindicações 90, 92
- definição 88, 89
- importância 87
- indicações, fatores 89
-- gerais 90
-- pediátricas 90, 91
- mecanismos imunes 87
-- composição das fórmulas 88
-- desnutrição 88
-- leite humano 88
- necessidades nutricionais
-- ajustes 90, 92
-- fórmulas 90
- pediátrica, fatores 89
- referências das necessidades nutricionais
-- AI 96
-- DRI 96
-- EAR 96
-- RDA 95
-- UL 96
- suspensão ou retirada 96, 97
- triagem nutricional 89
Propilenoglicol 254
Prostaglandina 229
Proteínas na NE
- aminoácidos 104, 106
-- condicionalmente essenciais 105
-- essenciais 105
-- não essenciais 105
- calorias não proteicas 104
- caseína (sódio e cálcio) 104
- gliconeogênese 106
- hidrolisado 104, 105
- lactoalbumina 104
- nitrogênio não proteico 104, 105

ÍNDICE REMISSIVO

- proteases 107
-- enterocinase 107
-- tripsina 107
-- tripsinogênio 107
-- zimogênio 107
- recomendações 105
-- máximo 106
-- mínimo 105
- soja 105
- soro do leite 105

R
Riboflavina 257

S
Síndrome da realimentação
- aminoácidos 306
- causas 237, 245, 247
- depleção de minerais 305
- equilíbrio salino 305
- fatores de risco 305
- hiperglicemia 305
- hipoglicemia 305
- monitorização 306
- quadro clínico 304, 305
Síndrome do roubo celular 304, 305
Sistema digestório
- desenvolvimento 8
- dissacaridases 9
- amilase salivar 9
- amilases 10
- proteases 11
- lipases 11
- atividade enzimática 8-11
Sódio 202, 243, 244
Soja 37, 38

T
Tiamina
- acidose láctica 257
- encefalopatia de Wernicke 256
- quadro clínico na deficiência 254
- toxicidade 257
Tipo de dieta enteral
- complexidade
-- elementar 125, 133, 134
-- oligomérica 125, 133

-- polimérica 125, 133
- componentes de fórmulas infantis 130
- dieta enteral 129, 134
- fatores de escolha 126
- forma, preparo
-- caseira, artesanal 125, 132
-- industrializada
--- aberto 125, 132, 133
--- fechado 125, 132, 133
--- líquida
--- pó
--- sistema
- fórmula partida 129
- fórmula seguimento 129
- fortificantes do leite materno 129
- leite de vaca, características 129
- referência de componentes de fórmula 126-128
- suplemento 131, 132
Tromboxano 229

V
Vitamina C 259
Vitaminas lipossolúveis
- vitamina A 254, 259
-- displasia broncopulmonar 260
-- em recém-nascidos 254
-- intoxicação 259
- vitamina D 260
- vitamina E 261
- vitamina K 254, 261, 262
Vitaminas na NP
- deficiência 255
- necessidade diária 256
- polissorbato 254
- propilenoglicol 254
- toxicidade causada 254
Vitaminas
- A 49
- D 33, 49
- K 33
VLDL 110

Z
Zinco 43